사례로 풀어 쓴

정신건강의 이해

엄태완

KNOWLEDGE COMMUNITY 공동체

이 저서는 2023년 대한민국 교육부와 한국연구재단의 인문사회분야 중견연구자지원사업의 지원을 받아 수행된 연구임(NRF-2023S1A5A2A01075116)

| 머리말 |

한 사람의 '정신이 건강하다'라는 기준 혹은 평가를 누가 어떻게 내릴 수 있을까? 현대 사회는 전문가의 권위를 빌려 정신이 건강한 사람과 그렇지 않은 사람으로 경계를 뚜렷하게 구분한다. 그것만으로 충분한가? 그렇다면 정신이 건강하지 않은 사람들은 어떤 도움을 받아야 하는가? 혹은 개인은 스스로 정신적 안녕감을 어떻게 평온하게 유지할 수 있을까? 이 책은 이와 같은 질문의 답을 찾아가는 과정을 담고 있다.

이 책은 정신건강과 관련된 4부 13장으로 구성되어 있으며, 단지 정신건강 혹은 정신질환을 소개하거나 특성만 나열하지 않고 사례를 제시하면서 전문적 해결 방법부터 자발적인 통찰까지 범위를 확대했다. 따라서 이 책은 다른 정신건강 관련 서적과 달리 수많은 정신질환을 피상적으로 제시하는 것이 아니라 핵심 정신적 문제를 심층적으로 다룬다. 즉, 정신적 문제를 해결하기 위해 사례를 중심으로 구체적이고 실질적인 방법이나 기법들을 체계적으로 제안한다.

제1부의 제1장에서는 사례를 제시하면서 정신건강의 개념적 정의를 살펴보고 정신건강의 조건을 기술한 후 정신건강의 현대적 및 전통적·대안적 접근으로 구분하여 서술한다. 제2장에서는 스트레스의 개념과 특징을 제시하면서, 스트레스 관리 방법들을 인지상담의 방법과 과정으로 다룬다. 제3장에서는 성격과 성격장애를 다루고 있는데, 특히 성격장애의 사례들을 제시하면서 구체적이고 심층적인 성격장애의 특성과 세부적인 상담의 방법들을 기술한다. 제3장은 다소 분량이 많지만 독자들이 자신의 성격적 특성을 이해할 수 있는 포괄적인 내용을 담고 있다.

제2부에서는 생애주기별 주요 정신건강의 문제를 다루면서 세부적인 접근 방법들도 제시하고 있다. 제4장에서는 지적장애의 원인과 특성을 제시한 후 일반적 접근 방안을 기술하고 지적장애인을 위한 긍정심리치료를 다룬다. 다음으로 자폐스펙트럼장애의 원인과 특징을 기술한 후 행동치료와 가족개입의 방안들을 구체적으로 제시하고 있다. 마지막으로 주의력결핍 과잉행동장애의 원인과 특성을 살펴본 후 인지행동치료의 과정 및 사례 적용을 담고 있다. 제5장에서는 대표적인 불안장애를 다루면서 구체적 해결 방안들도 함께 제시하고 있다. 먼저 공황장애의 특징과 원인을 살펴본 후 독자들의 이해의 폭을 넓히기 위한 구체적 해결 방안들을 기술하고 있다. 다음으로 사회불안장애의 특징과 원인을 제시한 후 사례를 통해 의미치료, 정신분석치료, 집단치료의 적용 과정을 기술한다. 마지막으로 범불안장애의 원인과 특징을 고찰한 후 인지치료의 구체적 과정을 제시하고 있다. 제6장에서는 만성 정신질환으로 알려진 조현병, 양극성장애, 주요우울장애를 사례와 함께 충분히 설명한다. 먼저 조현병의 특징과 원인을 제시한 후 조현병을 지닌 사람을 구체적으로 설명하면서 역사적으로 어떻게 대처해 왔는지를 기술하고 치료방법 및 한계를 제시한다. 다음으로 양극성장애는 사례를 중심으로 특징을 제시하여 이해의 폭을 넓히고자 한다. 마지막으로 주요우울장애의 특징과 원인을 살펴본 후 사례를 통해 개입의 방안들을 모색한다. 제7장은 노년기의 정신건강과 관련된 내용들이다. 우선 노년기의 정신건강과 관련된 내용을 살펴본 후 노년기 우울, 망상장애, 건강염려증, 물질중독을 사례를 통해 구체적으로 확인한다. 또한 치매의 특징과 대처 방법들을 제시한 후 치매에 대한 실제적 이해 과정을 구체적으로 기술한다.

제3부는 현대 사회의 정신건강 이슈인 중독, 트라우마, 자살에 대한 기존의 접근과 다른 해결 방안들을 다룬다. 제8장에서는 중독의 개념적 정의 및 불법중독 약물을 제시한 후 알코올중독과 인터넷중독의 실제 상황과 이론적 배경을 다룬다. 제9장에서는 사회적 재난으로서의 트라우마를 분단 트라우마, IMF 트라

우마, 학벌 트라우마로 구분하여 기술하고, 개인적 위기로서의 트라우마를 이해하면서 외상후 스트레스장애를 구체적으로 고찰한 후 개인적 그리고 사회적인 회복 방안을 모색한다. 제10장의 자살에서는 특징과 원인을 살펴본 후 자살예방상담과 자살위기개입 단계를 기술하고 자살에 대한 사회적 접근인 사회정의와 인권 중심의 개입 방안을 제시한다.

제4부에서는 정신건강의 회복을 위한 상담과 약물치료 및 정책과 서비스를 다룬다. 제11장에서는 정신분석상담과 게슈탈트상담을 통해 정신적으로 어려움을 겪고 있는 개인을 대상으로 하는 구체적 접근 방법을 제시한다. 제12장에서는 해결중심상담과 가족상담의 방법을 고찰하여 다양한 정신적 어려움을 겪고 있는 개인이나 가족을 위한 구체적 문제해결 방안을 모색한다. 제13장에서는 정신질환의 구체적 증상을 기술하면서 약물치료의 효과와 한계를 탐색한 후 한국의 정신건강복지계획과 관련 정책 및 서비스를 개략적으로 설명한다.

모든 개인은 정신 혹은 마음이 평안하고 행복하기를 바란다. 혹여 누군가는 밝아오는 아침을 두렵게 여길 수도 있고, 하루하루가 물샐틈없이 고통스러울 수도 있다. 하지만 고양이에게 쫓겨 머리만 냅다 넣은 쥐처럼 우스꽝스러운 모양새로 잠시의 고요만 갈구할 수는 없지 않은가. 모두가 모두에게 주어진, 그리고 다가오는 일을 흐르는 물처럼 헤쳐 나갔으면 좋겠다. 아직도 아침이 두려운 사람들에게 '당신 또한 통과 중이며, 그 새벽의 끝에는 차분한 위로가 먼저 가 당신을 안아주기 위해 기다리고 있을 것'이라고 믿으며 이 책을 마무리한다. 끝으로 출판을 기꺼이 허락해 주신 김동훈 대표님과 모든 과정을 점검해 주시는 김진경 상무님 그리고 정성스럽고 꼼꼼하게 편집해 주신 선생님들께 감사를 드린다.

2025년 5월
월영의 고운관에서 엄태완

| 차 례 |

PART 02 생애주기별 주요 정신건강의 문제

PART 03 현대 사회의 정신건강 이슈

PART **01**

정신건강과 스트레스 및 성격의 관련성 이해

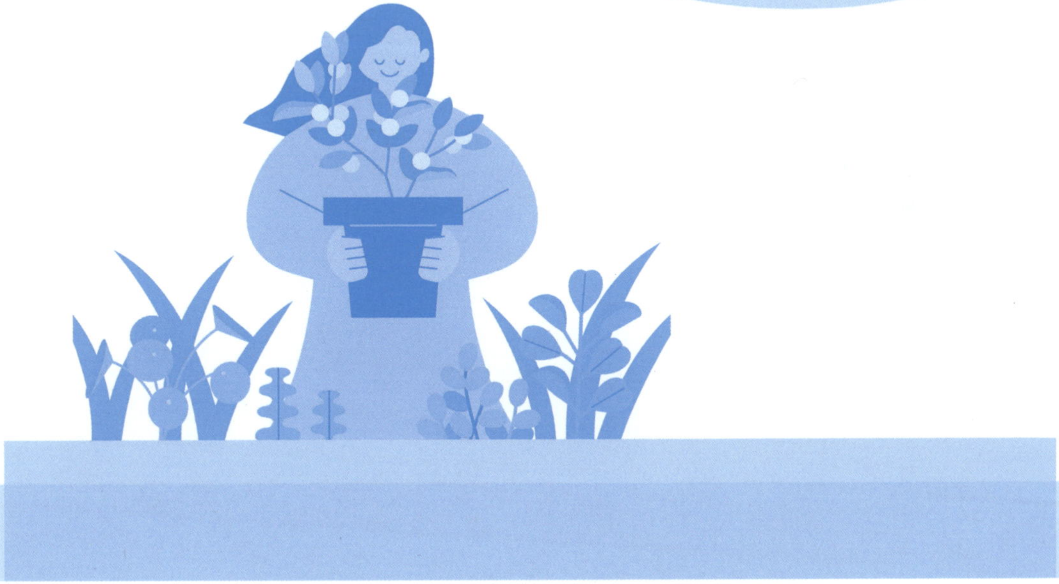

CHAPTER 01

정신건강의 개관

1 정신건강의 개념 및 조건

1) 정신건강의 정의

(1) 일반적 정의

정신건강(mental health)은 한 마디로 정신적 안녕 상태라고 할 수 있지만 모호하고 추상적인 개념이다. 건강과 질환은 정반대의 말이지만 각각 분리되고 단절된 채로 존재하는 것이 아니라 연속선상의 어떤 순간이나 상태를 의미한다. 신체적 건강과 질환은 연속적인 맥락에서 규정되기는 하지만 주관적 기준과 객관적 기준이 어느 정도 일치할 수도 있다. 하지만 정신건강의 경우에는 신체건강과 달리 복잡하고 애매한 기준에 근거한다.

예컨대, 정신질환으로 진단받지 않으면 정신건강의 상태로 볼 수 있는지, 정신질환을 지녔다면 어떠한 순간에도 정신이 건강하다고 말할 수 없는지를 단정하기란 쉽지 않다. 다음의 네 사례는 모두 '정신장애(mental disorder)'를 지닌 사람들, 즉 정신질환을 진단받은 사람들이라고 할 수 있다. 그렇다면 이 모든 사례는 정신이 건강하지 않다고 할 수 있는가? 또한 이들은 하루의 어떤 순간에도 정신건강의 상태에 있다고 할 수 없는가? 만약 정신질환의 유무에 따라 정신건강이 결정된다면 네 사례 모두 정신이 건강하지 않은 개인들이다.

〈표 1-1〉 발달장애를 지닌 사람

A 씨는 6세 여아이며, 자폐장애와 지적장애의 진단을 받았다. A 씨는 말을 하거나 다른 사람과 대화를 할 수가 없고, 혼자 먹지도 못하며 기저귀를 차고 있다. A 씨는 자주 가만히 앉아서 손을 흔들거나 발뒤꿈치를 들고 거실을 돌고 있다. 부모는 A 씨를 데리고 한 달에 한 번 정도 3~4시간 야외 활동을 힘겹게 한 후 거의 하루 종일 집에서 돌보고 있다.

〈표 1-2〉 성격장애를 지닌 사람

B 씨는 36세의 남성이며, 6년 전 다니던 회사를 그만둔 후 외부 활동이 전혀 없이 집에서 컴퓨터만 하고 지낸다. B 씨는 전적으로 부모에게 경제적 지원을 받고 있지만 감사한 마음이 하나도 없으며 자신에게 잔소리하는 부모를 피하고 싶다. B 씨는 나이가 들어도 이성에 대한 관심이 없으며 친한 사람이 없고, 혼자가 편하며 다른 사람과 함께 있거나 가까이 있으면 불편하여 만남을 꺼린다. B 씨는 불편하다고 식사도 혼자서 하고 자신의 방에서 생활하는 것이 전부이다.

〈표 1-3〉 사회불안장애를 지닌 사람

C 씨는 28세의 여성이며, 중소기업에 다니고 있지만 남들 앞에 서거나 긴장하면 손발이 떨리고 얼굴이 새빨개져서 고통스럽고 두렵다. C 씨는 어릴 적부터 수줍음이 많은 편이었지만 그런대로 학교생활을 해 왔다. 그런데 고등학교 1학년 때 반에서 도난 사고가 난 후 선생님이 얼굴을 보면 안다고 자수하라고 한 후 C 씨는 얼굴이 붉어지고 손발이 떨리면서 자신이 범인으로 오인되면 어쩌나 불안했다. 이후 합창을 하는데 유독 얼굴이 빨개져 있는 친구를 보고, 자신도 저렇게 얼굴이 빨개지면 이상하게 볼 것이라고 걱정이 커졌다. C 씨는 이런 증상을 은폐하려고 대담한 척, 용감한 척했지만 하루하루 견디는 것이 너무 힘들고 고통스럽다.

〈표 1-4〉 조현병을 지닌 사람

D 씨는 43세이고, 이번이 다섯 번째 정신병원 입원이다. D 씨는 어머니에 의하여 병원으로 왔으며, 계절에 맞지 않는 옷을 입고 있었고 혼자 중얼거리며 앉아 있었다. D 씨는 어머니가 자신에게 똥칠을 한다고 했다가 갑자기 낄낄 웃는 등 감정 변화의 폭이 지나치게 컸다. D 씨는 며칠 전부터 무슨 말소리가 들린다고 하며 얼굴 표정이나 행동이 점점 이상하게 되었다. 어머니가 무슨 일이냐고 물으면 내 몸속의 칩이 나를 조종한다고 하거나 알아듣지 못하는 말을 횡설수설했다. D 씨는 18세 때 첫 입원 후 입퇴원을 반복하고 있으며, 고등학교 중퇴 후 하는 일 없이 어머니와 함께 살고 있다.

그렇다면 정신건강을 어떻게 정의하고 있는지를 살펴볼 필요가 있다. 우선 세계보건기구(WHO)가 정의한 건강의 개념을 보면, "건강이란 단순히 질병이 없다든지 허약하지 아니함을 뜻하는 것이 아니고, 신체적, 정신적, 그리고 사회적으로 사람이 완전히 행복하게 살 수 있는 상태(WHO 홈페이지, 2025)"라고 하여 건강을 단지 질병이 없는 상태보다 더 확장하여 표명하였다. 이는 건강의 전인적 측면, 즉 건강하다는 것은 개인이 신체적, 정신적, 사회적인 모든 측면에서 안녕 상태에 있으면서 환경과 조화롭게 살아갈 수 있는 상태를 말하는 것이다.

그러나 이와 같은 유토피아적 비전은 달성할 수 없는 이상이라는 견해도 있다. 본회퍼(Bonhoeffer)는 건강이란 질병으로 인하여 극복하지 못하는 방해 없이 개인적 삶의 이야기를 지속할 수 있는 능력이라고 했다. 즉, 건강을 '존재할 수 있는 힘'으로 규정한 것이다(Misselbrook, 2014 : 582). 따라서 건강이란 질병이나 장애로 인해 지나치게 방해받지 않고, 필요하다면 질병이나 장애를 극복하지 않고 충분히 잘 살아갈 수 있는 능력으로 볼 수도 있다.

세계보건기구에서는 "정신건강이란 개인이 자신의 능력을 깨닫고, 삶에서 발생하는 다양한 스트레스에 잘 대처할 수 있으며, 자신이 속한 사회에 도움이 되도록 이바지하는 삶의 안녕 상태(WHO 홈페이지, 2025)"라고 정의한다. 미국 정신위생위원회(National Committee for Mental Hygiene)의 보고서에서는 "정신건강이란 정신적 질병에 걸리지 않은 상태만이 아니고 만족스러운 인간관계와 그것을 유지해 나갈 수 있는 능력(Mental Health America 홈페이지, 2025)"이라고 정의하였다.

세계보건기구와 미국 정신위생위원회의 정신건강 정의는 다소 차이가 있다. 세계보건기구는 정신질환의 유무를 정신건강의 판단 기준으로 제시하고 있지 않다. 그러나 건강의 개념과 마찬가지로 정신건강의 정의에서도 과도한 유토피아적 비전을 제시하고 있다. 본회퍼의 건강 개념을 빌려오면, 정신건강이란 정신질환의 유무와 관련 없이 개인적 삶을 이어갈 수 있는 능력이라고 할 수도 있다.

미국 정신위생위원회의 정신건강 정의에 따르면 앞선 네 가지 사례 모두 정신이 건강하지 않은 사람들이다. 그러나 정신질환의 유무로만 정신건강을 규정하지 않는다면 다르게 판단할 수도 있다. 예를 들면, 사회불안장애를 지닌 C 씨가 만족스러운 대인관계를 유지할 수는 없지만 자신이 속한 사회에 도움이 되는 삶을 살아간다면 정신이 건강한 사람의 범주에 포함될 수 있다. 나머지 세 사례의 경우에도 어떤 상황이나 시간에서도 정신이 건강하지 않다고 단정할 수 있는지에 대해 의문을 가질 수 있다. 물론 정신건강이란 신체건강과 다르게 타자와의 관계 등 복잡한 측면이 있는 것도 사실이다.

이를 고려하여 "정신건강이란 정신질환의 유무로만 판단하지 않으며, 자신과 관련된 스트레스를 적절하게 대처하면서 현실감 있게 주위의 다양한 환경과 상호 관계를 유지할 수 있는 안녕 상태이고, 필요하다면 정신적 문제가 있음에도 불구하고 개인적이고 사회적인 생활을 자신의 수준에서 이어가는 능력이 있는 상태"라고 규정할 수 있다.

(2) 연속적/이분법적 정의

정신건강은 연속적 모델(continuous model)과 이분법적 모델(dichotomous model)로 정의할 수 있다(Horwitz & Scheid, 1999 : 1-2). 연속적 모델에 따르면 정신질환과 정신건강 사이에 분명한 경계선은 없으며, 인간의 행동은 정신건강과 정신질환의 연속선상의 어떤 지점에 놓여 있다고 본다. 정신건강은 일상생활과 사회생활에 적응적인가, 그렇지 않은가 그리고 개인과 사회를 성장으로 이끄는가, 그렇지 않은가의 연속선에서 평가하는 것이 적절하다(이경순 외, 2007 : 24-27).

첫 번째 차원은 적응-부적응의 연속선 평가이다. 개인의 행동이 자신이나 사회의 요구에 적절히 대처하는지 아니면 문제를 유발하고 방해하는지와 관련이 있다. 예를 들면, 개인의 어떤 행동이 자신의 삶의 긍정적 범위를 넓히는지 아니면 제한하는 행동인지, 그러한 행동이 자존감을 높이는지 아니면 저하시키는지, 그 행동이 자신이나 타인들에게 긴장이나 스트레스를 고조시키는지 아니면 경감시키는지 등의 평가이다.

적응적 행동이란 자신의 건강, 일, 사랑 등과 같은 인생의 중요한 과업들을 해결하면서 개인의 삶을 향상하는 데 기여하는 것을 말한다. 반면에 부적응적 행동은 인생과업을 해결하는 능력에 문제가 생기고 새로운 문제를 일으키며 이를 해결하는 데 방해가 되거나 오랜 시간이 걸리도록 만드는 것을 말한다. 이때 적응적 행동에 가까우면 정신건강의 상태에 있다고 볼 수 있으며, 부적응적 행동이 부각되면 정신질환과의 관련성을 확인해 볼 필요가 있다.

두 번째 차원은 성장적-파괴적 연속선 평가이다. 성장적 행동은 자신의 심리사회적 성장과 신체적 안녕에 기여하며, 중요한 타인들의 심리사회적 안녕에도 긍정적으로 영향을 미친다. 반면에 파괴적 행동이란 문제를 대처하는 과정에서 실패한 결과물일 뿐만 아니라 자신이나 다른 사람들의 생리 · 심리 · 사회적 안녕을 서서히 해치거나 파괴시키는 것을 말한다. 이러한 행동은 단 한 번 일어나거나 반복되거나 간에 개인이나 중요한 타인에게 심각하게 부정적 영향을 미친다. 마찬가지로 성장적 행동은 정신건강과 관련되며, 파괴적 행동은 정신질환과 연관이 된다.

이분법적 모델에서 정신질환이란 구체적 증상을 보이고 질병으로 진단이 가능한 경우를 말하며, 그렇지 않다면 정신건강의 범주에 포함된다. 이분법적 분류의 기준은 정상(normal)과 비정상(abnormal)으로 확인한다. 정상과 비정상의 구분도 단일한 척도가 있는 것이 아니라 통계적, 임상적, 사회적 차원으로 파악한다.

통계적 기준에서는 정신적 현상들이 보통 사람들의 평균으로부터 이탈 정도가 심할 때 비정상이라고 보는 것이다. 그러나 인간의 특성은 바람직한 방향(예 평균보다 높은 지능)으로 벗어나기도 하기 때문에 이 관점은 한계가 있다(김청송, 2016 : 24).

임상적 기준은 신체적 건강에서 체온과 혈압 등을 체크하여 기준을 벗어나면 질병을 의심하는 것과 마찬가지로 정신건강도 정신증상을 체크하여 정상과 비정상을 구분하는 것이다. 예를 들면, 어떤 개인에게 환각이나 망상 등의 정신증상이 있으면 비정상이며, 그렇지 않다면 정상이라고 보는 것이다.

사회적 기준은 개인이 만족스러운 인간관계를 유지하면서 최소한의 필요한 사회적 참여를 통해 환경과의 관계를 지속하는지를 말한다. 그러나 사회적 차원의 정상과 비정상의 구분은 개인적, 문화적 차이가 심하기 때문에 일률적으로 적용할 수는 없다.

정신질환은 어떤 시점이나 상황에서 부적응하거나 파괴적인 행동의 정도와 범위, 그리고 기간 등의 평가를 통해 내리는 일시적 결정이다. 정신건강도 일시적이며 상황에 따라 유동적일 수 있기 때문에 이분법적으로 정신건강의 좋고 나쁨을 판단할 수는 없다. 마찬가지로 정신적으로 건강한 사람과 그렇지 않은 사람이라는 이분법적 구분은 가능하지도 않고 바람직하지도 않다. 인간은 정신건강과 정신질환의 연속선상의 어느 지점에서 일상을 살아가고 있다.

2) 정신건강의 기준 및 조건

(1) 정신이 건강한 사람의 기준

정신이 건강한 사람은 어떤 사람인가? 다른 사람이 겉으로 보기에 표정이 밝고 자신의 일을 잘하는 사람을 말하는지, 타인이 어떻게 보든지 상관없이 자신만 행복하면 되는지, 아니면 여러 가지 심리 측정도구를 통해 정상 범위에 있으면 정신이 건강하다고 말할 수 있는지 등의 애매모호함이 존재한다.

일반 대중은 자신의 기준으로 정신건강의 상태를 판단한다. 예컨대, 아동이 학교에 가지 않거나, 성인이 되어 하는 일 없이 집에만 있고, 혼자서 웃거나 다른 사람과 어울리지 못한다면 정신이 건강하지 않다고 본다. 이때 대중은 그들의 주관적 판단에 따라 정신건강의 좋고 나쁨을 규정한다.

정신이 건강한 사람이라는 사회적 잣대는 시대나 문화에 따라 다르게 적용되고 있다. 옛날에는 과한 음주와 그로 인한 부정적 결과를 질병으로 생각하지 않았지만 지금은 알코올중독으로 명명하고 정신질환의 범주에 포함되어 있다. 과거에는 동성애를 정신질환의 문제로 다루었지만 현재는 개인의 특성으로 간주한다. 또한 아동의 수줍음은 동양에서 크게 문제시되지 않지만 서양에서는 사회불안장애를 의심하기도 한다. 이와 같이 '정신이 건강한 사람'이라는 용어는 주관적이면서 추상적이고 애매모호함을 포함하고 있다.

하지만 어느 누구라도 정신이 건강하지 않다고 쉽게 판단할 수 있는 사례도 있다. 예를 들면, 나체로 거리를 활보하면서 자신은 다른 행성에서 온 왕자라고 하면서 손가락의 움직임으로 모든 사물을 움직일 수 있다고 말하는 사람의 경우이다. 이때는 일반 대중과 전문가 모두 정신이 건강하지 않다고 판단을 할 수 있다. 이를 두고 보통 정신병이나 정신질환을 지닌 사람이라고 말한다.

어떤 경우에는 전문가가 충분한 시간과 내용을 바탕으로 정신질환의 유무나 정도를 확인해야 한다. 예를 들면, "친구들이 지속적으로 못살게 굴고, 나의 공부를 방해한다", "회사의 직원들이 나를 감시하고 나의 진급을 방해하고 결국은 나를 직장에서 내쫓으려고 한다", "동료들이 나에 관한 일을 화제로 삼고 욕한다" 등의 경우에는 사실일 수도 있고, 다소 민감한 반응이거나 망상을 표현하는 정신병리적 증상이라고 할 수도 있다. 이때는 전문가가 그 정도나 기간 그리고 심각성 등을 종합하여 정신질환의 유무를 판단한다.

이상에서는 정신이 건강한지를 어느 정도 쉽게 확인할 수 있지만 단정하기 어려운 사례도 많다. 예컨대, 어떤 학생이 학교에 잘 다니고 있지만 친구가 없이 혼자 지내거나, 학업의 스트레스로 스마트폰에 과몰입되어 있다거나, 친구들과 사소한 다툼을 지속하는 등이다. 또한 어떤 사람이 취업 스트레스로 잠을 잘 자지 못하거나, 직장에서 해고당할 수 있다고 늘 불안하고 가슴이 답답하거나 죽고 싶다고 말하는 경우이다. 또 다르게 어떤 개인이 경제적 파산으로 인한 빚 독촉에 불면, 불안, 우울이 동반되고 삶의 의미를 찾지 못하여 무기력하고 죽음만 생각하는 상황이다. 혹은 직장인이 과도한 음주로 문제가 있지만 직장생활에 적응하고 경제적 능력도 있는 경우이다.

인간의 정신상태는 언제나 변화 속에 있기 때문에 특정 시점에서 정신이 건강하다거나 문제가 있다고 판단하기란 쉽지 않다. 예를 들면, 사랑하는 사람을 상실하게 되면 누구나 어느 기간 동안 정신건강의 문제를 지니게 된다. 오히려 이것을 정상으로 보며, 이러한 기간을 거쳐야 바람직하다고 본다.

'정신이 건강한 사람'이라는 말은 전문가에 의해 정신질환으로 진단받지 않은 모든 개인을 의미한다고 할 수는 없다. 피상적으로 정신이 건강한 사람은 정신질환이 발생하지 않고 다른 사람과의 관계 속에서 만족하고 행복한 삶을 유지하는 개인이라고 볼 수 있다. 하지만 정신질환은 신체질환처럼 객관적으로 진단되기 어려우며, 인간의 만족과 행복도 주관적이고 다른 사람 혹은 사회와 분리된 채로 설명하기도 어렵다.

(2) 정신건강의 조건 및 방법

정신이 건강한 사람의 특징은 학자나 관련 기관에서 제시하는데 주로 개인이 어떻게 해야 한다거나 어떤 상태에 있어야 하는지를 제시한다. 정신이 건강한 사람이라고 하더라도 명시된 기준을 모두 충족한다기보다는 전반적인 삶의 형태가 그러하다는 의미이다.

일반적인 정신건강의 조건들은 지극히 개인적 상태나 노력에 의해 달성할 수 있는 기준들이다. 만약 사회가 경제적 공황에 빠져 있거나 내란이나 전쟁의 상황이라면 의미 없는 내용들일 수도 있다. 이렇게 극단적 외부 조건이 아니더라도 정신건강은 개인이 어찌할 수 없는 외부 환경에 크게 영향을 받을 수밖에 없다. 예컨대, 빈곤한 개인은 그렇지 않은 사람에 비하여 정신건강을 유지하고 증진할 수 있는 방안을 찾기가 훨씬 어려울 수 있다. 이러한 정신건강과 사회환경의 관련성을 이해하면서 개인적인 수준에서 정신이 건강한 사람의 특징을 몇 가지 제시하면 다음과 같다. 먼저 정신건강을 위한 삶의 조건으로 가장 보편적으로 인용되는 야호다(Marie Jahoda, 1958)의 기준을 살펴보면 다음과 같다.

첫째, 자신에 대한 긍정적인 태도를 가져야 한다. 이것은 자기 자신을 하나의 인격체로서 수용하고 자신의 욕구와 행동을 객관적으로 바라보는 자기인식을 유지할 때 가능하다.

둘째, 자기실현을 위해 성장해야 한다. 이것은 자신의 느낌, 감정을 살피고 자아와 접촉하면서 내적 갈등과 스트레스에 압도당하지 않고 자신의 환경과 개방적으로 상호작용하면서 이를 통해 자신이 성장하는 것을 말한다.

셋째, 통합력이다. 이는 자신의 내·외적인 갈등 및 욕동과 기분의 조절 간에 균형을 이루는지, 내면의 자기와 겉으로 표현되는 자신과의 균형을 이루는지, 그리고 스트레스 상황에서도 자신의 융통성을 발휘하여 이를 적절하게 처리하는지 등을 말한다.

넷째, 자율성이다. 이것은 의존과 독립의 적절한 조화, 자신의 행동 결과를 수용하고, 자신의 행동에 책임을 지며, 자신을 포함한 타인의 자율성과 선택도 존중하는 것이다.

다섯째, 현실지각 능력이다. 이것은 다른 사람과의 공감 능력, 사회적 민감성, 타인의 감정과 태도를 존중하는 것을 말하며, 자기의 기존 생각과 지각을 새로운 정보에 비추어서 변경할 수 있는 능력을 말한다. 예를 들면, 옆집 사람들이 나를 해치려 한다는 강한 믿음을 가졌더라도 그것이 아니라는 객관적 사실들이 드러난다면 이러한 생각을 철회하는 것이다.

여섯째, 주변 환경과 조화롭게 사는 것이다. 이는 다른 사람과 우정 관계를 유지하고, 만족한 집단생활을 하면서 자신의 내부에 존재하는 공격성, 고독, 좌절 등을 조절하면서 남을 사랑하고 다른 사람들로부터 사랑받는 능력을 말한다.

다음으로 영국정신건강재단의 정신이 건강한 삶의 조건은 〈표 1-5〉와 같다(Mace, 2007).

〈표 1-5〉 영국정신건강재단의 정신이 건강한 삶의 조건

첫째, 정서적으로, 창조적으로, 지적으로, 그리고 영적으로 발전하는 삶을 산다. 둘째, 인간관계를 상호 만족스럽게 시작하고 발전시키고 지속하는 삶을 산다. 셋째, 문제를 직시하고 그것을 해결하며 그로부터 배우는 삶을 산다. 넷째, 적절한 자기주장과 함께 자신감 있는 삶을 산다. 다섯째, 타인을 자각하고 그들에게 공감할 줄 아는 삶을 산다. 여섯째, 고독을 이용하고 즐길 줄 아는 삶을 산다. 일곱째, 잘 놀고 즐거움을 찾는 삶을 산다. 여덟째, 자신과 세상에 대해 웃을 줄 아는 삶을 산다.

또 다른 개인적 차원에서 정신건강을 증진하기 위한 방법은 다음과 같다(이규태, 2015).

첫째, 신체적 건강을 유지해야 한다. 왜냐하면 정신과 신체는 밀접한 연관을 가졌기 때문이다.

둘째, 자신의 욕구와 능력, 그리고 환경과의 관계를 고려해서 현실적인 욕구

수준을 가져야 한다. 그렇게 해야만 불필요한 갈등이나 욕구좌절로부터의 고통을 피할 수 있다.

셋째, 친밀한 대인관계를 유지해야 한다. 자신의 속마음을 나눌 수 있는 친구는 정신건강을 위해 중요하다.

넷째, 다양한 사회참여를 해야 한다. 이를 통해 자신과 세상을 흥미롭게 볼 수 있고, 사회의 흐름을 파악할 수 있어 사회와 원만한 관계를 유지할 수 있다.

다섯째, 취미생활과 창조적인 활동을 해야 한다.

여섯째, 적절한 감정이나 정서를 표출해야 한다. 정신적으로 건강한 사람은 감정을 적절하게 표현하여 내면의 갈등과 억압을 해소하는 사람이다. 예를 들면, 답답하고 억울한 일이 있을 때 친구들과 자질구레한 이야기를 하는 것도 정신건강에 도움이 된다.

일곱째, 조용한 분위기에서 자신만의 시간을 가지는 것이다. 여러 가지 일과 스트레스로부터 자신만의 시간을 가지고 조용히 휴식을 취하면서 누구로부터도 방해를 받지 않는 공간이 필요하다.

여덟째, 자기 인생의 주인공으로 살아야 한다. 이는 자신의 인생을 자신의 계획과 목표를 중심으로 살아가야 함을 말한다.

마지막으로 초월적인 어떤 힘에 대해 신뢰하는 것이다. 인간은 불완전하며 유한성을 가진 존재이므로 자신의 삶의 동반자이며 강력한 생의 용기를 얻을 수 있는 절대자를 신뢰하는 것은 정신건강을 위해 필요하다.

2 정신건강의 현대적 접근

1) 생물학적 차원

정신건강에 대한 명확한 개념 정의가 어려운 만큼 부정적 정신건강 상태를 확인하기란 쉽지 않다. 왜냐하면 단기간 기분이 좋지 않다는 느낌부터 심각한 우울증이나 조현병까지 폭넓은 스펙트럼이 존재하기 때문이다. 이러한 정신건강의 문제가 발생하는 원인이 무엇인지, 그리고 그에 따른 치료 혹은 대응에 대한 다양한 이론과 방법들이 존재한다.

정신건강의 문제는 단일한 원인과 접근으로 해결이 가능하지 않다고 보기 때문에 생리 · 심리 · 사회적 이론(biopsychosocial theory)에 근거하여(Engel, 1977) 통합적 해결책을 찾으려고 한다. 따라서 여기서는 정신건강 문제의 원인과 대처 방법을 생물학적, 심리학적, 사회학적 차원으로 나누어 파악하고자 한다.

먼저 생물학적 관점은 인간의 정신기능이 생리적 · 생화학적 · 유전적인 영향 아래에 있다고 본다. 생물학적 관점에 따르면 정신건강의 문제는 뇌의 기질적 혹은 기능적 이상으로 발생한다는 것이다. 특히 정신질환의 경우에는 뇌의 구조적 · 화학적 반응의 문제에 기인하는 것으로 보고 있다. 생물학적인 관점에서 보면 정신질환도 하나의 생리적인 질병으로 판단하여 의학적 치료를 해야 함을 강조한다. 즉, 치료를 통한 병리적 현상을 제거하여 정신건강을 회복할 수 있다는 의미이다. 이러한 개입의 방법을 의료모델(medical model)이라고 한다.

이 모델에 의해 이루어지는 정신건강 증진이나 회복을 위한 주요 접근법은 약물치료이다. 정신건강과 관련된 약물치료는 문제의 원인에 대한 근본적인 해결이 아니라 증상을 완화하거나 제거하는 데 초점을 둔다. 심각한 정신질환을 포함하여 모든 정신건강의 문제를 뇌의 기능적이고 구조적 혹은 유전적 요인으로만 설명하기에는 한계가 많이 있다.

그러나 의료모델에 근거한 약물치료가 만성 정신장애인들이 장기 수용시설에서 탈시설화하여 지역사회에서 생활할 수 있도록 하는 데 크게 기여한 것은 사실이다. 또한 장 · 단기적으로 정신적 고통을 겪는 많은 사람이 약물치료로 도움을 받고 있다. 그러나 약물치료는 원인을 제거하는 치료법이 아니라 복용 동안 증상을 완화하는 방법이며, 개인에 따라 심각한 부작용으로 또 다른 어려움을 겪을 수 있다. 따라서 정신건강을 증진하거나 회복하기 위해 약물치료가 필수인 것은 아니며 개인의 노력과 사회적 지원도 중요하다. 정신건강을 증진하고 회복하는 다양한 방법 중에 약물치료도 포함될 수 있다. 약물치료는 제4부에서 구체적으로 다룬다.

2) 심리학적 차원

정신건강은 마음의 영역을 다루기 때문에 심리학적 관점에서 원인을 파악하고 해결책을 발견할 수 있다. 정신건강을 증진하거나 회복하기 위한 심리학적 접근 방법을 일반적으로 상담이라고 부른다. 인간의 정신건강을 다루는 다양한 상담의 방법이 있지만 여기서는 정신분석상담, 행동주의 상담, 인지상담, 인간중심상담, 실존상담, 게슈탈트상담을 간략히 설명하고자 한다(Corey, 2001).

(1) 정신분석상담

정신분석상담의 창시자는 프로이트(Freud)이다. 그는 개인 상담 및 치료에 새로운 시각과 지평을 열었으며, 행동을 동기화하는 정신역동적 요소에 주의를 기울였다. 또한 무의식의 역할에 초점을 두었으며, 기본적인 성격의 구조를 이해하고 수정하는 치료 절차를 가장 먼저 만들었다. 프로이트의 정신분석이론은 많은 다른 상담 및 치료 이론들을 평가하는 기준점이라고 할 수 있다. 그러나 이러한 정신분석상담의 영향력에도 불구하고 많은 한계도 동시에 가지고 있다. 특히 조현병과 같은 심각한 정신병에 적용하기는 쉽지 않다. 또한 시간과 비용이 많이 들고 치료로 인한 변화를 확인하기도 어렵다. 제4부에서 구체적으로 다룬다.

(2) 행동주의 상담

행동주의 상담은 정신분석상담에서 근본적으로 이탈하여 1950년대와 1960년대 초반에 생겨났다. 행동주의 상담은 외현적 행동이나 사고를 변화시키기 위해 고안된 다양한 활동 지향적 기법들을 제공한다. 행동주의 상담은 너무 다양한 형태로 실시되고 있기 때문에 개념 정의가 어렵다고도 한다. 최근 개발된 행동주의적 방법들은 인지적 과정을 강조한다. 행동주의적 기법들은 조현병과 같은 만성 정신질환을 지닌 사람의 일상생활훈련부터 가벼운 행동장애를 지닌 사람까지 폭넓게 적용할 수 있다. 제2부와 제3부에서 자주 언급된다.

(3) 인지상담

인지적 접근은 엘리스(Ellis)의 합리정서행동치료(REBT)와 벡(Beck)의 인지치료(CT)가 잘 알려져 있다. 인지상담은 매우 다양하지만 공통된 특징은 다음과 같다(Corey, 2001). 첫째, 내담자와 상담가의 상호협력적 관계를 중시한다. 둘째, 주로 심리적인 고민이 인지 과정을 방해한다는 것을 전제로 한다. 셋째, 정서와 행동을 변화시키기 위해 인지를 변화시킬 것을 강조한다. 넷째, 구체적이고 구조화된 목표를 강조하는 시간 제한적이고 교육적인 치료를 중심으로 한다.

인지상담에서는 구조화된 심리 교육적 모형을 토대로 과제의 역할을 강조하고, 내담자가 치료 상황과 그 외 일상생활에서 능동적인 역할을 하도록 하는 것에 초점을 두고 있다. 인지상담은 신경증과 심각한 정신병을 지닌 사람 모두 적용할 수 있으며, 특히 우울이나 불안 그리고 자살사고를 가진 사람들에게 효과적인 방법으로 알려져 있다. 제2부와 제3부에서 자주 언급된다.

(4) 인간중심상담

인간중심상담은 실존적 관점의 개념이나 가치를 많이 공유하며 인본주의 이론에 근거한다. 인간중심상담에 가장 큰 영향을 미친 사람은 로저스(Rogers)이며, 로저스의 기본 가정은 인간은 본질적으로 선하고 신뢰할 수 있다고 본다. 또한 인간은 상담가의 직접적인 개입 없이도 자신을 이해하고 자신의 문제를 해결할 수 있는 충분한 능력을 가지고 있으며, 구체적인 치료적 관계를 통해 자기 스스로 성장을 할 수 있다고 본다.

로저스는 개인의 잠재력을 실현하기 위한 핵심은 '무조건적 긍정적 관심'을 보여주는 것이라고 하였다. 인간중심상담에서는 상담가의 태도와 인간적 특성, 내담자와 상담가 관계의 질이 치료결과의 중요한 요인이라고 본다. 인간중심상담은 모든 사람에게 적용할 수 있지만 좌절하고 스트레스가 많은 아동·청소년들에게 더 많은 효과를 가져올 수 있다. 인간중심상담은 이 책에 포함된 인간관과 같은 맥락이다.

(5) 실존상담

실존상담(Existential Therapy)은 별도의 치료학파나 구체적 기법으로 정연하게 정의된 모형이 아니라 일종의 상담 철학으로 볼 수 있다. 실존상담은 전통적인 정신분석이나 급진적인 행동주의에 대한 반발로 등장하였다. 실존상담의 주된 목적은 내담자로 하여금 가능한 모든 방법을 인식하도록 하여 그 방법들 중에서 선택하도록 하는 것이다.

실존상담은 개인을 치료하도록 설계되어 있지 않다. 실존상담은 삶에서 가치와 의미를 찾는 과정이다. 상담가의 과제는 내담자가 의미 있는 실존을 만들기 위한 자신의 선택들을 탐색하도록 격려하는 것이다. 실존상담의 중심 인물은 프랭클(Frankl)이며, 그는 의미치료를 개발하였다. 실존상담은 삶의 의미를 상실하고 무기력하게 살아가는 사람들에게 효과적인 방법이라고 할 수 있으며, 알코올이나 마약 중독자를 포함한 다양한 사람들에게 적용하고 있다. 제2부와 제3부에서 접근 방법으로 언급된다.

(6) 게슈탈트상담

게슈탈트상담(Gestalt Therapy)의 창시자는 펄스(Perls)이며, 실존적, 현상학적 접근의 기본 전제를 따르고 있다. 게슈탈트상담의 기본 목표는 내담자가 자신의 경험과 행동을 인식하게 하는 것이다. 이러한 인식을 통해 변화가 저절로 일어난다고 본다. 상담가의 역할 중 하나는 내담자가 지금 어떤 행동을 하고 있으며 어떻게 행동하는지에 대한 자기 인식을 증진하도록 '실험'을 설계하는 것이다. 인식의 변화는 항상 '여기-지금 경험하는 것'에 초점을 둔다. 게슈탈트상담은 보다 향상된 자신의 삶을 살기 위해 스스로 도전하는 사람들에게 효과적인 방법이다. 제4부에서 구체적으로 다룬다.

이 외에도 정신건강의 문제를 해결하기 위한 상담 방법은 세부적으로 구분하면 수백 가지가 될 정도로 헤아릴 수없이 많다. 또한 상담가는 개별적 상담 방법들을 통합하거나 융통성 있게 수정하고 경험에 근거하여 변경하기도 한다. 상담은 자신이 적극적으로 받기를 원하면 효과가 있지만 그렇지 않다면 별로 도움이 되지 않을 수도 있다. 또 다른 차원에서는 상담가와 내담자가 서로 잘 맞아야 결과가 좋으며, 능력이 부족한 상담가를 만나서 내담자가 어려움을 겪는 경우도 발생한다.

상담 효과가 없는 사람도 존재한다. 예를 들면, 정신적 문제가 분명함에도 불구하고 부인한다거나, 망상이 심하거나, 현실감이 거의 없다거나, 다른 사람에 대한 의심이 지나치거나, 마음의 문을 완전히 닫았거나, 생각하고 말하는 기능이 거의 상실된 경우 등이다. 어떤 사람은 전문가의 잘못된 상담으로 심각하게 해로운 결과로 이어져 고통을 받을 수도 있다. 조현병과 같은 심각한 정신질환을 지닌 사람과는 내면의 통찰을 이끌어 내는 상담보다는 일상적 대화나 지지를 통해 현실을 인식하도록 하는 것이 바람직하다.

한국은 정신적 문제로 상담을 받는 것에 대한 편견이나 선입견이 존재한다. 또한 다양한 상담 관련 전문가 및 기관과 정신건강의 문제를 겪고 있는 사람에게 도움이 되도록 연결하는 것도 쉽지 않다. 무엇보다도 상담의 한계는 사회의 구조나 일방적 압박의 결과로 발생한 상황에 무기력하다는 것이다. 예를 들면, 사장의 갑질로 인한 우울증인데 계속 회사에 출근해야 하는 경우, 부모의 학대로 인한 불안인데 계속 가정에 머물러야 하는 경우 등이다. 어찌 되었든 상담은 상담가와 내담자의 오랜 기간 노력의 결과물이지 한 방에 끝내는 마술 같은 작업이 아니다.

3) 사회학적 차원

사회이론가, 즉 기능주의자와 갈등론자는 정신건강의 문제를 보는 시각이 다르다. 기능주의자는 정신건강 문제의 원인을 사회 전체의 기능적 결함 때문이 아니라 사회체계의 일부 기능인 사회화 기능과 사회통제 기능이 실패한 데서 찾는다. 따라서 정신건강의 문제는 효과적인 예방과 치료를 제공하는 사회의 능력이 부족할 때 발생한다고 본다.

반면에 갈등론자는 정신질환의 발생을 사회적 결핍이나 불평등, 그리고 적절한 치료에 대한 기회 불평등에서 비롯된다고 본다. 예컨대, 재산이나 권력 혹은 다른 사회적 가치를 부족하게 가지고 있는 저소득층은 높은 스트레스와 정신질환에 노출될 가능성이 높다고 주장한다.

빈곤과 정신건강의 관계는 두 가지 관점의 논쟁이 있다(BellSouth, 2002). 우선 사회적 원인론(social causation)으로, 빈곤한 상태의 지속이 정신건강의 문제를 유발한다는 입장이다. 빈곤층이 경험하는 사회적 차별이나 경제적 문제 등이 정신건강을 저해하는 원인을 제공한다는 의미이다. 둘째는 사회적 선택론(social selection)으로, 부정적 정신건강이 원인이 되어 낮은 사회경제적 지위로 이동하게 된다는 관점이다. 정신건강의 문제가 있는 사람들이 사회에 적응하지 못하여 사회경제적 하위계층이 된다는 가설이다.

빈곤한 사람들과 부정적 정신건강과의 관계에 대한 일관된 설명은 아직까지 없다. 그러나 빈곤과 같은 사회 · 경제적 요인이 정신건강과 밀접한 관련이 있다는 사실은 확인되고 있다. 정신건강을 유지하고 증진하는 것은 개인적 수준에서만 해결될 수 있는 문제가 아니라 사회제도나 문화적 차원에서도 동시에 이루어져야 한다는 사실을 말하는 것이다.

사회는 개인에게 심리적 압박이나 고통을 줄 수 있다. 사회의 금기를 위반해서 생긴 죄의식이나 공포심이 사람을 죽게 만들 수도 있는데 극적인 사례가 있다(박정호, 2017). 1835년 마오리(Maori)족은 모리오리(Moriori)족을 정복하여 강제로 남쪽 섬으로 이주시켰다. 이후 모리오리족은 자신들의 터부(tapu)를 위반할 수밖에 없었는데 이에 따른 죄의식으로 2,500명에 달했던 모리오리족의 수가 25명으로 급감하였다. 매일 아침마다 모리오리족은 각자의 거처에서 죽은 채로 발견되었다.

이와 같이 사회는 개인을 죽음으로 내몰 수도 있다. 인간은 그가 속한 공동체로부터 활력과 성스러운 교감을 얻지 못하게 되면 심리적 에너지가 고갈되고 신체적 기능도 마비되어 죽음으로 내몰릴 수 있다. 모리오리족의 죽음을 통해서 사회의 파괴적인 힘은 인간의 신경세포의 가장 미세한 부분까지 파고들어 정신과 신체를 황폐화시킬 수 있음을 알 수 있다.

인간의 정신뿐만 아니라 신체까지도 사회의 어떤 작동 원리에 영향을 받을 수 있다. 이는 곧 인간이 말 그대로 사회에 '몸담고' 있으며, 사회를 '몸 안으로' 받아들일 수 있는 존재임을 의미한다(박정호, 2017 : 11). 개인은 사회의 모든 풍습, 문화, 제도, 분위기 등을 그대로 자신 속으로 빨아들이게 된다. 사회의 집단적 행위는 어떤 개인을 살리기도 하고 죽일 수도 있다. 사회의 집단적 확신을 내면화한 개인은 그 믿음을 바탕으로 살 수 있으리라는 희망을 지니기도 하고 죽음으로 내몰리기도 한다.

정신건강의 위험에 처한 사람들은 대부분 자신의 혼돈과 증상에 압도되어 있기 때문에 외부 환경과 적절한 관계를 형성하는 데 어려움을 겪는다. 정신건강의 문제를 지닌 사람은 사소한 환경적 요인으로부터 쉽게 영향을 받는다. 특히 사회적 분위기는 중요한데, 지나친 경쟁, 물질만능주의, 한탕주의, 한 번의 실패는 영원한 몰락 등과 같이 사회 전반적으로 형성된 압박감은 개인으로 하여금 정신건강의 위험을 초래하도록 만든다(엄태완, 2020a). 사회·문화적 요인은 개인의 정신건강과 밀접한 관련성을 지닌다. 제3부에서는 정신건강의 사회문화적 접근 방안을 구체적으로 다룬다.

3 정신건강의 전통적·보완적 접근

1) 샤머니즘

(1) 샤머니즘의 출현

샤머니즘(shamanism)이란 신앙, 치유, 예언 등 다양한 영역을 아우르는 종교적 신념이자 실천 체계이고, 영적 세계와 사회적 세계 간의 중개자 역할을 하는 능력을 지녔다고 믿어지는 샤먼(shaman)을 중심으로 하는 원시 종교이다. 샤머니즘은 최소 기원전 1만 년 무렵부터 존재하였음을 확인할 수 있다. 왜냐하면 이스라엘의 한 동굴 안에 기원전 1만 2천 년쯤으로 추정되는 여성의 유골과 70개가 넘는 거북이 껍질이 함께 발견되었기 때문이다(Pickren, 2014). 샤머니즘 의식은 그 당시의 사람들에게 몸과 마음을 치료하고 안심시켰다. 이러한 행위는 사람에게서 떠난 영혼을 다시 복귀시키려는 의식인데, 왜냐하면 영혼이 사람의 몸에서 떠나면 병에 걸린다고 보았기 때문이다.

라틴아메리카에서는 두려움에 떠는 것은 사악한 저주의 영향으로 자신의 영혼을 잃어버려서 나타난 현상이라고 보았다. 이때 샤먼은 사람의 몸에서 떠난 영혼을 다시 돌아오도록 안내하는 역할을 하는 사람이다. 현대의 심리치료도 환자가 잃어버린 어떤 것을 되찾아 준다는 의미에서 일맥상통한다. 예를 들면, 정신병을 지닌 사람이 현실로부터 동떨어져 있을 때 잃어버린 현실 감각을 되찾아 주는 것을 말한다.

한국의 샤먼은 무당이라고 할 수 있는데, 가계를 통한 세습이나 신령의 선택을 받는 강신적 입무를 통한다. 강신무의 과정을 경험하는 무당은 특수한 질병이나 고통을 겪고 이를 이겨내야 한다. 샤머니즘 연구자들에 따르면 현대의 물질 문명은 고통을 열등한 존재로 보고 제거하여 왔으나 인간의 심리적 고통에 대해 과소평가하여 오히려 질병의 원인이 된다고 본다. 즉, 죽음의 고통을 통해 샤먼이 되는 것처럼 인간 심혼의 고통을 통해 새로운 에너지와 생활 태도를 습득할 수 있다는 것이다.

(2) 샤머니즘과 정신건강

한국에서는 지금은 거의 사라지고 있지만 과거에 정신병의 초기 증상을 보이는 사람은 가족에 의해 무당의 굿으로 치유하고자 했다. 하지만 우울, 불안 그리고 정신병적 상태에 있는 사람에게 굿과 같은 샤머니즘 의식을 실행하면 무의식의 작용에 쉽게 영향을 받을 수 있다. 그래서 어떤 개인은 잠재적 정신질환을 유발하거나 일시적인 심리적 혼란을 겪을 수 있다. 조현병 환자가 지닌 망상이나 강렬한 환각의 경우에는 굿 등의 샤머니즘 의식이 크게 영향을 미치지 못할 가능성이 크다. 반면에 불안장애와 같은 신경증을 지닌 사람의 경우에는 굿 등의 샤머니즘적 행위에 압도되어 더 큰 혼란과 고통 속에 빠질 수도 있다.

샤머니즘 의식이 정신건강을 회복하는 데 도움이 되는지 그렇지 않은지 확실하지는 않다. 한국의 샤먼이라고 할 수 있는 무당의 행위가 정신건강을 증진하고 정신질환으로부터 회복하는 데 어떻게 작용하는지에 대해서는 보다 많은 연구가 필요하다(이부영, 2012). 그러나 샤먼의 역할을 하는 어떤 사람이 정신건강의 문제를 지닌 사람에게 접근하여 “반드시 낫게 해 주겠다”, “나만 믿으면 된다”, “뇌가 조금 쪼그라들었고 심장이 약하다”, “잘못하면 죽을지 모르는데 비방이 하나 있기는 있다” 등의 극적 효과를 강조한다면 속임수이거나 좋지 않은 결말로 이어질 수 있다. 이는 정신건강의 회복과 증진의 원인을 정확하게 알 수 없기 때문에 마술적, 신비적 힘에 의존하고 싶은 인간의 욕망을 이용하는 것에 불과하다.

2) 보완 · 대체 치료

(1) 개념과 방법

보완 · 대체 치료(Complementary and Alternative Therapy)는 의학적 치료에서 고려되지 않은 의약, 기도, 마사지, 부적과 민간치료까지 포함한다. 보완 · 대체 치료는 보통 함께 언급되지만 중요한 차이점이 있다(김동하 · 석보경 · 맹학영, 2010). 보완 치료는 과학적으로 입증된 치료와 함께 사용되는 개입을 말한다. 예를 들면, 학습장애 아동을 위한 읽기 지도에 앞서 각성효과를 촉진하기 위해 사용하는 아로마 치료의 경우이다. 대체 치료는 현대 의학적 치료를 대신하는 개입을 의미한다. 예를 들면, 주의력결핍 과잉행동장애 아동의 과잉행동을 감소시키기 위해서 처방된 약물 대신에 배제 식이요법(elimination diet)을 선택하는 것이다. 정신건강과 관련된 보완 · 대체 치료는 다양하지만 몇 가지를 소개하면 다음과 같다(김춘길 외, 2012).

침술이나 지압 요법은 일반적으로 고통을 경감시키거나 스트레스를 해소하기 위해 활용한다. 예컨대, 학습장애나 주의력결핍 과잉행동장애를 지닌 아동의 개선을 위해 귀에다 침을 놓기도 한다.

동물지원치료(Animal Assisted Therapy)는 동물과의 상호작용을 통해 스트레스를 감소시키거나 행복감과 삶의 동기를 강화하고 긍정적 상호작용과 의사소통 능력을 향상하는 방법인데, 자폐스펙트럼장애 아동을 위해 실제로 적용하기도 한다.

미술치료(Art Therapy)는 미술 재료들과 창의적인 과정을 활용해서 개인의 신체적, 정신적, 정서적 상태를 향상하는 접근법이다. 미술치료는 성인에게도 의미가 있지만 특히 아동·청소년을 대상으로 효과를 보고 있다.

음악치료(Music Therapy)는 개인의 신체적, 심리적, 인지적, 운동적 향상이나 변화를 위해 음악을 도구로 치료적 관계를 형성하여 정신건강의 문제를 지닌 사람을 돕는 치료 방법이라고 할 수 있다. 음악치료는 불안이나 우울을 지닌 사람을 안정시키는 데 도움이 될 뿐만 아니라 조현병을 지닌 사람의 사회적 기능을 향상하는 데도 효과가 있는 것으로 알려져 있다.

최면치료(Hypnotherapy)는 바라지 않은 행동이나 습관, 증상을 통제하는 것을 돕기 위해 정신건강의 문제를 지닌 사람에게 의식변성 상태로 들어가도록 하여 불안이나 다양한 증상에 대한 변화를 가져오도록 돕는 방법이다. 일반적으로 아동이 성인보다 최면에 쉽게 걸리며 원하지 않으면 강제하지 않아야 한다. 또한 최면 동안에 개인은 이완 상태이기는 하지만 완전히 의식이 있는 상태이다.

(2) 의의 및 한계

정신건강의 문제를 지닌 사람에 대한 보완·대체 치료는 신중하게 접근해야 한다. 예를 들면, 보완·대체 치료 중 하나인 명상(mediation)은 내적 평온과 조화를 발달시킬 목적으로 마음의 이완된 상태를 유도하는데 대개 스님들이 수 세기 동안 수행하였으며 다양한 형태로 존재한다. 하지만 어떤 개인은 명상을 지속하다 보면 기분이 유쾌해지고 평상시와 다른 감각 작용이 일어나거나, 자신의 자아를 성장시키기 위해 다른 사람과의 관계를 끊고 세상일에 참여하지 않으려고도 한다(김정호, 2014). 따라서 명상은 심각한 정신적 문제로 인하여 자아가 취약한 상태에서는 부적절하다.

또 다른 보완·대체 치료 중 하나인 이완요법(relaxation therapy)의 경우에도 우울증이 있는 환자는 더욱 사회적으로 움츠러들거나, 환각이나 망상 등의 정신병적 증상이 있는 사람은 현실감 상실을 심화시킬 수도 있다. 이완은 골격근의 긴장과 불안이 없는 상태, 그리고 마음과 근육이 조용하고 평온한 상태라고 할 수 있으며, 다양한 이완요법들이 있다.

보완·대체 치료의 효과성을 입증할 과학적 조사는 제한적이다. 어떤 개인은 보완·대체 치료를 통해 객관적 혹은 주관적 효과를 볼 수도 있다. 반면에 보완·대체 치료는 정신건강의 문제를 지닌 사람과 가족이 마술적이고 극적인 변화를 바라는 마음에 기인하여 입증된 접근 방안들을 놓치도록 만들 수 있다. 이러한 한계들을 정확하게 인지할 수 있다면 정신건강을 증진하고 회복하는 데 보완·대체 치료가 일정 부분 도움이 될 수 있다.

3) 플라시보 효과

인간의 믿음과 기대로 신체적 혹은 정신적 질병을 치료할 수 있을까? 이렇게 과학적으로 설명하기 힘든 기적 같은 치유 현상들이 실제로 존재한다. 예를 들면, 피부를 절개한 후 다시 꿰매기만 했는데도 무릎 관절염이 사라진 환자들, 식염수를 모르핀인 양 주사했는데도 통증 없이 수술을 마친 병사들, 그리고 항우울제 대신 설탕약을 먹고 자살시도를 멈춘 여성 등이다(Dispenza, 2015). 이를 일반적으로 플라시보 효과(placebo effect)라고 부른다. 즉, 플라시보는 약리 작용이 없는데도 신체나 정신에 긍정적인 효과를 낳은 가짜 약(또는 처방)을 말한다.

현대의학은 신체뿐만 아니라 정신까지도 인간의 삶에서 질병으로 분리하여 객관화하기에 이르렀다. 신체이든지 정신이든지 간에 질병은 그것들만의 생명과 논리를 얻은 것이다. 이에 병인을 죽이거나 통제하는 의약품도 마찬가지로 대우받고 있다. 대부분 의약품은 철저히 통제된 실험을 통하여 효과가 입증되어야 비로소 치료약물로 공인될 수 있다. 여기서 재미있는 일이 발생하는데, 그것은 신약 테스트 혹은 새로운 처방에 대한 이중맹검(double blind tests) 임상실험에서 나타난다.

이중맹검법은 새로운 약을 개발하였을 때 실제로 투약하는 집단과 아무것도 하지 않는 플라시보 집단으로 나누어 반응을 검사하는 방법이다. 이중맹검법에 참여하는 모든 사람(의사, 투약 집단이나 플라시보 집단의 참여자)은 누가 투약 집단에 소속되었는지, 누가 플라시보 집단에 소속되었는지를 모른다. 신약의 효능이 입증되려면 플라시보 대조군보다 진짜 약물을 복용한 집단에서 약효가 높게 나타나야 한다. 하지만 그렇지 않은 경우도 자주 나타난다. 특히 신체적 질병에 작용하는 약물보다 정신적 문제에 영향을 미치는 약물이 더욱 그러하다. 어빙 커시(Irving Kirsch)가 우울증 환자들을 대상으로 한 실험에 따르면, 실제 항우울제의 약효보다 가짜 약이 더욱 효능이 높은 것으로 나타나기도 했다(Dispenza, 2015).

현대의학계에서는 모든 약에서 플라시보 효과를 제거해야 진짜 약이라고 간주한다. 하지만 실제로 모든 약의 효능은 플라시보 효과가 동반된 결과라는 사실을 암암리에 인정한다(채윤병 · Ench, 2018). 의학계는 새로운 약이 개발되면 그 효능이 플라시보 효과가 제거되어 나타나야만 진정한 약효라고 본다. 이를 달리 말하면 플라시보의 엄청난 힘을 보여주는 방증이라고 할 수 있다.

한편 사회에는 가상적인 플라시보 병리 현상도 동시에 존재한다. 예를 들면, 여전히 존재하는 주술적 의료풍속들, 문명 소외와 개인적 고립 속에 사는 사람들을 속이는 만병통치 물질들, 대중매체에서 나날이 세뇌하는 미용과 건강증진 혹은 정력제 등에 의한 잘못된 의료지식의 주입, 물질 이기주의와 사회적 신비주의로 대중을 현혹하는 현상을 말한다.

이러한 사회병리적인 가상적 플라시보 현상들은 합리적 사고와 과학적 방법에 근거하여 병폐와 부작용을 확인하고 바로잡아야 한다. 이 과정에서 주의할 점은 사회적 플라시보의 병리적 특성만 부각하여 플라시보 현상 자체를 비과학적으로 몰고 가지는 않아야 한다. 상황에 따라 다르지만 정신건강의 문제를 치유하는 과정에서 플라시보 효과가 존재하는 것은 분명한 사실이다.

CHAPTER 02

스트레스와 정신건강

1 스트레스의 개념

1) 스트레스의 정의

스트레스(stress)의 어원은 라틴어 'stringere' 혹은 'strictus'이며, stringere는 '팽팽하게 죄다', 그리고 strictus는 '압축된'이라는 뜻을 지닌다. 14세기경부터 스트레스라는 용어로 쓰이기 시작했으며, 억압, 고뇌, 곤란이나 역경 등을 의미하였다. 오늘날의 개념으로 사용된 시기는 19세기이며, 기술 과학적인 뜻을 포함한다. 스트레스란 물체나 인간에게 작용하는 힘, 압력, 강력한 영향력을 의미한다(Selye, 1956). 20세기에 이르러서는 인간의 적응 및 건강 그리고 질병과 관련된 여러 영역에서 일컬어지고 있다.

스트레스에 관한 정의는 크게 자극으로서의 스트레스, 반응으로서의 스트레스, 상호작용으로서의 스트레스로 구분할 수 있다(김기태 · 김 건, 2023). 첫째, '자극으로서의 스트레스'는 환경 내의 자극 특징을 스트레스로 보는 개념이며, 외적인 환경적 조건으로부터 내적인 생리적 현상까지 다양한 자극이 포함된다. 반응적 스트레스와 구별하기 위하여 스트레스를 유발할 수 있는 물리적, 환경적 자극을 '스트레스 요인(stressor)'이라고 부른다. 예컨대, 일반적인 스트레스 요인은 욕구좌절, 심리적 갈등, 압박감, 고립 등을 말한다(김진호 · 이병래 · 김덕희, 2009). 이를 대개 스트레스의 주요 원인이라고 일컫는다.

둘째, '반응으로서의 스트레스' 접근은 어떤 특정한 반응 또는 반응군을 스트레스로 보거나 스트레스 개념의 변수로 보는 관점이다. 이것은 개인들이 이전의 평형상태로부터의 변화, 즉 적응을 요구하는 모든 자극에 대한 반응들이라고 할 수 있다(김기태, 1998). 예컨대, 남녀 간의 교제의 시작이나 다툼부터 가족의 심한 질병이나 사망과 같이 새로운 적응을 요구하는 자극(변화)에 동반하는 반응들이라고 할 수 있다. 이때의 반응은 결혼과 같은 긍정적 자극과 시험의 탈락과 같은 부정적 자극에 따른 반응을 모두 포함한다.

셋째, '상호작용으로서의 스트레스' 접근은 개인과 환경의 복잡하고 역동적인 상호작용으로 스트레스를 취급하고, 개인은 환경의 자극 요소와 반응에 영향을 받을 뿐 아니라 개인의 특징도 환경에 영향을 준다는 상호관계론적 입장의 관점이다. 스트레스는 개인차에 의해서 다르게 반응하게 되고, 환경적인 요인에 의해 개인이 지각하는 스트레스는 다른 결과로 나타난다.

이를 종합하여 보면, 스트레스란 개인에게 영향을 미치는 스트레스 사건들(자극으로서의 스트레스)에 의해 불균형의 혼란에서 균형으로 회복하기 위한 새로운 적응을 요구하는 반응들(반응으로서의 스트레스)이 발생하는 상태라고 할 수 있으며, 이는 개인과 환경 간의 역동적 상호과정에서 나타난다.

2) 스트레스의 특성

스트레스는 개인이 삶의 과정에서 겪게 되는 상황이나 사건으로 발생한다. 그러나 동일한 사건을 경험한 모든 사람이 똑같은 수준의 스트레스를 겪는 것은 아니다. 왜냐하면 개인마다 독특한 기질이나 유전적 특성으로 인하여 스트레스에 대응하는 방식이 다르기 때문이다. 사람은 스트레스를 겪게 되더라도 내적 취약성의 정도에 따라 다른 결과를 나타낸다. 즉, 똑같은 스트레스 사건에서도 어떤 사람은 정신건강의 문제를 유발하지만 다른 사람은 일시적 불균형에서 빠르게 균형 상태로 회복할 수 있다는 의미이다.

이렇게 스트레스 사건이나 상황에서 다르게 나타나는 정신건강의 차이는 스트레스-취약성 모델(stress-vulnerability model)로 설명할 수 있다(엄태완, 2025). 스트레스-취약성 모델에서는 정신건강과 관련하여 두 가지 요인, 즉 환경으로부터 주어지는 스트레스와 그에 대응하는 개인의 취약한 특성을 동시에 고려한다. 스트레스란 외부의 사건이나 상황으로부터 개인이 대처하기 위해 느끼는 심리적 부담이나 압박을 말한다. 스트레스는 가족이나 본인의 심각한 질병, 가족의 사망, 실직, 파산, 실연 등과 같이 개인의 인생에서 경험하게 되는 크고 작은 다양한 사건으로부터 유발된다. 취약성이란 특정한 정신질환에 걸리기 쉬운 개인적 특성을 의미하는데, 유전적 소인을 비롯하여 환경과의 상호작용 과정에서 점진적으로 형성된 신체적, 심리적 특성을 모두 포함한다. 예를 들면, 생리적 과민성이나 성격적 특성이 취약성으로 작용할 수 있다.

스트레스-취약성 모델에 의하면 정신건강의 문제는 개인 내부의 취약성 요인과 외부 환경으로부터 주어지는 스트레스 요인이 함께 결합되었을 때 발생한다. 즉, 정신건강의 문제는 유전적, 신체적 및 심리사회적으로 취약성을 지니고 있는 개인에게 일정 수준 이상의 스트레스가 주어졌을 때 발생하게 되며, 취약성과 스트레스 중 어떤 하나의 요인만으로 발생하지 않는다고 본다.

스트레스 사건은 환경적 요인에 따라 개인에게 다른 결과를 가져온다. 예컨대, 똑같은 스트레스 경험과 취약성을 가진 두 명의 개인이 있더라도 스트레스에 대처할 수 있는 자원이나 지지 조건이 다른 경우를 보자. 이때 자원이나 지지가 부족한 사람은 괴롭고 고통스러운 스트레스 반응으로 부적응이나 정신건강의 문제가 발생할 수 있겠지만 충분한 사람은 새로운 적응을 쉽게 할 수 있다.

한편 스트레스 자극은 긍정적 또는 부정적 사건을 모두 포함한다. 긍정적 결과를 가져오는 순기능적인 유스트레스(eustress)와 부정적 결과를 가져오는 역기능적인 디스트레스(distress)로 구분할 수 있다. 유스트레스란 개인에게 활력을 가져다주는 유쾌한 변화 또는 요구로 인해 긍정적인 스트레스 반응을 보이는 것을 말한다. 반면에 디스트레스란 개인이 겪는 부정적인 사건으로 인해 에너지가 소모되고 고통과 근심을 유발하여 정신건강의 문제를 초래하도록 만든다. 긍정적 혹은 부정적 사건 모두 스트레스의 원인이 될 수 있다.

3) 스트레스의 원인

스트레스는 개인에게 새로운 적응이 요구되는 자극으로 발생한다. 개인의 경험이 물리적, 정신적 또는 심리적 압력이나 긴장을 유발한다면 스트레스 사건이라고 볼 수 있다. 개인의 일생을 통하여 일어나는 사건은 다음의 세 가지 범주로 구분할 수 있다(Zastrow, Kirst-Ashman, & Karen, 2009).

첫째, 미시적 사건이다. 이는 주로 개인의 행동과 관련된 사건들이다. 인간 행동은 대부분 환경과의 상호작용으로 나타나지만 다른 사람과의 직접적인 교류가 없는 사적인 경험을 말한다. 예컨대, 스트레스와 관련 있는 사건은 약물남용, 도박, 우울증 등이다.

둘째, 중범위 사건(mezzo event)이다. 이는 사회환경 내에서 개인이 다른 사람 및 집단과 상호교류하면서 발생하는 경험들이다. 이러한 사건들은 가족, 친지, 친구, 직업 관련 동료 등과 관련이 있다. 예컨대, 스트레스와 관련 있는 사건은 자녀의 비행, 친구와의 심각한 다툼, 직장 상사의 갑질 등이다.

셋째, 거시적 사건이다. 이는 개인이 광범위한 조직이나 사회체계와 교류하면서 겪는 경험들이다. 거시적 사건은 직접 관련 있는 타인이나 집단을 확인할 수 없기 때문에 개인이 대처하기도 쉽지 않다. 예를 들면, 스트레스와 관련 있는 사건은 빈곤, 차별, 혐오 등이다.

이러한 범주에 의해 개인에게 스트레스를 일으키는 원인은 수없이 많지만 구체적으로 몇 가지를 살펴보면 욕구 미충족, 갈등, 압박감, 고립으로 분류할 수 있다(김진호 외, 2009; 장선철, 2007).

(1) 욕구 미충족

일반적으로 욕구는 '원하고 바라는 것'이라고 할 수 있지만 목슬레이(Moxley)는 욕구를 '생활을 영위하는 필요한 자원이 결핍된 상태'라고 정의하였다(권진숙 · 박지영, 2008). 욕구의 미충족은 개인적 또는 사회적 차원으로 구분할 수 있다.

① 개인적 차원

개인적 차원에서는 신체적 또는 심리적 요인으로 인한 욕구 미충족이 발생할 수 있다. 개인의 신체적 특성이 욕구 미충족의 원인이 되어 스트레스를 유발할 수 있다. 예컨대, 선천성 심장질환이나 당뇨병으로 외부 활동이나 운동 제약에 따른 스트레스를 겪을 수 있다. 개인에 따라 신체적 조건을 스스로 조절하거나 통제할 수 있지만 동시대의 또래 집단과 차이 나는 활동 능력으로 인한 스트레스를 경험할 수도 있다.

심리적으로는 비합리적이고 부정적 생각, 강박적이고 완벽주의적 성격, 자기혐오, 비현실적 기대 등과 같은 요인으로 인해 일상에서 자주 반복적으로 스트레스를 겪게 된다. 또한 경제적 결핍은 개인에게 스트레스 요인으로 작용한다. 경제적 생존을 위협하는 상황뿐만 아니라 타인과 비교되는 빈곤도 개인에게 크나큰 스트레스 요인이 될 수 있다. 왜냐하면 빈곤층에 속하게 되면 다른 사람에 의해 무시와 혐오의 대상으로 일상의 어려움을 겪을 수 있기 때문이다.

개인은 욕구 충족을 위한 대처 능력이 부족하거나 왜곡된 인식으로 스트레스를 경험한다. 또 다르게 경제적 결핍이나 장애와 같이 개인적 대처에 한계가 있는 경우에는 타인의 왜곡된 시선이나 압박이 원인이 되기도 한다. 개인적 차원의 욕구 미충족으로 인한 스트레스는 신체적이고 심리적인 요인뿐만 아니라 사회적 편견이나 낙인도 동시에 작용하여 나타난다.

② 사회적 차원

사회적 차원에서는 물리적 환경과 사회구조적 요인에 따른 욕구 미충족의 결과로 스트레스를 겪을 수 있다. 물리적 환경으로 인한 스트레스는 신체장애인이 휠체어로 이동할 수 없는 경우를 예로 들 수 있다. 사회구조적 요인의 예로는 실직, 미취업 등으로 스트레스를 경험하는 것을 말한다.

(2) 갈등

갈등은 여러 가지 대안 중에서 어떤 것을 선택해야 할 때 발생한다. 갈등은 동시에 상반되는 두 개 이상의 욕구 때문에 스트레스를 유발한다. 예컨대, 취업과 대학원 진학, 출산과 피임, 순종과 도전, 직장 유지와 이동 등을 말한다. 레빈(Lewin)은 갈등을 일으키는 상황을 그것이 지닌 힘의 방향에 따라 네 가지 유형으로 구분하였다(장선철, 2007 : 122-127).

① 접근-접근 갈등

접근-접근 갈등(approach-approach conflict)은 동일한 가치를 지닌 목표 사이에서 선택해야 할 때 나타난다. 예컨대, 시험에 합격한 두 대학 사이에서 한 대학을 결정해야 하거나, 합격 통보를 받은 두 회사 중 하나를 선택해야 하는 경우 등이다. 이러한 갈등은 일종의 행복한 고민이라 할 수 있으며 스트레스가 유발될 수 있지만 대처하기가 수월하다.

② 회피-회피 갈등

회피-회피 갈등(avoidance-avoidance conflict)은 두 가지 행동목표를 모두 선택하기 싫지만 그중 하나를 선택해야 할 때 나타난다. 이는 갈등의 기간이 매우 길고 가능하면 선택과 결정을 회피하려고 하기 때문에 스트레스가 유발될 가능성이 높다. 예를 들면, 적성에 맞지 않아 직장에 출근하기 싫지만 가족의 생계를 책임져야 해서 사직할 수도 없는 경우이다.

③ 접근-회피 갈등

접근-회피 갈등(approach-avoidance conflict)은 어떤 한 가지의 목표가 매력적인 것과 불쾌한 것을 동시에 갖추고 있는 상황에서 나타난다. 예컨대, 한밤중에 간식을 먹고 싶지만 살이 찔 것이 두려워 먹기를 망설이는 경우, 대학생이 유익하고 재미있는 강좌가 있지만 학점을 취득하기가 어려운 경우, 맞선 본 사람이 마음에 들지 않지만 부자인 경우, 자녀가 부모를 비난하고 싶으나 처벌과 죄책감으로 두려워하는 경우 등이다. 이는 행동목표를 선택하려는 경향과 피하려는 경향이 공존한다. 따라서 갈등을 회피하여 장기간 문제가 해결되지 않는 경우가 많아 스트레스 상황이 오래 지속될 수 있다.

④ 이중 접근-회피 갈등

이중 접근-회피 갈등(double approach-avoidance conflict)은 두 가지 행동목표 모두 매력적인 것과 불쾌한 것을 동시에 가지고 있을 때 나타난다. 예를 들면, 적성에 맞아서 일하고 싶은 회사이지만 대우가 좋지 못한 회사와, 마음에 들지 않지만 대우가 좋은 회사 중 하나를 선택해야 하는 경우이다. 이때 각각의 목표가 가진 장점과 단점에 대하여 어떻게 얼마만큼 비중을 둘지를 결정하는 것은 어렵다. 위의 사례에서 적성에 맞아서 일하는 회사의 장점과 당장 대우가 좋은 회사의 장점, 그리고 대우가 좋지 않은 회사의 단점과 마음이 내키지 않는 회사의 단점에 대하여 어떻게 얼마만큼의 비중을 두어야 하는지가 스트레스 상황이 된다.

(3) 압박감

어떤 일이나 목표에 대한 부담이나 압박은 행동을 적극적으로 추진하는 동력이 되기도 하지만 그 정도가 심하면 심리적 문제나 질병을 유발하는 스트레스 요인이 될 수 있다. 압박감은 개인의 내적 수준과 외적 요인에 의해 나타날 수 있다. 개인의 내적 요인은 지나치게 높은 비현실적 기대나 요구로부터 발생할 수 있다. 예컨대, 학생이 높은 성적 목표를 정해두고 자신을 가혹하게 내모는 경우라든지, 도덕적으로 높은 윤리적 규범을 정해두고 반드시 맞추어 살아가려고 하는 경우 등을 말한다.

한편 외적 요인은 현대 사회가 요구하는 높은 기준을 달성하려고 할 때 발생한다. 예를 들면, 사회가 만든 치열한 경쟁 구조로 인해 학생들이 성적 경쟁으로 내몰리며 받는 압박감을 들 수 있다. 이러한 압박감은 잘 드러나지 않지만 개인에게 스트레스 요인으로 작용한다.

(4) 고립

고립은 심각한 스트레스 요인으로 작용한다. 고립은 심리적 차원과 사회적 차원으로 구분할 수 있지만 두 가지는 밀접한 관련이 있다. 심리적 고립은 대인관계나 정서적 유대가 결여되면 발생한다. 예컨대, 사랑하는 사람과의 사별이나 이별, 친구로부터의 정서적 격리나 배척 등을 말한다. 사회적 고립은 사회구성원으로서의 활동이나 참여에서 소외될 때 발생한다. 예를 들면, 은퇴나 실직과 같이 사회적 활동이나 일로부터 제외되는 경우라든지 정신장애인들을 지역사회에 참여시키지 않고 배제하는 경우 등에서 나타난다.

2 스트레스와 건강

1) 스트레스와 신체건강

스트레스는 유기체의 생리적 반응 과정을 거친다. 셀리(Seyle, 1956)는 스트레스를 일으키는 생활 사건과 같은 외부적인 자극 또는 원인을 '스트레스 요인(stressor)'이라고 명명하고, 스트레스 요인에 의한 유기체의 소모적인 반응을 스트레스라고 하였다. 셀리는 인간은 더위, 추위, 외상 및 심리적 위험을 비롯한 여러 가지 스트레스 요인에 노출되면 부신피질에서 코르티솔(cortisol)의 분비를 증가시켜 이에 따른 생리적 변화를 일으킨다고 보았다. 이러한 스트레스에 의한 반응을 일반 적응증후군(general adaptation syndrome)이라고 불렀으며, 다음의 세 단계로 구분된다(Seyle, 1956).

첫 번째는 경고단계(alarm stage)이다. 이 단계는 신체가 처음 스트레스 요인에 노출될 때 스트레스 반응이 나타나지만 신체적으로나 정신적으로 큰 어려움을 겪지는 않는다.

두 번째는 저항단계(resistance stage)이다. 이 단계는 신체가 스트레스 요인에 계속 노출될 때 이에 적응하기 위해 개인이 가진 자원과 에너지가 총동원된다. 이 단계는 신체적으로 특별한 증상이 나타나지 않으며 겉으로 보기에는 잘 적응하는 것처럼 보인다. 그러나 개인은 스트레스에 대응하기 위하여 많은 에너지를 소비하는 단계이다.

세 번째는 탈진단계(exhaustion stage)이다. 이 단계는 개인이 스트레스에 장기간 노출될 때 신체의 적응력이 감소하고 면역체계가 약해진다. 지속적인 스트레스 요인에 신체가 대응하기 위해 뇌하수체전엽과 부신피질 호르몬의 과다한 분비가 발생하여 고혈압, 심근병변, 관절염 등의 질병을 일으킨다.

스트레스는 개인에게 다양한 질병을 유발하는 것으로 알려져 있다(Seaward, 1994). 스트레스에 노출되면 식욕을 잃거나 쉽게 피로해지며, 소화불량, 두통 등의 신체 증상이 나타날 수 있다. 과도한 스트레스가 지속되면 신체의 취약한 부분에 우선적으로 이상이 생기게 된다. 스트레스에 노출되면 교감신경계의 작용으로 심장이 빨리 뛰고, 소화기능이 억제되며, 폐를 확장시키게 된다. 이러한 과정이 반복되면 신체의 면역기능이 저하되어 여러 질병의 원인이 된다.

현대의학에서는 스트레스와 질병의 관련성을 끊임없이 제기하고 있다(Romas & Shama, 1995). 예컨대, 고혈압, 심장병, 두통, 대장염, 궤양, 설사, 변비, 협심증, 당뇨병, 관절염, 암, 감기, 갑상선 기능 항진증, 피부염, 부종, 기관지염, 전염병, 알레르기, 야뇨증 등을 말한다. 이와 같이 스트레스와 연관이 있는 질병들이 현대인들을 괴롭히고 있다.

2) 스트레스와 정신건강

스트레스는 신체적 건강뿐만 아니라 정신건강에 심각한 해로움을 가져다준다. 스트레스는 무기력감, 분노, 불안, 우울 등의 심리 · 정신적 문제를 일으키는 원인이 된다(정현갑, 1996). 또한 개인이 감당할 수 없는 충격적인 스트레스를 경험하면 적응장애(adjustment disorder), 급성 스트레스장애(acute stress disorder), 외상후 스트레스장애(posttraumatic stress disorder) 등의 정신장애로 이어질 수 있다(APA, 2022).

(1) 무기력감

무기력감은 스트레스 사건으로만 나타나는 것은 아니지만 지속적이고 심각한 스트레스를 겪게 되면 발생할 수 있다. 개인은 스트레스 상황을 통제할 수 없어

좌절하게 되면 삶의 의미와 희망을 상실한 채 무기력하게 된다. 이는 동물 실험을 통해 구체적으로 알려지고 있다. 오버미에르와 셀리그만(Overmier & Seligman)은 개를 피험자로 한 연구에서 이러한 현상을 확인하였다(Maier & Seligman, 1976).

이 실험에서 먼저 개를 철장에 가두고 전기쇼크를 가하였다. 이때 개가 전기쇼크를 피할 방법은 전혀 없었다. 그 후에 두 칸으로 구분된 철장, 즉 한쪽 칸에는 전기가 흐르지 않도록 하고 다른 쪽에는 전기가 통하도록 만든 철장으로 개를 옮겼다. 그리고 두 칸의 중간에 낮은 칸막이를 만들어 언제든지 다른 칸으로 이동할 수 있도록 하였다. 그러나 계속해서 전기쇼크를 받아 무기력해진 개는 낮은 칸막이를 넘어 전기가 흐르지 않는 다른 칸으로 이동하지 못하고 그곳에서 끙끙거리며 체념하고 있었다. 이 실험을 통해 무기력감에 빠진 개는 스스로 통제하거나 문제를 해결할 수 있음에도 불구하고 아무런 대응도 하지 않는다는 사실을 확인하였다.

이러한 실험은 인간에게도 유사하게 적용된다. 이는 자신이 처한 스트레스 상황에서 자기 통제력을 상실한 개인이 아무런 대응도 하지 못하고 체념하고 고통을 감내하는 경우를 말한다. 예컨대, 배우자로부터 학대받는 사람이 벗어날 의지를 상실하고 운명으로 돌리거나 자포자기하며 살아가는 사례를 통해 확인할 수 있다.

(2) 분노

스트레스는 부정적 감정을 일으킨다(Seaward, 1994). 이때 부정적 감정을 적절하게 배출하지 못하면 당황, 어지러움, 도망이나 회피, 분노 등이 나타날 수 있다. 특히 분노는 타인에 대한 공격적 충동으로 이어지고 실제로 파괴적인 행위를 일으킬 수 있다. 이렇게 되면 이미 주어진 스트레스 상황에 추가적인 스트레스 사건이 부가되어 개인을 더욱 힘들게 만든다. 개인이 스트레스 상황을 비합리적으로 인지했든지 문제해결 가능성이 없다고 판단했든지 간에 순간적인 충동 또는 분노를 유발할 수 있다. 분노가 적절하게 배출되지 않고 마음이나 몸속에 쌓이게 되면 새로운 스트레스 사건을 만드는 부적절한 행위로 이어질 수 있다.

(3) 불안

불안은 강렬한 정서적 상태로서 정의되며 종종 긴장, 전율, 식은땀, 빠른 심장 박동과 같은 신체적 증상으로 표현된다(Beck, Emery, & Greenberg, 1985). 불안은 의식적 수준에서 원인을 알 수 없을 수도 있고 실제적인 압박이나 부담이 원인으로 작용할 수 있다. 예컨대, 내일 수업 시간에 발표를 해야 한다고 생각하니 긴장되고 잠이 오지 않고 심하게 걱정이 된다면 원인이 있는 불안이다.

어떤 사람이 스트레스 상황에 노출된다면 위협반응에 대한 전략으로서 불안이 작동하는 것이다. 불안은 위협반응의 다른 요인을 극적으로 가려주는 경험이다. 인간은 현재의 위험 상황에 대해 강렬한 불쾌한 정서, 즉 불안을 드러낸다. 이를 통해 그 위험을 줄이고 재발을 방지하는 조처를 하도록 행동하고 움직이도록 만든다. 따라서 불안은 개인으로 하여금 주의집중을 이끌어 내도록 한다. 예컨대, 너무 기분 나쁘고 불쾌한 경험인 불안을 줄이거나 없애려고 회피하거나 특별한 방어에 집중하는 경우이다. 또 다르게 불안의 기능은 고통과 연결되어 있다. 왜냐하면 인간은 고통을 경험하면 중단하거나 줄이기 위해 어떤 행동을 하기 때문이다.

불안은 위험에 대한 유기체의 대응이라고 할 수 있지만 실제적인 위험이 아니라 오인하거나 과장하는 상황에서도 나타난다. 어떤 개인이 위험에 대해 오인과 과장이 인지적으로 구조화되어 있다면 사소한 스트레스 요인에도 불안이 동반될 수 있다. 이러한 사람은 일상의 사건이 불안을 유발하는 요인이 될 수 있다. 하지만 대부분의 개인은 스트레스 상황이 계속되거나 심각한 위험을 초래하는 사건에서 장·단기적으로 불안을 경험하게 된다.

(4) 우울

우울은 다양한 원인으로 나타난다. 우울은 약간의 기분이 저조한 상태부터 심각한 정신병에 이르기까지 정도의 차이가 크다. 인간은 스트레스 상황에서도 우울을 경험하게 된다. 예컨대, 직장의 상사에게 심하게 질책을 당했거나, 사랑하는 사람과 이별을 겪었다면 개인에 따라 다른 수준의 우울을 겪을 수 있다. 이때

우울의 지속기간이나 심각성은 개인의 인지 구조나 취약성에 따라 다르게 나타난다. 스트레스가 우울을 유발하는 단일 요인으로 작용하는 것은 아니지만 하나의 중요한 원인임은 틀림이 없다(APA, 2016). 예를 들면, 개인이 불법 사채업자로부터 빚 독촉이라는 스트레스를 지속적으로 겪게 되면 가벼운 우울이 아니라 심각한 우울장애로 진행될 수 있다.

(5) 적응장애

적응장애(Adjustment Disorders)는 스트레스 생활사건에 대한 적응 실패로 나타나는 정서적 또는 행동적 증상을 뜻한다. 스트레스 생활사건의 예로는 가족의 죽음이나 심각한 질병, 부부갈등이나 이혼, 사업실패 혹은 파산, 상급학교로의 진학이나 전학, 부모가 되는 것, 취업 또는 은퇴 등이 될 수 있다.

적응장애로 진단되려면 다음의 네 가지 조건이 충족되어야 한다(APA, 2022). 첫째, 명확히 확인할 수 있는 심리사회적 스트레스 사건에 대한 반응으로 증상이 나타나야 하며, 이러한 증상은 스트레스 사건이 발생한 지 3개월 이내에 유발되어야 한다. 둘째, 부적응 증상은 사회환경적, 문화적 맥락에서 고려할 때 스트레스 사건의 강도에 비해 뚜렷하게 심한 것이어야 한다. 셋째, 이러한 부적응 문제로 개인이 심각한 고통을 겪거나 사회적 기능상 심각한 역기능적 문제가 나타나야 한다. 넷째, 다른 정신장애의 진단 기준에 해당되지 않아야 한다.

적응장애의 가장 흔한 부적응 증상은 우울, 불안 그리고 품행 문제이다(권준수 외, 2023). 적응장애의 정서적 특징은 우울하고 침체된 기분과 함께 무력감, 심한 불안감 및 신경과민이다. 청소년의 경우에는 비행 행동이나 음주 등이 나타날 수 있다. 적응장애는 개인적으로 심각한 고통을 동반하며 대인관계 및 학업이나 직업의 수행에서 심각한 문제를 초래할 수 있다. 정신건강 기관을 방문하는 사람들의 5~20%가 적응장애로 진단되며, 정신과 병원을 방문하는 사람의 약 50%에게 진단되는 가장 흔한 정신장애이다.

(6) 급성 스트레스장애

급성 스트레스장애(Acute Stress Disorder)는 심각한 스트레스 사건인 외상(trauma)을 직접 경험했거나 목격하고 난 직후에 나타나는 부적응 증상들이 3일 이상 1개월 이내의 단기간 지속되는 경우를 말한다(APA, 2022). 급성 스트레스장애는 증상의 지속 기간이 짧다는 점을 제외하면 외상후 스트레스장애와 매우 유사하다. 외상적 스트레스 사건을 겪은 후에 침투 증상, 부정적 기분, 해리 증상, 회피 증상, 각성 증상을 나타내게 된다. 급성 스트레스장애의 대략 50% 정도는 이후에 외상후 스트레스장애로 진행될 수 있다. 급성 스트레스장애의 증상은 외상적 스트레스 사건 1개월 이내에 발생하여 1개월 이내에 해결되어야 하며, 1개월 이상 지속되면 외상후 스트레스장애로 진단이 바뀐다.

(7) 외상후 스트레스장애

외상후 스트레스장애(Posttraumatic Stress Disorder)란 충격적인 외상적 스트레스 사건에 노출된 후 다양한 부적응적 증상이 뒤따라서 나타나는 것을 말한다(APA, 2022). 외상적 스트레스 상황으로는 실제적이거나 위협적인 죽음이나 심각한 상해, 또는 개인의 신체적 안녕을 위협하는 사건에 대한 직접적 경험, 타인의 죽음, 신체건강을 위협하는 사건의 목격, 가족이나 친지의 예기치 못한 무자비한 죽음이나 심각한 상해 및 이들이 경험한 죽음이나 상해 위험을 알게 되는 것 등을 포함한다. 구체적으로 살펴보면, 지진이나 화산폭발과 같은 자연재해, 전쟁, 고문, 살인, 납치, 폭행, 학대, 교통사고, 화재, 성폭행 등과 같은 사건들을 말한다. 외상후 스트레스장애로 진단되려면 우선 실제적인 것이든 위협을 당한 것이든 간에 스트레스 사건을 경험해야 한다. 외상후 스트레스장애는 심각한 스트레스를 겪은 후에 발생하는 정신장애이며, 개인에 따라 수십 년 지속되기도 한다.

3 스트레스 관리

1) 스트레스 경고신호

개인의 스트레스 반응은 습관성 반응으로 나름의 규칙에 따라 발생한다. 인간은 스트레스를 겪게 되면 경고신호의 양상이 다양하게 나타나지만 일반적으로 신체, 감정, 인지(생각), 행위, 관계, 내적 가치의 여섯 가지 차원에서 발생한다(정현갑, 1996; 현대정신건강연구회, 2003; Wang, 2020).

신체 경고신호는 스트레스를 겪게 되면 가장 뚜렷하게 나타나지만 오인하거나 무시할 가능성이 높다. 신체 경고신호는 두통, 위장장애, 요통, 근육 긴장, 식욕 변화, 수면 장애 등의 '신체 불편감'이다. 이러한 신체 경고신호는 병원에서 검사를 받더라도 원인을 알 수 없으며, 스트레스에 의한 신체 반응의 결과이다.

감정 경고신호는 슬픔, 분노, 불안, 공포 등의 부정적 감정이다. 감정 경고신호는 인지 경고신호와 밀접한 관련이 있다.

인지 경고신호에서의 인지란 자신과 타인, 세상을 바라보는 관점을 말한다. 인지 경고신호는 두 가지 차원에서 나타난다. 하나는 인지, 즉 생각 자체가 부정적으로 변하는 것이고, 다른 하나는 생각이 지나치게 혼란스러워 명확하게 알아차릴 수 없는 경우이다. 스트레스가 지속되면 인지가 진실되거나 객관적이지 않을 수도 있다. 이때는 자신의 관념과 생각에 스스로 속고 있는지도 모른다.

행위 경고신호는 스트레스를 겪는 사람이 압박감으로부터 벗어나기 위해 하는 행위를 말한다. 예를 들면, 스트레스에 시달리는 사람이 즉각적인 쾌감을 얻을 수 있는 흡연과 음주 그리고 인터넷 및 게임 중독 등에 빠지는 것을 말한다. 또 탄수화물 섭취가 늘어나는데, 여기에는 두 가지 요인이 있다. 하나는 탄수화물이 스트레스로 인해 발생하는 신경 활동에 필요한 에너지를 제공하기 때문이다. 다른 하나는 탄수화물이 쾌감을 생성하여 스트레스를 중화시키는 작용을 하기 때문이다. 이와는 반대로 스트레스가 신체의 소화 기능을 떨어뜨려 식욕이 감소하는 행위 경고신호도 있다. 이러한 모든 행위는 일시적으로 스트레스가 완화되는 것처럼 보이지만 장기적으로 스트레스가 더욱 커지게 된다.

관계 경고신호는 스트레스로 인하여 타인과의 관계에서 나타나는 경고를 말한다. 스트레스를 겪는 개인은 자신을 고립시키고 타인과 거리를 두려는 경향을 보인다. 심하면 다른 사람과의 눈 맞춤조차 두려워 피하기도 한다.

내적 가치 경고신호는 개인이 지닌 내적 가치, 즉 의미 있는 삶, 뚜렷한 인생 목표, 사회적으로 가치 있는 삶 등과 관련된 확고한 신념이 흔들리는 것을 말한다. 예컨대, 스트레스를 겪는 사람이 불합리한 세상의 모든 일에 분개하거나, 갑자기 극심한 우울 상태에 빠지면서 타인과 세상에 대해 증오하는 감정에 휩싸이게 되는 것이다. 이러한 상황에 있는 사람은 일과 생활에서 어떤 만족이나 행복을 느낄 수가 없다.

스트레스 경고신호는 사람마다 다르지만 알아차리고 대응하여 스트레스로 인한 심각한 부정적 결과를 예방할 수 있는 신호이다. 개인의 몸과 마음에 나타나는 불편감을 참고 견디는 것이 아니라 적절하고 효과적인 조치를 통해 심각한 스트레스로 인하여 발생하는 생리적 혹은 심리적 문제를 예방할 필요가 있다. 스트레스 경고신호를 정리하면 〈표 2-1〉과 같다(Wang, 2020).

〈표 2-1〉 스트레스 경고신호

유 형	내 용
신체 경고신호	두통, 소화불량, 위통, 손바닥 땀, 피로, 요통, 목과 어깨 경직, 심장박동 빨라짐, 자세 불편, 이명 등
감정 경고신호	우울감, 패배감, 분노, 외로움, 슬픔, 긴장, 불안, 걱정, 증오, 짜증, 조바심, 안절부절 등
인지(생각) 경고신호	불분명한 생각, 건망증, 집중력 상실, 부정적 사고, 결단력 부족, 무의미한 생각, 생각의 반복 등
행위 경고신호	운동량 감소, 폭식, 폭음, 쇼핑중독, 흡연, 음주, 식욕 저하, 인터넷 및 게임 중독 등
관계 경고신호	대인 기피, 사교활동 감소, 불신, 타인에 대한 비난 등
내적 가치 경고신호	삶의 의미 상실, 인생의 가치 상실 등

2) 스트레스에 대한 인지 전환

(1) 부정적 생각과 스트레스

개인의 생각은 내면의 기대와 신념을 바탕으로 한다. 그것은 긍정적일 수도 부정적일 수도 있고, 합리적일 수도 비합리적일 수도 있다. 개인의 일상에서 대부분의 생각은 의식하기도 전에 떠오르는데, 이를 자동적 사고라고 한다.

자동적 사고는 다음과 같은 특성이 있다(Beck, Emery, & Greenberg, 1985). 첫째, 자발적이며 검증이나 선택의 과정을 거치지 않는다. 둘째, 빠르고 단기적이며 무의식적인 흐름으로 나타난다. 셋째, 매우 견고하며 융통성이 없고 멈추기 어렵다. 넷째, 심사숙고한 결과가 아니다. 다섯째, 대체로 상황을 부정적, 극단적으로 본다. 여섯째, 과거, 특히 아동기의 경험으로 학습되고 습관화되어 있다.

스트레스와 관련된 자동적 사고는 대부분 부정적인 측면으로 구성된다. 이를 부정적 자동적 사고라고 부른다. 부정적 자동적 사고는 공포나 위협적 사건에 동반되는 스트레스 반응이다. 부정적 자동적 사고는 부정적인 감정을 강화하여 이성적 사고 능력을 상실하게 만들어 스트레스 대응력을 약화시키며 즉흥적이고 파괴적인 행위를 유도할 수 있다(Wang, 2020).

어떤 개인이 실직한 상황을 예로 들어 보자. 그는 실직이라는 스트레스 사건에 대해 '다시는 이만한 직장을 구할 수 없다', '나는 완전한 실패자다', '내 미래는 완전히 무너졌다'와 같은 부정적 자동적 사고에서 빠져나올 수 없었다. 이러한 왜곡된 사고는 우울과 불안의 부정적 감정과 자발적 고립과 은둔의 자기 파괴적 행위를 유도했다. 부정적 사고는 부정적 감정과 파괴적 행위의 악순환을 형성하여 더 심각한 정서적 문제를 유발하고, 이는 곧 인지오류로 굳어진다.

(2) 부정적 생각과 인지오류

다음은 여러 인지오류 중에 흔하게 볼 수 있는 것들이다. 이는 부정적 자동적 사고가 불러오는 잘못된 선택들이라고 할 수 있다(Beck, Emery, & Greenberg, 1985).

① 이분법적 사고

이는 흑백논리라고도 하며, 모든 상황을 극단적으로 보고 연속성을 배제한다. 그들은 '늘', '항상', '한 번도 ~하지 않은' 등의 말을 자주 한다. 예컨대, 마트에서 계산을 기다리며 자신이 선 줄이 가장 느린 걸 보고는 '나는 항상 잘못된 줄을 선택해'라고 생각한다.

② 과잉일반화

이는 한두 가지 경험한 사건이나 증거를 바탕으로 결론을 내리거나 심지어 무관한 상황에까지 적용하여 해석한다. 예를 들면, '첫인상이 나쁘니까 나쁜 사람임에 틀림이 없어'라고 생각하는 것이다.

③ 선택적 추상화

어떤 상황에서 일어난 여러 가지 일 중 주된 내용은 무시하고 특정한 일부 정보에만 주의를 기울여 전체 의미를 해석하고 판단하는 것이다. 예컨대, '남자 친구가 밸런타인데이에 꽃을 선물하지 않았으므로 나를 사랑하지 않는 것이다'라고 생각하는 것이다.

④ 예언자적 오류

미래에 일어날 일을 충분한 근거도 없이 예언하듯이 단정하는 것이다. 주로 부정적 결과를 추론하고 확신하므로 불안과 공포를 동반한다. 예를 들면, '원서를 내봤자 떨어질 것이 분명해'라고 예언하듯이 단정하는 것이다.

⑤ 의미 확대 또는 축소

어떤 사건의 의미나 중요성을 실제보다 지나치게 확대하거나 축소한다. 대체로 나쁜 일은 확대하고 좋은 일은 축소한다. 예컨대, 출근하다가 자동차가 고장이 났다면 '오늘은 내 평생 가장 재수 없는 날이다'라고 생각하는 것이다.

⑥ 당위적 사고

그럴 만한 조건이나 근거가 없는데도 자신, 타인, 세상에 대해 '반드시 그래야 한다'고 기대하거나 요구하고, 이것이 달성되지 않으면 화를 내거나 부적절한 행동을 한다. 예를 들면, '나는 반드시 K 대학에 가야 해'라고 기대하는 것을 말한다.

⑦ 비난

모든 문제의 책임을 자신의 탓으로 돌리고 혹독하게 몰아세우는 것이다. 예컨대, 여러 명의 동료와 같이 한 일을 기간 내에 완수하지 못했다면 모두 내 탓이라고 괴로워하는 것이다.

⑧ 독심술 오류

사람들이 자신을 무시하거나 부정적으로 본다고 추측하는 것을 말한다. 예를 들면, 회의 중에 한 동료가 자신의 의견에 동의하지 않았다고 그가 자신을 싫어한다고 생각하는 것이다.

⑨ 낙인찍기

사소한 실수와 단점을 근거로 자신이나 타인을 부정적으로 단정 짓는다. 예컨대, '그 당시 그런 실수를 했으니 평생 그렇게 시시하게 살 거야'라고 낙인찍는 것이다.

⑩ 인정중독

모든 일을 타인에게 인정받기 위해서 한다. 인정을 받기 위해서는 어떤 대가를 치러도 좋고, 심지어는 자신을 희생하더라도 괜찮다고 생각한다. 예를 들면, 일주일 내내 친구들을 초대하여 음식을 제공할 계획을 세우고 노력하였지만 친구들에게 기대만큼 칭찬과 감사의 인사를 받지 못하여 몹시 괴로워하는 경우이다.

⑪ 보상 요구

자신이 이만큼 노력하고 희생했으니 반드시 보상받아야 한다고 생각하는 것이다. 예컨대, '내가 자녀를 위해 죽을힘을 다해 보살폈으니 당연히 매주 집으로 인사를 와야 한다'라는 것이다.

⑫ 완벽주의

자신 혹은 타인에게 지나치게 높은 수준의 목표나 임무를 부여하고 다른 요소나 환경의 영향을 고려하지 않는 것을 말한다. 예를 들면, '다른 사람은 실수할 수 있지만 나는 실수하면 안 된다'라고 생각하는 것이다.

⑬ 비교

자기비하 또는 우월감을 낳는 부정적인 사고이다. 예를 들면, 회의에서 동기들만큼 발언을 잘하지 못했을 때 '동기들은 다 잘나가는데 나만 왜 이 모양이야?'라고 하거나, 회의에서 자신의 발언이 채택된다면 '나는 누구보다도 뛰어나다'라고 생각하는 것이다.

(3) 인지 전환의 방법

① 스트레스 재평가

개인은 어떤 상황이 스트레스 사건인지를 재평가해야 한다(McGonigal, 2015). 이는 크게 두 가지로 구분할 수 있다. 하나는 스트레스 사건에 대한 인지가 부정적, 비관적, 비합리적이라면 인지 재구조화(cognitive restruction)를 해야 한다. 이때는 부정적 자동적 사고 식별, 인지오류 식별, 적절한 생각과 신념 찾기, 더 나은 문제해결방법 또는 수용 선택의 과정으로 나아가야 한다.

또 다른 하나는 스트레스 사건에 대한 인지가 부정적, 비관적이지만 합리적인 경우이며, 이는 두 가지로 나누어 대처할 수 있다. 첫 번째는 스트레스 사건에 대한 개인의 노력이 긍정적으로 작용할 때이다. 예컨대, 스트레스로 잠이 부족하면 수면 습관을 개선하는 것을 말한다. 이와 같이 개인의 노력이 긍정적 영향을 일으킨다면 문제해결 전략, 즉 이완훈련, 정보 수집 및 문제 확인, 타인의 의견 구하기, 계획하기, 행동하기를 선택한다.

두 번째는 개인의 노력이 결과에 미치는 긍정적인 영향이 너무 적거나 없다면 수용을 선택해야 한다. 예를 들면, 어떤 사람의 스트레스의 원인이 작은 키에 있다면 아무리 노력해도 바꾸기 어렵기 때문에 현실을 부정하지 말고 수용하고 긍정적 요인을 찾는 편이 바람직하다. 이러한 상황이라면 부정적 감정 즉각 분출, 이완훈련, 긍정적 의미 찾기, 자신이나 타인에 대한 연민, 사회적 근거 모색, 적절한 품성(융통성, 인내, 자제, 공감, 용서) 등을 선택할 필요가 있다.

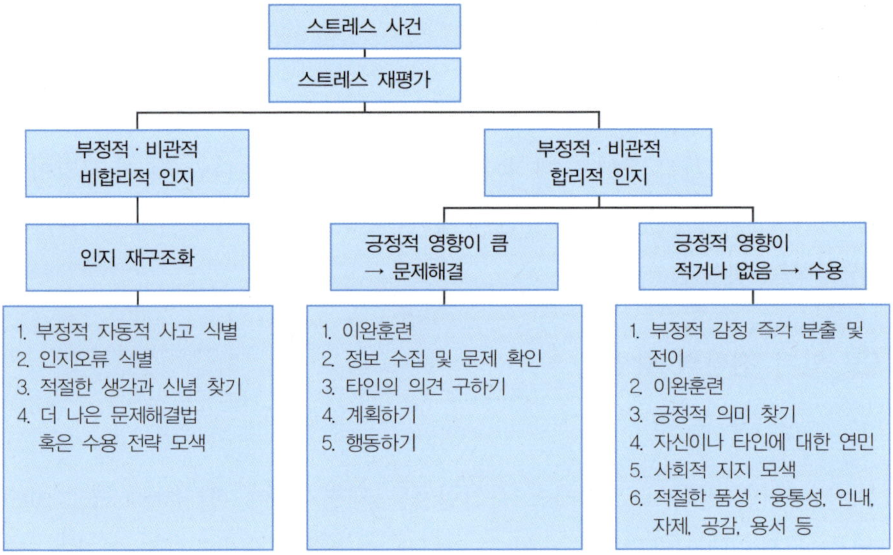

|그림 2-1| 스트레스 사건에 대한 인지 재평가

출처 : Wang(2020), p. 150.

개인은 스트레스 재평가를 통해 세 가지로 대응할 수 있다(Wang, 2020). 첫째, 인지와 사고 능력을 향상해 좀 더 이성적이고 효과적으로 스트레스에 대응할 수 있도록 인지 재구조화를 하는 것이다. 둘째, 문제해결 전략을 세워 스트레스를 완화하거나 해소해 나가는 것이다. 셋째, 자기 스스로 태도를 바꾸어 스트레스를 수용하거나 인정하는 대처이다.

② 스트레스 해결 혹은 수용의 선택

스트레스 상황은 대체로 개인의 능력 범위를 넘어선다. 하지만 많은 사람은 '원래는 할 수 있는데…' 또는 '그 말을 했어야 하는데…'라면서 계속 자책하고 후회한다. 스트레스 상황에 대한 수용은 패배가 아니라 가장 적절한 방식을 찾는 태도라고 할 수 있다.

스트레스 사건들은 대부분 복잡하기 때문에 문제해결과 수용의 전략을 동시에 활용할 필요가 있다(현대건강연구회, 2003; McGonigal, 2015). 예컨대, 친구 모임에 몸이 아파서 참석할 수 없는 상황을 고려해 보자. 이때는 자신이 주도적으로 다시 모임을 잡아 친구들을 만나는 문제해결 전략 또는 상황을 받아들이고 푹 쉬면서 건강을 회복하는 수용 전략을 선택할 수 있다.

어떤 상황에서는 부정적 생각과 감정도 받아들여야 할 때가 있다. 예를 들면, 어떤 시기에 오는 상심, 실망, 분노 같은 감정이 전혀 문제가 되지 않을 수 있으며, 그러한 감정을 수용하는 것이 가장 좋은 선택이 될 수도 있다. 여기에서 주의해야 할 점은 '적응'이 반드시 '긍정'인 것은 아니라는 사실이다. 예컨대, 학대당하는 상황에서 인내하는 것은 적응 반응이지만 긍정적 결과를 초래하는 것은 아니다.

수용 전략은 개인적 스트레스 상황이 될 수 있는 노화, 체중 감량 실패, 취업 실패 등에서 활용될 수 있다. 노화는 모든 사람이 받아들일 수밖에 없는 사건이며, 체중 감량이나 취업에 실패하였다고 하더라도 그러한 상황을 바꿀 수는 없기 때문에 좌절과 실망을 달래면서 긍정적 의미를 찾아가야 한다. 이렇게 대응할 때 스트레스를 줄이고 노화를 늦추고 최종적으로 체중 감량에 성공하며 다음 면접에서 더 잘 할 수 있게 된다.

스트레스 상황에서 문제해결과 수용 중 어느 쪽을 선택할지 결정할 때는 우선 두 가지를 선행해야 한다. 하나는 인지오류를 식별하는 것이고, 다른 하나는 비합리적 신념을 합리적으로 수정하는 것이다. 이때 합리적 신념이란 자신의 통제 범위 안에서는 문제해결 전략을 선택하고, 통제 범위의 밖에서는 수용 전략을 선택하도록 돕는 신념을 말한다. 스트레스로 인한 고통스러운 감정, 생각 및 신념이 사라지면 적응 반응이 나타난다. 이는 자신과 타인 모두에게 유익하고 행복하도록 만든다.

3) 스트레스 관리의 구체적 기법

(1) 긍정적 생각 훈련

스트레스 대응 일기를 쓰면 스트레스 경고신호를 알아차리는 데 도움이 된다. 스트레스를 받고 있다고 생각한다면 짧은 문장으로 표현할 수 있다. 이때는 스트레스를 일으키는 원인을 구체적으로 표현해야 한다. 예컨대, "엄마가 내게 전화했다"가 아니라 "엄마가 내게 전화해서 언제까지 무직으로 있을 것이냐고 나무랐다"라고 기술해야 한다.

스트레스 일기를 쓸 때는 먼저 스트레스 반응부터 시작해야 한다. 이는 신체 및 행위 경고신호, 부정적 감정, 부정적 자동적 사고, 인지오류를 포함한다. 스트레스 반응을 완성하고 나면 특정한 생각과 감정 사이의 연결 고리를 확인할 수 있다. 일반적으로 부정적 감정은 잠재적인 신념의 결과로 나타난다(Wang, 2020).

〈표 2-2〉 일반적 감정-신념 대조표

부정적 감정	잠재적 신념	긍정적 감정, 느낌, 품성	잠재적 신념
분노	불공평	수용	일어난 모든 일을 받아들임
불안	안전하지 않음, 통제 불가능	감사	가지고 있는 모든 것을 소중히 여김
책망	고통의 근원에 대한 주목	깨달음	한계도 있고 잠재력도 있음
증오	무언가로부터의 도피	변화	만물은 변화하며 변하지 않는 것은 없음
좌절	기대에 미치지 못함	연민	더 깊이 이해함
가책	스스로 요구하는 도덕 기준에 미치지 못함	용기	공포에 대한 대응
슬픔	무언가를 잃어버린 느낌	자율	매일 자신을 잘 돌봄

괴로움	일어난 일을 받아들일 수 없음	용서	고통에 대한 자기치유
원망, 불만	대가를 치러야 하는 고통	관대	유용한 부여
고독	충분한 주목과 관심을 얻지 못함	끈기	평온하게 더 많은 시간을 얻음
부끄러움	일이 잘못되면 망신을 당함	견지	꾸준함
자책	타인보다 못함	전진	걸음마다 새기는 발자국
난감	뭘 해도 소용없음	인내	사건 발생을 인정함
절망	뭘 해도 변하지 않음	지혜	가능하다면 변화하고, 가능하지 않다면 받아들임

스트레스 일기의 마지막은 부정적 감정과 잠재적 신념을 통해 인지오류를 발견하고 개선하기 위해 긍정적 감정과 잠재적 신념을 확인하여 적응적 반응을 기술하면 된다. 스트레스 대응 일기를 쓰는 과정에서 스스로 던지는 좋은 질문은 다음과 같다. 왜 이렇게 괴롭지? 발생한 모든 일은 진실인가? 증거는 무엇인가? 대응 능력이 있나? 실제로도 보이는 것만큼 심각한가? 걱정이 도움이 되나?

〈표 2-3〉은 주차 위반으로 벌금을 내야 하는 개인이 스트레스 대응 일기를 쓴 사례를 보여준다(Wang, 2020).

〈표 2-3〉 스트레스 대응 일기 사례

스트레스 반응	신체 및 행위 경고신호	땀, 안면홍조, 턱과 어깨 긴장, 자동차 핸들 두드리기, 평소 먹지 않던 패스트푸드와 아이스크림까지 먹기
	부정적 감정	분노, 좌절, 불안, 자책, 수치심
	부정적 자동적 사고 (나쁜 생각)	• 큰일 났네. 나는 왜 항상 이런 일만 생길까? • 차를 더 안전한 곳에 세웠어야지. • 주차비 좀 아끼려다가 돈을 더 많이 날렸네. • 사는 게 왜 이렇게 불공평한 거야. • 애들한테 너무 부끄러운 일이군. • 나는 주차 하나도 제대로 못하는 한심한 인간이야.
	인지오류	이분법적 사고, 당위적 사고, 완벽주의, 과잉일반화, 의미 축소, 예언자적 오류, 낙인찍기

적응 반응	긍정적 감정, 느낌, 품성	타협, 수용, 깨달음, 개운함, 감사, 통찰, 절약, 학습, 공평, 역량, 사랑, 자기연민
	긍정적 사고 (좋은 생각)	• 벌금만 부과되고 견인까지 되진 않아서 다행이야. • 돈을 아끼려는 건 좋은 생각이었어. 대신 다음부터는 안전한 곳에 차를 세워야지. • 여기에 차를 세우는 건 불법이니까 공정하게 부과된 벌금이야. • 벌금고지서를 받아서 기분 좋은 사람은 없겠지. 하지만 우리 시를 위해 세금을 냈다고 생각하자. • 다음부턴 허락되지 않는 곳에는 주차하지 말아야지. • 잘못된 일에 벌금이 부과된 걸 두고 불평할 수는 없지. 아이들에게 잘못을 통해 깨닫는 모습을 보여줘야겠어.

(2) 부정적 감정 해소 훈련

생각, 행동, 감정은 서로 긴밀하게 작용하며 영향을 미친다(Beck, Emery, & Greenberg, 1985). 인지 훈련을 통해 부정적 감정을 해소하거나 완화할 수 있다. 마찬가지로 부정적 감정을 효과적으로 배출해야 바람직하지 않은 결과를 초래하는 행위나 인지오류로부터 벗어날 수 있다. 부정적 감정을 제대로 배출하지 않으면 부정적 에너지가 몸 안에 그대로 쌓여 감당하기 어려워진다. 부정적 감정이 남긴 마음의 쓰레기를 비워야 하는데 그것이 사람을 향해 배출되지는 않아야 한다. 부정적 감정을 해소할 수 있는 일상 생활에서의 훈련으로는 생각 치환, 생각 멈춤, 감정 채널 전환 등의 방법이 있다(Fisher & Wells, 2009; Leahy, 2017; Segal, Williams, & Teasdale, 2001).

생각 치환은 부정적 감정을 일으키는 생각이 들면 즉각 이를 적응적 관점으로 바꾸는 것을 말한다. 예컨대, '나는 지금껏 뭐 하나 잘된 게 없어'가 떠오르면 '적어도 완수할 기회는 있잖아'로 바꾸거나, '나쁜 일이 생길 거야'가 떠오르면 '무슨 일이 일어날지 누가 알겠어'의 적응적 관점으로 생각을 바꾸는 것이다. 또 다르게 '모두가 나를 좋아해야 해'가 떠오르면 '모두에게 사랑받는 사람은 없어'로 바꾸거나, '그 일에 대한 걱정을 멈출 수가 없어'가 떠오르면 '걱정한다고 무슨 일이 되겠어. 기분만 더 나빠지지'라는 적응적 관점으로 바꾸는 것을 말한다.

생각 멈춤은 어떤 부정적 생각이나 이미지가 떠오르면 자신에게 멈춤 지시를 하는 것을 말한다. 예컨대, 할아버지의 산소에서 제초 작업을 하는데 뱀이 나올까 걱정이 되어 일을 제대로 못한다면 자기 자신에게 '스톱'을 외치는 것이다. 이후에는 생각 치환을 통해 할아버지와의 추억이나 일을 마무리하고 가족들과 즐거운 식사를 생각하거나 좋아하는 노래를 부르는 것을 떠올리는 것이다.

감정 채널 전환은 습관적으로 불안해하는 사람에게 유용한 전략이다. 이는 자신에게 걱정과 불안을 일으키는 뇌피질을 텔레비전이라고 가정하고, 이러한 텔레비전에 포함된 수백 개의 채널 중 언제나 불안과 걱정을 일으키는 채널만 선택한다는 사실을 확인하고 다른 유용하거나 안정적인 채널로 바꾸도록 하는 것이다. 예컨대, 취업을 위해 면접을 본 학생이 시간이 지나면서 면접을 그르쳤다고 생각하면서 불안과 걱정이 시작되어 앞으로 영원히 취업을 못할 것이라는 비관적 생각으로 이어진 경우를 보자. 이때 감정 채널 전환은 진짜 문제가 면접이 아니라 불안 채널 속에 있다는 것을 알아차리고 다음 면접을 준비하는 채널로 이동하는 것을 말한다.

인간은 스트레스가 없는 삶을 살 수 없으며, 오히려 스트레스를 차단하려는 시도가 스트레스 요인으로 작용할 수 있다. 스트레스는 개인에게 정서적인 고통을 가져다주지만 인지오류나 부정적 신념을 재구조화하여 완화하거나 해소할 수 있다. 스트레스가 해롭다고 믿기보다는 스트레스가 삶의 일부분이므로 독이 아니라 유익함이 될 수 있다고 생각하며 관리할 필요가 있다(McGonigal, 2015).

스트레스 상황이 발생하면 인지적 오류를 수정하는 인지 재구조화가 필요한지, 직접 문제해결을 시도할지, 아니면 그대로 수용해야 할지를 평가하는 것이 중요하다. 이후에 이완훈련, 마음챙김 훈련, 산책, 운동, 지금 여기에 집중하기, 긍정적 감정 공유하기, 소확행(작지만 확실한 행복 : 일상에서 누리는 소소한 즐거움) 발견하기 등을 계획하고 실천할 수 있다.

CHAPTER 03

성격과 정신건강

1 성격과 성격장애의 개념

1) 성격의 정의

성격(personality)이란 매우 다양한 의미를 가진 용어이다. 일반 대중은 사람들이 다른 사람들과 관계를 맺는 전형적인 방식으로 이해한다. 예컨대, 사람들과 긍정적인 관계를 유지하는 사람을 "성격이 좋은" 혹은 "매력적인 성격을 지닌" 등으로 일컫는다. 이때 성격은 겉으로 보기에 다른 사람과 잘 지내고 사회문화적 관습과 규범을 잘 지키는 특성으로 규정되는 것 같다.

성격에 대한 정의는 여러 가지이지만 일반적으로 개인의 안정적이고 일관된 특징이라고 할 수 있다. 이러한 맥락에서 본다면 어떤 사람이 부끄러움이 많다면 그 사람은 '숫기 없는 성격'이라고 언급될 수 있다. 그러나 성격은 훨씬 복잡하고 구체적인 개념으로 설명되고 있다.

성격의 기본 가정은 조직화된 일관성 있는 개인차가 있다는 데에서 출발한다. 즉, 성격은 개인마다 다르고 그것은 안정적이고 내적으로 조직화되어 있다는 것이다. 성격에 대한 개념은 다양하지만 여기서는 퍼빈(Pervin, 2001)의 정의를 살펴보면 다음과 같다. 성격이란 개인의 생활에 방향을 제시해 주고 반응양식을 만들어 주는 인지, 정서 및 행동의 복합적 조직체이다. 신체와 마찬가지로 성격은 구조와 과정으로 구성되어 있으며 유전과 경험 둘 다에 의해 영향을 받는다. 또한 성격에는 현재와 미래에 대한 해석뿐만 아니라 기억에 의한 과거도 포함된다.

성격은 복잡한 의미를 지니기 때문에 개념에는 다음과 같은 다양한 측면을 포함하고 있다(Mischel, et al., 2003).

- 성격은 지속성, 안정성 및 응집성을 보인다.
- 성격은 외현적 행동에서 내면적인 사고와 감정에 이르기까지 다양한 방식으로 표현된다.
- 성격은 조직화되어 있다. 실제로 성격이 조직화되어 있지 않다면 이는 장애의 징후라고 할 수 있다.
- 성격은 개인이 사회와 관계 맺는 방식에 영향을 주는 요인이다.
- 성격은 심리적 개념이지만 신체적이고 생물학적 특징들과도 연결되어 있는 것으로 본다.

성격은 개인에 따른 차이가 있기 때문에 동일한 상황에서 다르게 반응한다. 예를 들면, 동일한 교과목을 신청한 대학의 신입생 두 명이 중간고사에서 D 학점을 받은 상황을 가정해 보자. 한 명은 매우 낙담하고 슬퍼하면서 다른 일에서도 의기소침하면서 일주일을 보냈다. 또 다른 학생은 친구들과도 적극적으로 지내고 다른 수업에서도 활기차게 질문도 하며 D 학점으로 평가한 교수를 비판하며 지냈다. 이와 같은 두 학생의 반응은 성격의 차이로 설명할 수 있다. 그러나 이러한 특성이 일관성 있게 나타나는지 또는 다른 외부적 요인들이 그 당시에 작용하였는지 등을 확인해야 한다.

성격 특성들 중에 어떤 것은 소수의 개인에게 있으며 다른 특성은 다수의 사람에게 존재하지만 또 다른 어떤 특성들은 모든 사람이 공유하는 것도 있다. 모든 사람에게 포함되어 있는 보편적 성격을 자신만의 특성으로 생각할 수 있다. 예컨대, 어떤 사람에게 '당신은 자신의 결정에 항상 의문을 가진다'라고 해석한다면 대부분의 사람은 그렇다고 할 것이다. 이는 모든 사람에게 있는 공통된 특성이지 자신만의 독특성은 아니다. 이를 심리학에서는 바넘효과(Barnum effect)라고 한다. 바넘효과란 어떤 개인이 모든 사람이 가지고 있는 일반화된 특성을 자신만의 고유하고 독특한 성질이라고 생각하고 받아들이는 것을 말한다.

성격은 개인의 독특한 성질을 의미하는 것이며, 어떤 상황에서 나타나는 개인의 특별한 패턴으로 확인할 수 있다. 이러한 개인의 독특한 경향성은 시간이 지나도 안정성 혹은 일관성을 지닌다. 성격은 어떤 상황에서 안정적이고 조직적으로 행동하도록 한다. 따라서 개인의 성격은 대인관계나 사회생활을 유지하고 환경적 요구를 이해하여 적절하게 적응할 수 있는 기반을 제공한다.

2) 성격장애의 진단 및 분류

(1) 성격장애의 진단

성격장애(Personality Disorders)란 개인의 어린 시절부터 형성된 성격 특성 자체가 사회문화적 기대로부터 심하게 벗어나는 부적응적인 양상을 보이는 것을 말한다(APA, 2022). 성격장애는 어떤 개인이 갖는 성격상의 특성들이 평균 범위의 수준을 벗어나는 상태이며, 개인이 속해있는 문화에서 사람들이 일반적으로 지각하고 느끼고 생각하는 방식, 타인과 인간관계를 유지하는 방식에서 벗어난 행동을 보인다. 결과적으로 적응과 사회적 기능에 장애를 가져오게 된다(Benjamin, 2003).

성격장애의 양상은 보통 성인기 초기에 나타난다. 성격이란 시간이 흘러도 별로 변하지 않고 지속되는 사고방식과 행동양식을 의미하는데, 성격장애는 유형에 따라 시간의 흐름과 함께 변화되는 양상이 다르다. 어떤 성격장애(예 반사회성 성격장애 또는 경계성 성격장애)는 나이가 많아지면서 부적응성이 덜 드러나거나 완화되는 경향이 있는 반면, 다른 성격장애(예 강박성 성격장애 또는 조현형 성격장애)는 나이에 따라 거의 변화가 없거나 악화되기도 한다(이우경, 2016).

성격장애의 진단을 위해서는 인종과 사회·문화적 배경을 고려해야 한다. 예컨대, 다른 문화권에서 이주해 온 사람들에게 원래 문화권에서 수용되었던 관습, 종교관, 가치관 등이 새로운 문화적 기준에서 심각하게 벗어난다고 성격장애라고 진단해서는 안 된다. 이러한 특성들을 고려하여 DSM-5-TR[1]을 통해 성격장애로 진단하기 위해서는 다음과 같은 몇 가지 기준을 충족시켜야 한다.

〈표 3-1〉 성격장애의 진단 기준

구 분	설 명
A	내적 경험과 행동의 지속적인 유형이 개인이 속한 사회의 문화적 기대에서 심하게 벗어나야 하며, 다음의 4개 영역 ① 인지(즉, 자신과 다른 사람 및 사건을 지각하고 해석하는 방법), ② 정동(즉, 감정 반응의 범위, 강도, 불안정성, 적절성), ③ 대인관계 기능, ④ 충동 조절 중에서 2가지 이상의 영역에서 문제가 나타나야 한다.
B	지속적인 유형이 개인생활과 사회생활 전반에 넓게 퍼져 있어야 한다.
C	지속적인 유형이 사회적, 직업적 그리고 다른 중요한 영역에서 심각한 고통이나 기능의 장애를 초래해야 한다.
D	유형은 안정적이고 오랜 기간 지속되어 왔으며, 발병 시기는 적어도 청소년이나 성인기 초기로 거슬러 올라갈 수 있어야 한다.
E	지속적인 유형이 다른 정신질환의 현상이나 결과로 더 잘 설명되지 않아야 한다.
F	지속적인 유형이 물질(예 남용약물, 치료약물)의 생리적 효과나 다른 의학적 상태(예 두부 손상)로 인한 것이 아니어야 한다.

출처 : 권준수 외(2023), p. 807.

(2) 성격장애의 분류

DSM-5-TR에서는 성격장애를 10가지 하위 유형으로 구분하고 있으며, 이를 크게 세 가지 군집(cluster)으로 범주화하고 있다. 각 하위 유형별 특성은 다음과 같다.

1 DSM(Diagnostic Statistical Manual of Mental Disorders; 정신장애의 진단 및 통계편람)은 미국정신의학회(APA : American Psychiatric Association)에서 만든 정신장애의 진단 매뉴얼이다. DSM은 1952년 미국정신의학회에서 DSM-Ⅰ이 발간된 것을 시작으로 1994년 네 번째 개정판인 DSM-Ⅳ, 2013년 DSM-5, 그리고 2022년 DSM-5-TR이 발간되었다. DSM-Ⅳ까지는 개정판 숫자를 로마자로 표기해 왔으나 DSM-5부터는 아라비아 숫자로 표기하여 새롭게 나타난 증거들이 있을 경우에 지속적으로 진단과 진단범주를 개정하겠다는 의지의 표현이라고 할 수 있다(고진경, 2013). DSM의 분류는 정신장애의 원인이 아닌 증상의 기술적 특징에 근거하여 구성되어 있다. DSM-5-TR에서는 진단범주를 22개로 목록화하였으며, 진단범주의 배열순서는 신경발달적 전 생애 접근법(neurodevelopmental life span approach)을 적용하여 아동기, 청소년기, 성인기, 노년기의 순으로 구성되어 있다.

〈표 3-2〉 성격장애의 하위 유형별 특성

하위 유형		핵심 증상	군집별 특성
A군 성격 장애	편집성 성격장애	다른 사람의 동기를 악의가 있는 것으로 해석하는 등 타인에 대한 전반적인 불신과 의심	괴상하고 사회적으로 고립된 특성
	조현성 성격장애	사회적 고립과 제한된 범위의 감정 표현	
	조현형 성격장애	친분 관계를 급작스럽게 불편해하고, 대인관계 능력 감퇴 및 인지와 지각의 왜곡, 괴이한 행동	
B군 성격 장애	반사회성 성격장애	다른 사람들의 권리를 무시하거나 침해하는 지속적인 행동	극적이고 감정적이며 변덕스러운 특성
	경계성 성격장애	대인관계, 자아상, 그리고 정동의 불안정성과 현저한 충동성	
	연극성 성격장애	과도한 감정표현과 주의를 끄는 행동	
	자기애성 성격장애	과대성(공상 혹은 행동상), 숭배에의 요구, 공감능력의 부족	
C군 성격 장애	회피성 성격장애	대인관계의 억제, 부적절함, 그리고 부정적 평가에 대한 예민함	불안하고 겁이 많은 특성
	의존성 성격장애	돌봄을 받고자 하는 과도한 욕구, 자기주장의 결여, 복종적이고 매달리는 행동	
	강박성 성격장애	정돈, 완벽, 그리고 조절에 지나치게 집착	

이상과 같이 DSM-5-TR에서는 10개의 성격장애를 구분해 놓고 이를 다시 3개의 집단 혹은 군집으로 묶어 놓았다. 그러나 DSM-5-TR에 있는 성격장애들은 너무 많이 중복되어서 서로 구분하기 어렵고, 장애를 지닌 사람을 진단하는 데 있어서 불일치가 일어나기도 한다. 따라서 성격장애는 기능 장애 유형이 아니고 정도의 차이가 있으며, 어떤 특징의 유무가 아닌 성격 특징의 심각도에 의해 분류해야 한다고 주장하기도 한다(Comer, 2014).

이러한 논의를 중심으로 DSM-5부터 변화를 시도하였지만 다양한 논란으로 인해 DSM-IV의 10개 범주를 DSM-5-TR에서도 그대로 유지하게 되었다. 이를 통해 볼 때 성격장애를 너무 쉽게 진단하거나 몇 가지 특성들을 끼워 맞추어서 개별 성격장애를 진단하지 않아야 함을 알 수 있다. 또한 아동기와 청소년기는 성격이 발달하는 과정에 있으므로 성격장애 징후가 있더라도 진단을 잘 내리지 않는다.

2 특이하고 고립된 집단

1) 편집성 성격

(1) 진단 기준

편집성 성격장애(Paranoid Personality Disorder)를 지닌 사람은 타인의 동기가 악의에 찬 것이라고 해석하는 등 타인에 대한 불신과 의심을 생활 전반에 걸쳐 광범위하게 나타낸다. DSM-5-TR에서 편집성 성격장애로 진단하기 위해서는 다음의 7가지 특성 중 4개 이상의 항목을 충족시켜야 한다.

〈표 3-3〉 편집성 성격장애 진단 기준

- 충분한 근거 없이 타인이 자신을 착취하고 해를 주거나 속인다고 의심한다.
- 친구나 동료의 성실성이나 신용에 대한 부당한 의심을 한다.
- 정보가 자신에게 악의적으로 사용될 것이라는 부당한 공포 때문에 터놓고 얘기하기를 꺼린다.
- 보통 악의 없는 말이나 사건에 대해 자신의 품위를 손상하는 또는 위협적 의미가 있는 것으로 해석한다.
- 지속적으로 원한을 품는다. 즉, 모욕이나 손상 혹은 경멸을 용서하지 못한다.
- 다른 사람은 그렇게 생각하지 않지만 자신의 인격이나 명성이 공격당했다고 인식하고 즉시 화를 내거나 반격한다.
- 이유 없이 배우자나 성적 상대자의 정절에 대해 반복적으로 의심한다.

출처 : APA(2022), pp. 269-270.

(2) 특징

편집성 성격장애의 중요한 특징은 다음과 같다(APA, 2015; Benjamin, 2003; Clarkin, Fonagy, & Gabbard, 2010; Millon & Grossman, 2007).

① 애착 불안

편집성 성격장애를 지닌 사람은 열등감이 있고 타인을 신뢰할 수 없는 나약한 존재이기 때문에 의존을 매우 싫어한다. 그들은 외부의 강한 힘에 의해 통제받는 것을 극도로 불안해한다. 편집성 성격장애를 지닌 사람의 독립성 상실에 대한 두려움의 기저에는 애착 불안이 있다. 그들은 개인적인 관계를 겁내고 허무함의 위협에 취약하다. 그들은 외적으로 인정과 권력 상실에 맞닥뜨리면 망상적 상상을 통해 거절과 고통의 경험을 보상하는 내적 자기상을 만들어 간다.

② 인지적 의심과 망상

편집성 성격장애를 지닌 사람은 과거 생활에서 만성적이고 광범위한 의심을 만들어서 타인에 대한 강렬한 불신을 유지한다. 그들은 자신의 의심을 입증하기 위해 다른 사람을 과민하고 적대적으로 대한다. 즉, 그들의 의심은 어떠한 상황에도 수정되지 않으며 틀린 사실이나 현실이 드러나더라도 무시하거나 사소한 틈을 찾아 정당성을 입증하려고 한다.

편집성 성격장애를 지닌 사람은 독립적으로 사물을 볼 수가 없으며 자신의 공상과 의심을 억제할 수 있는 현실 판단력을 잃어버린다. 그들은 과거의 혼돈되고 흐릿한 기억이 사실이 되고 자신의 불안과 욕망을 정당화하기 위해 부적절하고 실제적이지 않은 믿음 체계를 확고히 만든다. 따라서 망상은 편집성 성격장애를 지닌 사람의 자연적인 산물이다. 그들은 독립성을 유지하기 위해 스스로를 고립시키고 다른 사람들의 태도와 입장을 공유할 수 없다. 그들은 오랜 시간 동안 숙고하고 특이한 가정과 가설을 세운 다음에 혼자 판단하고 평가하여 믿음을 공식화하고 정확성을 입증한다. 그들의 망상은 체계적이고 합리적이며 확신하는 경향이 강하다.

③ 방어와 적대감

편집성 성격장애를 지닌 사람은 늘 경계하고 전시체제로 긴장하며 응급이나 위협을 대비한다. 그들은 실제적이든지 아니든지 간에 사소한 힌트를 찾아 과민하게 방어적 자세를 취한다. 그들은 늘 이완되지 못하며 긴장하고 신경과민으로 지낸다. 한편 그들의 불신과 방어의 내면에는 깊은 분노가 자리 잡고 있다. 세상은 나쁜 사람들로 가득 차 있고 자신은 피해자로 고통받고 있다고 생각한다. 또한 자신의 실수와 약점을 다른 사람에게 투사하거나 전가한다. 그들은 타인과 세상에 대해 비난하고 늘 증오심을 가지고 있다.

④ 도발적 대인관계

편집성 성격장애를 지닌 사람은 한번 품은 원한을 중단하지 않으며 다른 사람과 논쟁적이고 전투적인 태도를 보이는 경향이 있다. 그들은 다른 사람을 시험하고 숨은 동기의 가능성을 발견하여 격분하고 분노하기도 한다. 특히 편집성 성격장애를 지닌 사람의 좌절은 인생 초기의 학대나 외상을 포함하여 과거에 경험한 개인사의 고통을 상기시킨다. 그리고 그들은 내면에 있던 두려움과 분노의 에너지가 폭발하여 공격적이고 통제할 수 없는 행위들을 자행한다. 그들은 짧은 시간에 평정을 되찾지만 자신의 행동을 합리화하면서 방어한다.

⑤ 불신

편집성 성격장애를 지닌 사람의 가장 두드러진 특징은 혐오적인 의심이다. 그들은 배우자, 친척, 친구, 지인을 포함한 타인의 동기에 대해 회의적이고 냉소적이며 불신한다. 그들은 자신과 관련이 없는 사건이나 상황을 음모가 있는 의도적인 전조로 해석하여 자신에게 피해를 가져다준다는 믿음으로 과장하거나 왜곡한다. 그들은 자신이 만든 편견이나 왜곡이 사실임을 확인하기 위해 다른 사람들에게 그렇게 행동하도록 자극하는 분위기를 만들어 낸다. 그리고 자신의 믿음의 정당성을 확인한 후 격분하고 분노한다.

⑥ 투사

편집성 성격장애를 지닌 사람은 바람직하지 않거나 부정적인 특성과 동기를 적극적으로 다른 사람에게 돌리고 자신의 것이 아니라고 한다. 그들은 안 좋은 행동과 어두운 면에 대해서는 강하게 부정하고 실제 또는 가상적인 비난자에게 그 원인을 돌린다. 그리고 그들은 스스로를 무능력하고 악의에 찬 사람들로 인한 죄 없고 불운한 희생자로 여긴다. 그들은 자신의 과오와 약점을 수용할 수 없기 때문에 자신의 단점을 다른 사람들에게 투사하거나 탓한다.

⑦ 과도한 경직성

편집성 성격장애를 지닌 사람은 정신내적 체계가 너무 경직되어 있어서 환경 변화에 대한 적응이 어렵다. 그들은 외현적 분노와 내적 충격의 가능성을 차단하기 위해 현실의 상황을 변형하여 자신의 내부 구조와 목적에 맞도록 만들려고 한다.

〈표 3-4〉 편집성 성격장애 사례

A 씨는 37세 남성이며 중학교 교사이다. 그는 무뚝뚝하고 지나치게 자기주장적이고 주도면밀한 사람이다. 그는 자신만의 규칙과 정책이 있었는데 이를 학생들이 따르도록 했지만 학교 정책과 자주 충돌했다. 그는 학교 규범이 너무 느슨하여 학생들이 훈육이나 책임감을 얻을 수 없다고 주장했다. 그는 운동을 통해 초감각적인 지각을 발달시켰으며, 이를 통해 다른 사람들의 동기와 감정을 느낄 수 있다고 믿었다. 그리고 A 씨는 학생들을 잘 다룰 수 있으며, 이를 다른 동료 교사들이 질투하고 있으며 더 나아가 자신을 해고하기 위해 다른 동료 교사들이 모함하고 있다고 믿었다.

A 씨는 유머가 전혀 없으며 기질적으로 차갑고 냉정하며 단조로운 정동을 지녔다. 그러나 이것은 불안과 경계심을 감추려고 하는 측면이다. A 씨는 견고하고 인지적으로 경직되어 있으며 세상은 자신 또는 자신과 같은 소수의 사람에 의해 새롭게 만들어질 것이라고 믿고 있다. 그는 천성적으로 호전적이고 갈등을 일으키는 선동의 말을 했다. 그는 자신의 지위를 유지하고 안전과 보호를 위해 자신의 세계관을 다른 사람에게 따르도록 강요했다.

A 씨에 대한 개입은 다음과 같다. A 씨의 날카로움과 냉정하고 차가움을 일으키는 불안을 완화하는 데 향정신성 약물이 효과가 있었다. 그러나 약물치료를 통해 의심을 해소하거나 자신의 믿음을 현실적으로 전환하기에는 어려움이 있었다. A 씨가 현실적인 불편이나 불안을 자극하는 상황에 둔감해지도록 하는 행동수정 기법을 활용하였다. 그는 치료를 받는 사람은 약한 사람이라는 신념을 지니고 있었다. 이러한 자기신념의 변화를 위해 인지적 방법으로 접근했다. 그는 대인관계에서 습관적인 방어들이 매우 잘 구조화되어 있어서 구조적 변화가 쉽지 않았다. A 씨의 좌절을 줄이기 위해 자기비난과 같은 부적응적 신념을 포기하도록 하는 단기 대인관계 방법을 적용했다.

2) 조현성 성격

(1) 진단 기준

조현성 성격장애(Schizoid Personality Disorder)는 다른 사람과의 관계형성에 관심이 없으며 감정표현이 극히 제한되어 있어 사회적응에 어려움을 보이는 성격장애이다. 이러한 특성이 성인기 초기부터 생활 전반에 나타나며, DSM-5-TR의 진단 기준으로는 다음의 특성 중 4개 이상의 항목을 충족시켜야 한다.

〈표 3-5〉 조현성 성격장애 진단 기준

- 가족의 일원이 되는 것을 포함하여, 친밀한 관계를 원하지도 즐기지도 않는다.
- 거의 항상 혼자서 하는 활동을 선택한다.
- 다른 사람과 성 경험을 갖는 일에 거의 흥미가 없다.
- 만약 있다고 하더라도, 소수의 활동에서만 즐거움을 얻는다.
- 직계가족 이외에는 가까운 친구가 없다.
- 다른 사람의 칭찬이나 비난에 무관심해 보인다.
- 정서적 냉담, 무관심 또는 둔마된 감정반응을 보인다.

출처 : APA(2022), p. 270.

(2) 특징

조현성 성격장애의 중요한 특징은 다음과 같다(APA, 2015; Benjamin, 2003; Clarkin, Fonagy, & Gabbard, 2010; Millon & Grossman, 2007).

① 무표정한 행동

조현성 성격장애를 지닌 사람은 표현력이 부족하고 에너지와 활기가 없는 로봇같이 보인다. 그들은 자발성이 거의 없고 말투는 느리고 단조로우며 정서적으로 공허하고 타인의 감정을 이해하는 데 어려움이 있다. 그들은 사소한 일에 마음을 빼앗겨서 자신의 세계에 갇힌 것처럼 수동적으로 고립되어 있으며 남의 눈에 띄지 않게 조용히 지낸다. 그들은 모든 형태의 자극에 대해 반응하지 않으며, 일상에서 당연한 분노, 기쁨, 슬픔, 우울을 표현하지 않는다. 그들은 독서나 텔레비전 시청과 같은 정신적 활동 또는 그림 그리기, 시계 수선 등과 같은 최소한의 에너지를 소비하는 육체 활동에 참여한다.

② 이탈된 대인관계

조현성 성격장애를 지닌 사람은 타인의 정서와 행동에 반응하지 못하고 대인관계에서 무관심하고 동떨어져 있는 것처럼 보인다. 그들은 고독한 행동을 선호하고 타인들의 삶에 관심이 없으며 친밀한 관계를 열망하거나 즐기지 않는다. 그들은 학교나 직장에서 다른 사람과의 상호작용을 어려워하며 기이하거나 비합리적 방식으로 대응하거나 자신의 감정을 드러내지 않고 피상적이고 형식적으로 표현한다.

조현성 성격장애를 지닌 사람은 복잡한 대인관계의 대처 전략을 배우는 데 실패한 것처럼 보인다. 그들의 이탈된 대인관계 패턴은 사회적인 요구에 대한 나름의 적응이며, 과도한 상호작용이나 친밀감을 요구하는 사회적 압박이 가해지면 조현병의 증상과 같은 정신병리의 문제를 보일 수도 있다.

③ 피폐한 인지

조현성 성격장애를 지닌 사람은 삶의 모든 영역에서 사고장애가 있는 것처럼 보인다. 그들은 타인과의 의사소통에서 초점이 맞추어져 있지 않고 목적이나 의도를 잃은 채 궤도를 벗어나 있는 것 같다. 그들은 사고의 빈곤함을 보이고 사건의 표면을 대충 훑어보는 것처럼 행동한다. 그들은 사건을 구분하고 지각하며 식별하는 대신에 무질서한 방식으로 섞어버리고 관련이 없는 상황에 연결시키는 경향이 있다.

④ 만족한 자기상

조현성 성격장애를 지닌 사람은 자신의 삶뿐만 아니라 다른 사람의 삶에도 전혀 관심이 없고 사회적 교류에 정서적으로 둔감하다. 그들은 타인의 칭찬과 비판에 무관심하며 자신의 감정과 태도를 성찰하거나 거의 표출하지 않는다. 그들은 자신의 삶에 만족하고 내성적이며 온화한 사람처럼 보이며, 사회적 열망과 경쟁으로부터 멀리 떨어져 있는 것 같다. 그러나 자신에 대한 이해는 모호하고 피상적인 경향이 있다.

⑤ 주지화

조현성 성격장애를 지닌 사람은 경험하고 기억한 정동과 대인관계를 자신의 감정을 섞지 않고 기계적인 방식으로 설명한다. 그들은 대인관계에 민감하지 않고 사건의 충격을 좀처럼 느끼지 않으며 강렬한 정서에 힘들어하지 않는다. 따라서 그들은 복잡한 정신내적 방어와 전략을 만들어야 할 필요성을 알지 못한다.

⑥ 미분화된 내적 세계

조현성 성격장애를 지닌 사람은 내적 세계가 황폐화되어 복잡한 인지, 갈등과 정서가 거의 없다. 그들은 최소한의 욕구를 충족시키기 위한 외적 압력에만 반응한다. 그들은 정신내적으로 상당히 산만하고 역동적이지 않다.

〈표 3-6〉 조현성 성격장애 사례

B 씨는 36세의 여성이며 어머니와 단둘이 살고 있다. 그녀는 비활동성과 비사교적인 생활을 평생 하고 있으며, 집 근처에 있는 조그마한 가게에서 무미건조하고 경쟁력이 없는 일을 조용히 하고 있다. 그녀의 어머니는 B 씨가 어느 날부터 다른 사람들이 사용해야 하는 서류나 카드 등을 그녀의 책상 아래 모아 놓는다는 것을 알았다. 그녀는 한 단어의 대답과 불완전한 사고를 보였다. 그녀의 사고는 연관이 없는 것들로 둘러싸여 있었고, 특이하고 파편화된 대답을 주로 하였다. 그녀는 텔레비전을 주로 보며 여가 시간을 보냈다. 그녀는 다른 사람과 여가를 같이 보낼 계획은 전혀 없었고, 그녀가 보았던 텔레비전의 이야기에도 관심을 보이지 않았다.

그녀는 점점 더 고립의 상태로 끌고 가는 어떤 내면의 실체를 즐기는 것처럼 보였다. 그녀는 다른 사람과 함께 세계에 존재하고 있지만 타인의 행동과 감정에 관계없고, 자신의 내면으로부터 형성된 어떤 것도 없이 텅 빈 공간을 응시하는 것처럼 보였다. 그녀는 자신의 느낌과 생각에 대해서 동떨어져 있으며, 자신을 거리감 있는 대상으로 보고 연결되지 않는 외부 관찰자로 존재했다. 그녀는 외부 현상뿐만 아니라 자신에게서 나오는 것조차도 무시하는 것 같았다.

그녀의 사고와 감정은 혼란과 모호함, 그리고 불분명하고 심하게 분절된 일련의 생각들로 가득 차 있었다. 그녀는 대인관계의 애매모호함과 무능력 때문에 다른 사람들이 그녀의 장애를 인식할 수 있었다. 그녀는 타국에서 온 사람처럼 내적인 상호작용에 관심이 없고 내면은 텅 비어 있는 것처럼 보였다. 그녀를 위한 도움은 개인의 정신내면과 대인관계의 연결을 개선하는 것이라고 할 수 있다.

B 씨의 치료는 다음을 고려해야 한다. 그녀는 치료가 진행되면 치료적 관계에 가치를 두지 않고 치료자가 자신을 간섭한다고 생각하여 숨어버릴 수 있다. 그녀는 치료를 그만두고 이전의 고립되고

이탈된 생활방식으로 돌아가려고 할 수 있다. 왜냐하면 이것이 그녀로 하여금 안정과 편안함을 주기 때문이다. 그녀는 치료자가 적극적으로 사회적 고립으로부터 벗어나도록 강요한다면 불편함이 증가하여 혼자서 고립되는 것이 더 낫다는 기존의 신념을 고수하려고 할 것이다.

3) 조현형 성격

(1) 진단 기준

조현형 성격장애(Schizotypal Personality Disorder)는 기이한 생각이나 행동과 함께 사회적 고립으로 인해 부적응을 나타내는 성격장애를 의미한다. 조현성 성격장애보다 조현병을 유발하기 쉬운 성격적 특성을 가졌다는 의미로 조현형이라고 명명하고 있다. 조현형 성격장애는 과거에 단순형 조현병(simple schizophrenia)이라고 불릴 정도로 경미한 조현병 증상도 동반하면서 대인관계 형성에 심각한 어려움이 있는 성격장애이다. 이러한 특성은 성인기 초기에 시작되며, DSM-5-TR에서는 다음의 9가지 특성 중 5개 이상의 항목을 충족시켜야 조현형 성격장애로 진단하도록 구성되어 있다.

〈표 3-7〉 조현형 성격장애 진단 기준

- 관계망상과 유사한 사고를 보인다(분명한 관계망상은 제외).
- 행동에 영향을 미치는 괴이한 믿음이나 마술적 사고를 보인다(예 미신, 천리안에 대한 믿음, 텔레파시나 육감, 아동이나 청소년의 경우 기괴한 환상이나 집착).
- 신체적 착각을 포함한 유별난 지각 경험을 보인다.
- 괴이한 사고와 언어를 보인다(예 애매하고 우회적이며 은유적이고 지나치게 자세하게 묘사되거나 또는 상동증적인 사고와 언어).
- 의심이나 편집증적인 사고를 보인다.
- 부적절하거나 메마른 정동을 나타낸다.
- 괴이하고 엉뚱하거나 특이한 행동이나 외모를 나타낸다.
- 직계가족 외에는 가까운 친구나 마음을 털어놓을 수 있는 사람이 없다.
- 과도한 사회적 불안(이러한 불안은 친밀해져도 줄어들지 않으며 자신에 대한 부정적인 판단보다는 편집증적 공포와 연관되어 있음)을 보인다.

출처 : APA(2022), p. 271.

(2) 특징

조현형 성격장애의 중요한 특징은 다음과 같다(APA, 2015; Benjamin, 2003; Clarkin, Fonagy, & Gabbard, 2010; Millon & Grossman, 2007).

① 이인화 불안

조현형 성격장애를 지닌 사람은 단조롭고 생기 없는 특성보다는 무언가 사건을 기이하게 경험한다. 그들은 살아 있는 것이 아니라 죽은 것처럼 느끼고 공허하고 낯선 세상에 사는 것처럼 보인다. 그들은 실제로 존재하지 않는 위협에 살고 있다. 그들은 일상에서 소외감과 이인화가 나타나며 비현실적이고 의미 없는 삶 속에서 공허감과 허무감을 느낀다. 그들은 자주 붕괴의 공포, 내적 파멸의 공포, 죽음의 공포에 압도될 수 있다.

② 인지적 자폐

조현형 성격장애를 지닌 사람은 대인관계에서 논리적으로 사고하지 못하고 당면한 주제에 적절하지 않은 탈선의 사고 과정을 보인다. 그들은 다른 사람과의 관계에서 사회적인 의사소통에 대한 생각을 정리할 수 없다. 따라서 그들은 이렇게 분산되고 폐쇄적인 사고의 특징으로 타인으로부터 더욱 고립되고 소외될 수 있다.

③ 사회적 행동의 결여

조현형 성격장애를 지닌 사람은 사회의 공식적 활동에 참여하거나 지속할 수가 없다. 그들은 학교나 직장을 중도 포기하거나, 만일 결혼을 했다면 별거 또는 이혼을 할 수도 있다. 그들은 자발성이나 야망, 삶에 대한 관심이 부족하거나 없다. 그들은 다른 사람들의 반응과 공감으로부터 자신을 스스로 차단하는 것처럼 보인다.

④ 기이한 표현

조현형 성격장애를 지닌 사람은 사회적으로 서투르고 괴상한 행동방식과 이상한 행동과 외모를 나타내는 경향이 있다. 그들은 자주 낯설고 이상한 방식의 옷을 입고 나타나서 다른 사람들과 구별된다. 그들은 거의 쾌락을 추구하지 않고 어떠한 불편도 피하려고 하지 않기 때문에 초연하고 고립되어 있으며 둔감하고 무표정한 태도로 행동하는 것처럼 보인다. 그들은 굴욕당하고 거부당하는 것을 두려워하기 때문에 감정의 표현을 통제하고 자신의 주장을 드러내지 않는다.

⑤ 비밀스러운 대인관계

조현형 성격장애를 지닌 사람은 대인관계에서 편안함과 만족을 경험할 수 없으므로 사회적 관계에서 철회하고 점점 더 자신 속으로 들어간다. 그들은 사회적 관계가 어렵고 힘들기 때문에 특이하고 은밀한 활동을 추구하고 시간이 지나면서 직업적으로나 사회적으로 고립된다. 그들은 타인과 대화를 한다면 괴이하고 은유적인 주제에 빠져들고 공감하는 능력이 없는 것처럼 보인다.

⑥ 해체된 인지

조현형 성격장애를 지닌 사람은 상황이나 사건을 다른 사람들과 다르게 해석하며 대인관계에서 이해와 공감 능력이 거의 없다. 그들은 지엽적이고 부수적인 일에 특별한 의미가 있다고 생각하며 인지능력이 광범위하게 결여되어 있다. 그들은 인간 행동과 사고의 일상적인 요소를 파악하거나 동조할 수 없다. 그들은 정보를 혼란스럽게 조직하기 때문에 마술적 사고, 신체적 착각, 기이한 믿음, 괴상한 의심, 공상으로 현실을 왜곡한다. 그들은 자신의 공허함을 채우기 위해 착각, 마술적 텔레파시 사고, 관계사고로 대처하려고 할 수 있다.

⑦ 파편화된 내적 세계

조현형 성격장애를 지닌 사람은 일차적 사고와 충동이 거의 무질서하게 혼란된 방식으로 나타난다. 그들은 내면에서 일어나는 과잉자극에 압도당한다. 이는 사회적 요구와 기대가 그들이 선호하는 고립과 철퇴로 피할 수 없을 때 나타난다. 이렇게 되면 그들은 멍해지거나 다른 세계로 빠지거나 망상 또는 공격적인 충동 반응으로 대응하려고 한다. 이러한 방식이 과도하게 만족스럽게 되면 그들은 더욱 사회적으로 고립되거나 혼란되고 부적절한 정동과 망상적이고 기이한 사고를 지속하게 된다. 그들은 외부의 압박이 심하면 정신병적 증상이 나타날 수 있으며, 내면에 축적된 강렬한 불안이 방출되면 광적인 발작을 일으킬 수도 있다.

⑧ 단조로운 기분

조현형 성격장애를 지닌 사람은 하나 또는 두 가지 정도의 지배적인 정동 상태를 나타낸다. 그들은 단조롭고 냉담하고 게으르고 기쁨이 없는 모습을 보이며, 공감 능력의 결함을 보인다. 또한 그들은 지나치게 염려하거나 극소심을 보이고 사회적 관계에서 불안한 경계를 유지한다.

〈표 3-8〉 조현형 성격장애 사례

C 씨는 39세 남성이고 혼자 살고 있다. 그는 고등학교 졸업 후 20년 정도 창고 야간경비 일을 했다. C 씨는 자신뿐만 아니라 외부 환경에서도 완전히 이탈되어서 사회적 지위를 얻거나 어떠한 삶의 변화도 시도하지 않았다. 그는 자신이 하는 일을 좋아한다고 말했다. 그의 작업장은 다른 사람과 떨어져 조용한 분위기에서 혼자 있을 수 있는 장소이었으며, 다른 사람은 누구도 거기에 있기를 원하지 않았지만 C 씨는 그곳을 근사한 집이라고 생각했다.

그는 다른 사람과 대화를 거의 하지 않았으며, 대화를 하더라도 경직되어 있고 한 단어의 대답이나 기이한 매우 짧은 문장으로 답했다. 이러한 태도 때문에 대부분의 사람과 연결됨이 없이 홀로 지냈으며 가끔 그의 형이 찾아왔다. 그는 어떠한 외로움도 표현하지 않았고 완전히 감정이 없는 사람처럼 보였다.

그는 가끔 신체와 정신이 분리되는 느낌을 가지고 있었으며, 행동은 단조롭고 정서적으로는 어떠한 것에도 관심이 없었으며, 인지 과정은 애매하고 모호하며 이탈되어 있었다. 대부분의 사람은 그를 자기몰두 속에서 외부세계를 상실한 이상하고 낯선 사람으로 생각했다. 그는 자신의 감정에 무감각해져 있었고 상실감을 느꼈으며 삶의 의미나 목적이 없는 것처럼 행동했다. 이러한 감정에 압도되어 그와 관련된 구체적 허상을 만들었는데 그것은 기괴한 정신적 상태와 사고로 이어졌다. 그는 자신의 존재를 확인하기 위해 기괴한 텔레파시를 이용하고 있었으며 이것은 신비롭고 멀리 떨어진 사람과 소통하도록 만들었다.

C 씨에 대한 치료 핵심은 다음과 같다. C 씨가 기이한 사고의 고착으로부터 벗어나기 위해서는 의미 있는 사람과 현실적이고 안전한 관계를 맺도록 할 필요가 있다. 그다음 자신을 보호하기 위해 작동시켰던 무분별한 공상적 신념에 대해 접근하는 것이 좋다. 그는 자신의 무가치감에 대면하는 것을 두려워하기 때문에 따뜻하고 수용적인 치료자의 태도가 필요하다.

3 극적이고 변덕스러운 집단

1) 반사회성 성격

(1) 진단 기준

반사회성 성격장애(Antisocial Personality)는 사회적 규범이나 법을 지키지 않으며 무책임하고 폭력적인 행동을 반복적으로 나타내어 사회적응에 심각한 어려움을 겪는 성격장애를 말한다. 반사회성 성격장애를 지닌 사람은 15세 이전에 품행장애의 증거들이 지속적으로 나타난다. 연령은 18세 이상의 성인을 기준으로 하며, DSM-5-TR에서는 다음의 특성 중 3개 이상의 항목이 충족될 경우에 반사회성 성격장애로 진단하도록 구성되어 있다.

〈표 3-9〉 반사회성 성격장애 진단 기준

- 법에서 정한 사회적 규범을 준수하지 않으며 체포의 이유가 되는 행동을 반복한다.
- 반복적으로 거짓말을 하고, 가명 사용이나, 자신의 이익이나 쾌락을 위해 타인을 속이는 사기성이 있다.
- 충동적이거나 미리 계획을 세우지 못한다.
- 신체적 싸움이나 폭력 등이 반복됨으로써 나타나는 불안전성과 공격성이 존재한다.
- 자신이나 타인의 안전을 무시하는 무모성이 있다.
- 일정한 직업을 갖지 못하거나 혹은 당연히 이행해야 하는 재정적 의무를 책임감 있게 다하지 못하는 것 등의 지속적인 무책임성이 존재한다.
- 다른 사람에게 상처를 입히거나 학대하거나 다른 사람 것을 훔치는 것에 대해 아무렇지도 않게 느끼거나 이를 합리화하는 등 양심의 가책이 결여되어 있다.

출처 : APA(2022), pp. 271-272.

(2) 특징

반사회성 성격장애의 중요한 특징은 다음과 같다(권준수 외, 2023; APA, 2015). 반사회성 성격장애는 15세 이전에 품행장애가 시작된 증거, 즉 사람과 동물에 대한 공격, 재산 파괴, 사기 또는 절도, 중대한 규칙 위반들이 반복적이고 지속적으로 나타난 18세 이상의 성인에게 진단된다. 반사회성 성격장애를 지닌 사람은 가족 및 사회생활에서 심각하게 부적응한다. 예를 들면, 자신의 쾌락을 위해 타인의 돈을 갈취하고 성폭력을 저지르거나 물건을 훔치고도 무관심하거나 '패자니까 그렇게 당해도 된다'라는 식의 피상적인 자기합리화를 한다.

또한 불법적 행동으로 자주 교도소에 가거나 반복적인 과속, 음주 운전, 다수의 사고 경험에도 반복해서 같은 위반을 지속한다. 그들은 직장 생활을 지속하지 못하고 경제적 책임감이 없으며 빚을 갚지 못해 파산하거나 자녀들을 부양하지 못한다. 반사회성 성격장애를 지닌 사람은 희생자들이 바보 같고 무기력하며 그렇게 되어도 마땅하다고 비난한다. 즉, 자신이 폭력을 행사하거나 학대를 하고도 희생자에 대해 '그것은 그 사람의 자업자득이야'라고 무관심하거나 합리화한다.

반사회성 성격장애를 지닌 사람은 사이코패스(psychopath)라고 명명되기도 하며, 공감 능력이 결여되어 있고 다른 사람들의 감정, 권리, 고통에 대해 냉담하고, 냉소적이며, 경멸하는 경향이 있다. 이들은 부풀려지고 오만한 자기평가를 하며 독선적이고 자기확신에 차 있고 교만하다. 예를 들면, 일반적인 일은 자신이 하기에는 너무 수준이 낮다고 생각하거나, 자신의 현재 문제나 미래에 대한 현실적인 걱정이 없다. 그들은 말을 잘하고 얄팍한 매력을 풍기며 언변이 뛰어나다. 또한 그들은 자주 긴장을 호소하고 지루함을 참기 어려워하며 우울한 기분을 언급한다.

따라서 반사회성 성격장애를 지닌 사람은 불안장애, 우울장애, 물질사용장애, 신체증상장애, 도박중독, 기타 충동조절장애가 동반되기도 한다. 반사회성 성격장애는 여성보다 남성에게서 유병률이 더 높게 나타난다. 원인으로는 유전적, 환경적 요인이 동시에 영향을 미치는 것으로 알려져 있지만 정확한 인과관계를 밝혀내지는 못하고 있다. 반사회성 성격장애는 만성적인 경과를 보이지만 나이가 들어감에 따라, 특히 40대 이후가 되면 완화되거나 관해되기도 한다고 알려져 있다. 그러나 반사회성 성격장애는 치료가 매우 어려운 문제 중의 하나로 알려져 있다.

〈표 3-10〉 반사회성 성격장애 사례

D 씨는 39세의 남성이고, 5년 전에 이혼하고 혼자 살고 있다. 그는 만취 상태에서 차를 몰고 자살할 가능성이 있다고 이모가 긴급하게 알려와서 정신병원에 입원해 있다. 그는 술을 마시면 흐느껴 울고, 이혼한 부인을 폭행한 것에 대해 죄책감을 느낀다고 했다. 이혼 과정에서는 위협을 느낀 부인의 요청으로 법원의 접근금지명령을 받았지만 찾아가서 폭행을 시도하여 수감된 적도 있었다. 당시 그는 부인이 먼저 자신을 공격했기 때문에 응분의 대가를 치른 것이라고 주장했다. 이전에 그는 음주 후 다양한 문제를 일으켰다. 예를 들면, 경찰관을 폭행하거나, 음주 운전으로 사고를 내고 가까운 사람들에게 폭력을 행사하였으며, 어렸을 때는 성폭력을 저지르기도 했다. 그는 스스로 조직폭력에 가담했다거나 마약 판매 일을 했다고 자랑스럽게 말했다. 그가 마약 판매일을 그만둔 이유는 한 친구가 마약 관련 일을 하다가 살해당했기 때문이라고 했다. 그는 항상 자신은 아슬아슬한 일을 좋아하고 마음만 먹으면 무엇이든지 할 수 있다고 이야기했다. 최근 그는 우울, 집중력 저하, 무력감, 낮은 자아존중감과 자살생각이 나타나서 항불안제를 처방받았으나 쓸데없는 짓이라고 약을 복용하지 않았다. D 씨는 어렸을 때 과잉행동 아동이었으며 고등학교를 중퇴하였다. 그는 부모가 2세경에 모두 사망하여 조부모가 양육하였다. 그는 조부모가 자신의 어머니 사망보험금을 모두 갈취했다고 주장하고 있으며, 자신을 사랑하지 않고 폭력을 반복적으로 행사했다고 믿고 있다. 어렸을 때부터 자주 싸움을 했고 반복적으로 이웃의 재산을 파손했다. 이후 소년원과 교도소를 몇 차례 다녀왔다.

2) 자기애성 성격장애

(1) 진단 기준

자기애성 성격장애(Narcissistic Personality Disorder)는 자신에 대한 과대적 평가 그리고 감정이입의 부족이 광범위한 양상으로 나타나며 다른 사람에게 착취적이거나 오만한 행동을 지속하여 사회적응에 어려움을 가져오는 장애를 말한다. DSM-5-TR에서는 다음의 특성 중 5개 이상의 항목을 충족시켜야 자기애성 성격장애로 진단하도록 구성되어 있다.

〈표 3-11〉 자기애성 성격장애 진단 기준

• 자신의 중요성에 대한 과장된 느낌을 갖고 있다(예 성취와 능력에 대해 과장함, 적절한 성취 없이 특별한 대우를 받기 원함). • 무한한 성공, 권력, 탁월함, 아름다움, 이상적인 사랑과 같은 공상에 몰두한다. • 자신은 특별하고 독특한 존재라고 믿으며, 자신의 문제는 특별하거나 상류층의 사람만이 이해할

수 있으며 또한 그러한 사람(또는 기관)하고만 어울려야 한다고 믿는다.
- 과도한 찬사를 요구한다.
- 특별의식을 가진다(예 그럴 만한 이유도 없는데 특별한 대우나 타인의 복종을 바라는 불합리한 기대를 가짐).
- 대인관계가 착취적이다(예 자신의 목적을 달성하기 위해서 타인을 이용함).
- 감정이입의 능력이 결여되어 있다. 다른 사람의 느낌이나 요구를 인식하거나 확인하려 하지 않는다.
- 흔히 다른 사람을 질투하거나 다른 사람이 자신을 질투하고 있다고 믿는다.
- 오만하고 건방진 행동이나 태도를 보인다.

출처 : APA(2022), p. 273.

(2) 특징

자기애성 성격장애의 중요한 특징은 다음과 같다(APA, 2015; Clarkin, Fonagy, & Gabbard, 2010; Millon & Grossman, 2007). 자기 자신을 사랑하는 것은 자연스럽고 바람직한 것이다. 그러나 자기애성 성격장애를 지닌 사람은 자신에 대한 사랑이 지나쳐서 비현실적으로 자신을 과대평가하고 다른 사람을 무시하고 착취하는 과정에서 갈등과 부적응을 보인다.

그들은 터무니없이 다른 사람도 자신의 수고에 자신처럼 평가할 것이라 생각하며 자신과 마찬가지로 다른 사람도 자신에게 찬사를 보낼 것이라고 기대한다. 또한 그들은 자신은 특별하고 완벽하다고 생각하며, 자신이 관계를 맺고 있는 사람들도 마찬가지로 특별하고 재능을 타고난 사람이라고 생각한다. 따라서 그들은 사회적으로 성공한 사람들하고만 관계하려고 하며 자신을 실망시키는 사람들을 폄하한다.

자기애성 성격장애를 지닌 사람은 자존감이 낮아서 언제나 다른 사람의 평가에 민감하다. 그들은 자기가 도착하면 대대적인 환영 행사가 있기를 기대하고, 다른 사람이 자신의 물건을 부러워하지 않으면 충격을 받는다. 그들은 특권의식을 가지고 있기 때문에 줄을 서서 기다릴 필요가 없고, 다른 사람은 무조건 자신의 의견을 따라야 한다고 생각한다. 그리고 그들은 다른 사람이 자신의 매우 중요한 일을 잘 도와주지 못하면 과민해진다.

자기애성 성격장애를 지닌 사람은 자신의 목적 달성을 위해 다른 사람의 권리나 자원을 빼앗는 것이 당연하다고 생각하며 자신에게 그럴 만한 자격이 있다고 믿는다. 언제나 다른 사람들은 전적으로 자신의 행복을 염려한다고 생각한다. 그들은 다른 사람들이 감정과 욕구를 가지고 있다는 것을 알지 못하기 때문에 자신의 말에 다른 사람들이 상처를 받는다는 사실을 인지하지 못한다. 예를 들면, 아픈 사람 앞에서 자신의 건강을 자랑하는 경우이다. 그들은 정서적으로 냉담하며 다른 사람의 필요, 욕구 그리고 감정을 알아차리면 그것을 약점으로 인식하여 얕잡아 본다.

자기애성 성격장애를 지닌 사람은 다른 사람의 재산이나 성공을 시기하고 폄하하며, 대신에 자신은 그러한 성취, 특권을 받을 자격이 더 있다고 믿는다. 그들은 다른 사람을 업신여기고 생색내는 태도를 지닌다. 그들은 다른 사람들의 비판이나 패배로 인한 상처에 매우 민감하여 무시, 분노 혹은 도전적인 반격으로 반응하기도 한다. 이러한 경험 때문에 그들은 사회적으로 위축되거나 혹은 그들의 과대성을 감추고 보호하기 위해 겸손하게 행동하기도 한다. 자기애성 성격장애를 지닌 사람은 노화의 과정에서 나타나는 신체적, 직업적 제약을 받아들이는데 특히 어려움을 겪는다.

〈표 3-12〉 자기애성 성격장애 사례

G 씨는 남성이고 35세의 회사원이다. 개인적으로든 일 때문이든 간에 그를 만난 모든 사람은 혼란스러운 감정을 느낀다. 그는 업무적으로 뛰어난 사람이다. 그러나 누군가 사소한 잘못만 지적하더라도 야멸차고 비아냥대고 인정사정없이 폭언을 쏟아낸다. 직장 동료들은 그와 함께하는 것은 지뢰밭을 걷는 기분이라고 한다.

그는 어릴 때부터 매사에 예민하고 걸핏하면 화를 냈다. 그는 모든 사람을 불신했으며 심지어 부모도 믿지 못했다. 그는 잘한 일을 부모가 충분히 칭찬하지 않거나 야단을 칠 때면 길길이 날뛰며 화를 냈다. 그는 부모가 아끼는 물건을 집어 던지거나 온갖 쌍스러운 욕을 하거나 어떤 경우에는 폭력을 행사하기도 했다. 학교에서도 친구가 없고 약한 친구를 괴롭혔다.

성인이 되어서는 화가 나도 어느 정도 자제를 했으며 폭력을 사용하지는 않았다. 그러나 화가 나면 상대방에게 심한 상처가 될 독설을 했다. 그는 자신이 가장 힘이 세고 누구도 자신의 영역을 침범하지 말라는 경고로 그런 독설을 했다. 그의 어머니가 친구가 없기 때문에 외롭지 않냐고 하니, 그는 콧방귀를 뀌며 인간에게 관심이 없다고 말하고 모든 인간은 다 '쓰레기'라서 상종하고 싶지 않다고 했다.

그는 머리가 아주 좋고 야망도 커서 학교를 우수한 성적으로 졸업하고 좋은 회사에 취직했다.

입사 후 신입사원 연수에서도 1등을 했으며, 그는 만나는 사람에게 자신의 우수한 성취를 자랑했다. 그는 회사에서 끊임없이 자기 자랑을 했으며, 조그마한 지적이나 단점을 말해도 난리를 피웠다.

한 번은 직장 상사가 보고서에 날짜를 잘못 기록한 것을 지적했다. 그러자 그는 상사와 대화하는 내내 치밀어 오르는 분노를 꾹 눌러 참았다. 그 후 직장 동료가 위로를 하기 위해 무슨 일이 있었냐고 물으니, "내가 너한테 사사건건 보고를 해야 해? 네가 우리 엄마야? 남 참견할 시간 있거든 네 일이나 잘해. 별 꼴 같지도 않은 게 간섭이냐"라고 독설을 퍼부었다. 그는 매사가 이렇게 변덕이 심하고 자신에게 득이 된다 싶은 것은 무슨 수를 쓰더라도 자기 것으로 만들어야 직성이 풀린다. 아무도 그를 가까이하는 사람이 없다.

3) 경계성 성격

(1) 진단 기준

경계성 성격장애(Borderline Personality Disorder)는 대인관계와 자아상 및 정동에서의 불안정성 그리고 심한 충동성이 광범위하게 나타나는 성격장애이다. DSM-5-TR에서는 다음의 특성 중 5가지 이상의 항목을 충족시켜야 경계성 성격장애로 진단하도록 구성되어 있다.

〈표 3-13〉 경계성 성격장애 진단 기준

- 실제 혹은 상상 속에서 버림받지 않기 위해 필사적으로 노력한다.
- 과대이상화와 과소평가의 극단 사이를 반복하는 것을 특징으로 하는 불안정하고 격렬한 대인관계의 양상을 보인다.
- 정체감 혼란 : 자기 이미지 또는 자신에 대한 느낌의 현저하고 지속적인 불안정성을 보인다.
- 자신을 손상할 가능성이 있는 최소한 2가지 이상의 경우에서의 충동성이 나타난다(예 소비, 물질남용, 성 관계, 무모한 운전, 폭식 등).
- 반복적인 자살 행동, 자살 시늉, 자살 위협 또는 자해 행동을 시도한다.
- 현저한 기분변화에 따른 정서의 불안정성을 보인다(예 간헐적인 심한 불쾌감, 과민성, 불안 등이 흔히 몇 시간 지속되며 아주 드물게 며칠 동안 지속됨).
- 만성적인 공허감을 보인다.
- 부적절하고 심하게 화를 내거나 화를 조절하지 못한다(예 자주 울화통을 터뜨리거나 늘 화를 내거나, 자주 육체적 싸움을 함).
- 스트레스와 연관된 피해적 사고 혹은 심한 해리 증상을 일시적으로 나타낸다.

출처 : APA(2022), p. 272.

(2) 특징

경계성 성격장애의 중요한 특징은 다음과 같다(APA, 2015; Benjamin, 2003; Clarkin, Fonagy, & Gabbard, 2010; Millon & Grossman, 2007).

① 분리불안

경계성 성격장애를 지닌 사람은 과도하게 의존적이고 분리되거나 고립되는 상황을 힘들어한다. 그들은 스스로 독자적인 결정을 잘 수행하지 못하고 상실을 두려워하기 때문에 실제로 가능성이 낮은 상실이라도 발생할 것으로 왜곡되게 인식한다. 그들은 자신을 평가절하하기 때문에 다른 사람이 자신을 버릴 것이라고 지나친 두려움을 가진다.

② 인지적 갈등과 죄책감

경계성 성격장애를 지닌 사람은 안전과 인정을 위해 노력하지만 결과적으로 다른 사람들에게 불신과 적개심을 유발하여 고립된다. 그들은 불안을 해소하기 위해 필사적으로 노력하지만 다른 사람에게 지나치게 보호를 요구하기 때문에 분노를 일으킨다. 이러한 분노는 경계성 성격장애를 지닌 사람에게 위협이 되고 의존과 독립의 양극단에서 또다시 불안을 유발한다. 그들은 분노와 걱정을 억누르기 위해 자주 자기비판이나 자기혐오를 한다. 즉, 자신의 비열함, 무가치함, 기분 상함에 대해 죄책감을 느끼고 자신을 경멸하는 것이다. 그들은 불안과 갈등뿐만 아니라 죄책감과 자기혐오를 동시에 느낀다.

③ 기분과 행동의 불안정성

경계성 성격장애를 지닌 사람은 강렬한 기분과 혼란된 행동을 자주 보인다. 그들은 하나의 기분과 행동에서 다른 기분과 행동으로 빠르게 바뀌기보다는 일시적 통제감 상실을 드러낸다.

④ 발작적 행동

경계성 성격장애를 지닌 사람은 많은 상황에서 행동의 불일치와 불규칙성을 보인다. 예컨대, 어떤 날에는 의복을 매력적으로 입다가 다른 날에는 지저분하고 이해할 수 없는 옷차림을 한다. 또 어느 날은 목소리가 기운차고 생기 있다가 다른 날에는 의기소침하거나 느리고 주저하는 톤으로 말한다. 그들은 갑자기 충동적으로 돌발적 행동을 한다. 이렇게 행동과 정서가 안정되어 있지 않기 때문에 항상 위기 상태에 있다. 따라서 그들은 통제의 상실과 강렬한 정서적 상태의 반복 경험으로 인하여 자살이나 자기손상의 충동에 취약하다.

⑤ 이율배반적 대인관계

경계성 성격장애를 지닌 사람은 가까운 사람에게 관심과 애정을 요구하지만 모순적이고 조종하거나 변덕스러운 방식으로 행동한다. 그들은 타인에게 지지보다는 거절을 이끌어 내고 고립에 대한 두려움에 근거하여 갑자기 분노한다. 그들은 다른 사람들에게 지나치게 의존하고 독립적 삶의 방식에 취약하기 때문에 고립되고 혼자가 되는 것을 견디지 못한다.

그들은 다른 사람과의 관계에서 양가적이다. 그들은 타인의 인정과 애정이 아니라 복종하여 더 이상의 손상을 막는 것에 초점을 둔다. 그들은 좋은 사람이 되기 위해 헌신하고 희생하려는 인생의 목표를 가진 것처럼 행동한다. 그러나 이것은 교묘하게 자신에게 필요한 사람들에게 환심을 사서 자신을 버리지 않도록 하는 것이다. 즉, 효과적으로 분리공포로부터 자신을 보호하기 위해 자기희생을 통해 다른 사람을 조종하는 것이다. 그들은 안전하고 보상적인 의존적 관계를 유지하는 데 실패하면 고독하고 외롭고 참을 수 없는 공허한 감정이 불안, 갈등 및 분노를 일으키도록 만든다.

경계성 성격장애를 지닌 사람은 자신이 의존하는 사람에게 호의를 얻고자 노력하는 것처럼 보인다. 그러나 그들은 자신에게 지나치게 요구하고 실패하도록 만든 사람에게 보복과 분노를 표현하기 위해 우울, 괴로움, 절망, 체념을 드러낸다. 그들은 자신의 처지를 과장하고 힘없이 대처하여 자신의 책임을 피하고 다른 사람들에게 부담을 돌리고 죄책감을 느끼도록 만든다. 또한 그들은 자살위협, 도박, 다른 충동적인 자기손상 행동을 통해 이전의 부주의와 생각 없음을 만회하고 다른 사람을 위협하고 징벌적으로 협박하는 도구로 활용한다.

⑥ 변덕스러운 인지

경계성 성격장애를 지닌 사람은 자신과 타인에 대해 양가감정을 지닌다. 예를 들면, 한순간에 배우자를 사랑하다가 갑자기 격노하다가 다시 죄책감을 경험한다. 그들은 우유부단하고 모순되는 인식으로 인해 끊임없이 타인과 갈등과 혼란에 빠진다. 그들은 인생의 뚜렷한 목표가 없으며, 분산되고 통합되지 않은 감정으로 일시적으로나 순간적으로 마음이 변하는 것처럼 보인다.

⑦ 퇴행

경계성 성격장애를 지닌 사람은 스트레스 상황에서 자신을 유지하기 위해 초기 발달의 단계로 퇴행하는 경향이 있다. 그들은 갈등 대처에서 무능력함을 보이고 자신을 자책하고 죄책감과 무가치의 감정에 빠진다. 그리고 그들은 자신의 능력이나 장점을 무시하고 자기비난을 한다. 그들은 자신과 타인에 대한 분노로 발생하는 적대감을 통제하기 위해 자살사고나 자살시도를 할 수 있다.

⑧ 분열된 조직

경계성 성격장애를 지닌 사람은 의식 수준이 이리저리 이동하며, 마음이 분열되어 있고 많은 갈등 형태로 구성되어 있다. 그들은 정신내적으로 양가감정을 가지고 있으며, 보호와 안전에 위협을 받고 있다고 주장하면서 타인들을 거부하고 포기하도록 하여 분노를 일으키지만 간절히 관심받기를 원하기도 한다. 그들은 분리에 대한 불안에서 유기됨을 피하기 위해 복종하면서 심하게 의존한다. 이는 더 큰 상실로 이어지는 위협이 된다. 그들은 자신의 의존이 수치스럽거나 나약함을 드러낸다고 생각하기 때문에 의존하는 사람에게 종종 심하게 분노를 표출한다. 왜냐하면 자신이 의존하는 사람의 힘에 의해 양보하고 묵인해야 하기 때문이다. 그들은 분노를 가라앉히기 위해 자주 자기비난이나 자기처벌을 수행한다.

〈표 3-14〉 경계성 성격장애 사례

올해 54세인 여성 E 씨는 성격이 왔다 갔다 해서 도무지 종잡을 수가 없다. 그녀는 가까이 있는 가족이나 친구들을 매우 당혹스럽게 만든다. 평소 그녀는 소극적이고 수줍음이 많으며 매사 자기 탓을 한다. 그녀는 직장이나 가정에서 갈등이 발생하면 무조건 자기 탓으로 돌리고 지나칠 정도로 문제를 해결하기 위해 노력한다. 그러다가 어느 순간 주위 사람들이 보기에 아무런 이유 없이 갑자기 다른 사람처럼 변해서 과격한 분노와 폭언을 일삼는다. 그때는 자기 자신을 전혀 돌아보지 않는 사람처럼 행동한다. 그녀의 이러한 행동 때문에 주위 사람들은 어찌해야 할지 매우 난감하다. 자신과 전혀 관련이 없는 일은 자기 책임이라며 전전긍긍하고 죄책감을 느끼지만 정작 자신이 책임져야 하는 상황에서는 안하무인이 되는 것이다. 하지만 그녀에게 그런 말을 하면 자신이 언제 그랬냐고 화를 낸다. 그녀는 결코 그러한 행동을 한 적이 없으며, 극단적으로 왔다 갔다 하지 않았다고 우긴다. 올해 61세인 남성 F 씨는 주위에 사람이 없다. 그는 친구가 없으며 그냥 알고 지내는 사람도 극소수이다. 그는 늘 외롭다고 호소하지만 정작 사람이 다가가면 그 사람을 붙들고 누구는 인정머리가 없다거나 누구는 이기적이라며 비난을 해댄다. 그는 모든 사람을 그렇게 비난하는 것도 문제지만 조금만 타인과 갈등이 생기면 완전히 정신이 없는 사람처럼 상대를 공격하고 모든 책임을 상대에게 돌린다. 그는 어릴 때부터 싫은 소리를 절대 들으려 하지 않았으며 누군가 조금만 듣기 싫은 소리를 하면 난리를 피웠다. 그는 젊은 시절에 이런 식으로 행동하다가 경찰서에 간 적이 있다. 오토바이를 타고 가던 그가 교통법규를 위반했다고 경찰에게 제지를 당했다. 그러자 그는 온갖 얼토당토않은 핑계를 대며 경찰에게 대들고 소리를 질렀다. 그리고 그는 공무집행방해로 벌금형에 처해졌다. 그는 나이가 들면서 모든 책임을 남에게 미루고 현실을 자신에게 유리한 방향으로 해석하는 성향이 더욱 강화되었다. 예컨대, 며칠 전 지인과 저녁약속을 했는데 F 씨가 30분 늦게 갔다. 그 지인이 왜 늦게 오냐고 하니 자신에게 시간을 잘못 알려줘서 늦게 왔다고 오히려 화를 냈다. 그 지인이 이제 왔으니 편하게 식사를 하자고 해도 그는 지인이 시간을 잘못 알려줘 놓고 자신에게 죄를 뒤집어씌운다며 화를 내고 식당을 나가버렸다.

4) 연극성 성격장애

(1) 진단 기준

연극성 성격장애(Histrionic Personality Disorder)는 다른 사람의 애정과 관심을 끌기 위해 지나치게 과장하는 성격장애이다. DSM-5-TR에서는 다음의 특성 중 5개 이상의 항목을 충족시켜야 연극성 성격장애로 진단하도록 구성되어 있다.

〈표 3-15〉 연극성 성격장애 진단 기준

• 자신이 관심의 중심에 있지 못하는 상황에서는 불편감을 느낀다. • 다른 사람과의 관계에서 흔히 상황에 어울리지 않게 성적으로 유혹적이거나 도발적인 행동을 특징적으로 나타낸다. • 감정이 빠르게 변하고 피상적으로 표현한다. • 자신에게 관심을 집중시키기 위해 지속적으로 외모를 활용한다. • 지나치게 인상적이고 구체적 내용이 없는 대화 양식을 가지고 있다. • 자기 연극화, 연극성 그리고 과장된 감정표현을 나타낸다. • 다른 사람이나 상황에 의해 쉽게 영향을 받는 피암시성이 높다. • 대인관계에서 실제보다 더 친밀한 것으로 생각한다.

출처 : APA(2022), p. 273.

(2) 특징

연극성 성격장애의 중요한 임상적 특징은 다음과 같다(권준수 외, 2023; Benjamin, 2003). 연극성 성격장애를 지닌 사람은 대인관계에서 적극적이고 극적으로 자신에게 관심이 모이도록 첫 만남에서 개방적 또는 매혹적으로 행동한다. 그들은 모임의 활력소 역할을 하려고 하며, 만약 관심의 중심이 되지 못하면 이야기를 지어내거나 장면을 연출하는 등의 극적인 행동을 한다.

그러나 그들이 계속해서 주위 사람들의 관심을 끌려고 하면 할수록 매력은 사라진다. 또한 연극성 성격장애를 지닌 사람은 자신의 외모에 대해 칭찬하는 말이 아닌 비판적인 평을 들으면 지나치게 화를 낸다. 따라서 그들은 자신의 외모를 가꾸거나 옷을 사는 데 지나친 시간과 열정, 그리고 돈을 사용한다.

연극성 성격장애를 지닌 사람은 어떤 사람에게 훌륭한 사람이라고 칭찬하지만 모호하고 산만하며 뒷받침할 만한 사실이나 정보 없이 말한다. 그들은 일상적인 만남에서 과도한 찬사를 늘어놓으며 포옹을 하거나, 사소한 감상적인 상황에서 통제가 안 되게 울기도 하고 분노발작을 보이기도 한다.

연극성 성격장애를 지닌 사람은 현재의 유행에 쉽게 영향을 받으며 다른 사람을 지나치게 믿는데, 특히 자신의 문제를 마술적으로 해결할 수 있다고 믿는 권위적 인물에 대해 더욱 그러하다. 그들은 대인관계에서 실제보다 더 가깝다고 생각해서 거의 모든 지인을 '나의 친애하고 친애하는 친구'라고 표현하기도 한다.

연극성 성격장애를 지닌 사람은 연애나 성적 관계에서 친밀감을 형성하기 어렵다. 그들은 동반자를 감정적으로 조종하거나 유혹적인 태도를 이용해서 지배하려고 하면서도 어떤 면에서는 지나치게 의존적인 태도를 보이기도 한다. 그들은 새로운 것, 자극과 흥분을 갈망하기 때문에 만족감이 지연되는 것을 잘 참지 못한다. 보통 연극성 성격장애는 여성에게 더 자주 진단되지만 남성과 여성에서의 유병률이 비슷하다. 연극성 성격장애는 반사회성 성격장애와 밀접한 관련이 있는 것으로 알려져 있다. 즉, 두 성격장애는 함께 나타나는 경향이 있다는 것이다.

(3) 개입 과정

성격장애의 정신역동적 치료의 일례로 연극성 성격장애의 치료 과정을 살펴보면 다음과 같다(Clarkin, Fonagy, & Gabbard, 2010 : 320-328).

① 1단계 : 정신적 안정화

연극성 성격장애를 지닌 사람은 적개심, 두려움, 수치심, 혐오감 같은 강렬한 부정적 정서를 느끼고 통제할 수 없는 다양한 기분을 경험한다. 그들은 불안과 우울이 너무 심해서 일관성 없고 두서없는 혼란스러운 행동을 보인다. 예를 들면, 약물중독, 난잡한 성관계, 위험한 스릴 추구, 자기 파괴적 행동에 필사적으로 매달린다. 따라서 연극성 성격장애를 지닌 사람의 개입에서 첫 번째 단계는 정신적으로 안정화하도록 도움을 주는 과정이다. 〈표 3-15〉는 정신적인 안정화를 위한 접근 방법이다.

〈표 3-16〉 정신적 안정화를 위한 방법

1	즉각적인 위안은 되지만 해롭게 하는 위험한 행동의 자제를 격려한다.
2	고통에 무관심을 보이는 것은 아니지만 약물 처방을 서두르지 말고 성급한 요구에 대한 사회적 삶의 해결책을 성급하게 제시하지 않는다.
3	강렬한 정서 표현을 연극적이라고 간주하지 말고 공감하고 경청한다.
4	사건의 인과 관계적 흐름을 알 수 있도록 일련의 질문을 한다.
5	외적인 사건에 주의를 기울이도록 격려한다.
6	정서적 범람을 피하도록 하기 위해 갈등 주제에 대해 차분히 성찰하도록 한다.
7	미래의 딜레마와 어려움을 예상하도록 돕는다.
8	두려운 감정을 완화시킬 수 있는 방법을 고안하여 '행동하기 전에 생각하도록' 연습시킨다.

② 2단계 : 의사소통 명료화와 방어의 수정

연극성 성격장애를 지닌 사람에 대한 2단계 개입에서는 명확한 언어적 의사소통을 통해 강렬한 정서에 대한 공감적 자각을 도와주어야 한다. 그리고 그들은 정서적으로 위험한 생각들을 피하기 위해 다양한 방어를 사용하는데, 방어적 통제에 대한 교정을 통해 의사소통을 보다 더 명료하게 해준다. 그들은 지나친 수치심이나 죄책감 없이 슬픔, 분노, 두려움을 견디면서 습관적인 방어적 통제를 덜 필요로 하게 된다.

〈표 3-17〉 의사소통 명료화와 방어적 통제의 수정

의사소통 명료화	
1	명확하고 차분하게 그들의 이야기를 들어주는 시범을 보인다.
2	유혹하기, 부적절한 유머, 비판과 같은 행동에 반응하지 않아야 한다.
3	가장된 정서로 확장되지 않도록 꾸며진 이야기와 진정인 느낌을 구분하여 보여준다.
4	다른 사람에게 관심을 얻는 하나의 방법으로 언어적 표현을 격려해야 한다.
방어적 통제의 수정	
1	갈등 주제를 빠르게 회피하려는 자세를 좌절시킨다(이러한 회피 반응은 "나는 몰라요" 또는 "나는 그렇게 해 버릴 거예요"라고 말하는 것에서 알 수 있다).
2	모호하게 사고하고 행동하면서 사실을 피하려는 경향을 좌절시킨다.
3	타인에 대해 습관적인 비이성적 가정보다는 이성적으로 타인을 이해하는 방법을 보여준다.
4	충동적 결정을 합리화하고 행동에 대한 개인적 책임을 부인하려는 시도를 좌절시킨다.

③ 3단계 : 대인관계 패턴의 수정

연극성 성격장애를 지닌 사람은 타인의 관심을 불러일으키기 위해서는 매력적인 자신을 과시해야 한다고 생각한다. 이와 같은 부적응적이고 반복적인 대인관계 패턴을 수정할 필요가 있다.

〈표 3-18〉 대인관계 패턴의 수정

1	버려짐에 대한 두려움과 기본적인 생활 과제를 다루는 데 무능력하다는 역기능적 신념이 존재한다는 사실을 알려준다.
2	신뢰할 수 없는 타인에 대해 지나치게 의존하거나 이상화하는 것에 대해 명료하게 이해하도록 한다.
3	자기를 평가절하하고, 비하하고, 쓸모없고, 추하고, 나쁘고, 악한 것으로 여기는 비이성적 신념을 확인하도록 한다.
4	긍정적이고 유능한 자기개념을 강화하여 주목을 얻고, 유대를 맺고, 관여하는 진실한 방식을 격려한다.
5	환상과 희망에 찬 만족을 얻기 위해 피학적 패턴을 확인하고 좌절시킨다.
6	역할 반전을 이해하고 통찰하도록 돕는다(예 갑자기 성인 역할에서 아이 역할로 반전하거나 사랑하는 역할에서 증오하는 역할로 변하거나 성취적 경쟁자에서 버림받는 실패자로 반전하는 경우 등을 말한다).
7	즉시 어떤 것을 하도록 요구하기보다는 원하는 것을 증가시키기 위한 계획을 수립한다.

4 불안하고 겁이 많은 집단

1) 의존성 성격

(1) 진단 기준

의존성 성격장애(Dependent Personality Disorder)는 다른 사람에게 지나치게 의존하거나 과도하게 보호받으려는 특성 때문에 독립적으로 생활하는 데 상당한 어려움을 가지는 장애를 말한다. 의존적 성격장애는 청년기에 시작되며, DSM-5-TR

에서는 다음의 진단기준 중 5개 이상의 항목을 충족시키면 의존성 성격장애로 진단하도록 구성되어 있다.

〈표 3-19〉 의존성 성격장애 진단 기준

• 다른 사람으로부터 과도히 많은 충고와 보장이 없이는 일상적인 판단을 하는 데 어려움을 겪는다. • 자신의 생활 중 가장 중요한 부분에 대해 다른 사람이 책임질 것을 요구한다. • 지지와 칭찬을 상실하는 것에 대한 공포 때문에 다른 사람과의 의견 불일치를 표현하는 데 어려움을 나타낸다. • 스스로 어떤 일을 계획하거나 실행하는 것에 어려움을 나타낸다(동기나 에너지의 결핍이 아니라 판단이나 능력에 있어 자신감 결여 때문). • 다른 사람의 보살핌과 지지를 지속하기 위해 불쾌한 일이라도 자원해서 한다. • 혼자서는 자신을 돌볼 수 없다는 심한 공포 때문에 불편함과 절망감을 느낀다. • 친밀한 관계가 끝나면 자신을 보살펴 주고 지지해 줄 다른 사람을 급하게 찾는다. • 자신을 혼자 돌봐야 하는 상황에 남겨지는 것에 대한 두려움에 비현실적으로 집착한다.

출처 : APA(2022), p. 274.

(2) 특징

의존성 성격장애의 중요한 특징은 다음과 같다(APA, 2015; Millon & Grossman, 2007). 의존성 성격장애를 지닌 사람은 일상적인 생활에서도 스스로 어떤 결정을 하는 데 어려움을 겪는다. 청소년의 경우에는 부모가 자신들이 입을 옷과 사귈 사람들, 여가 시간에 할 일, 어떤 학교나 대학에 가야 할지를 결정하도록 한다. 성인의 경우에는 자신이 어디에 살아야 하고, 어떤 직업을 가져야 하며, 어떤 이웃과 친해져야 하는지 결정하는 것을 부모나 배우자에게 의존한다. 또한 그들은 혼자서는 잘할 수 없다고 생각하기 때문에 가까운 사람의 도움을 상실하는 위험을 감수하기보다는 진심은 아니지만 자기가 틀렸다고 말하며 다른 사람의 의견을 지지한다.

의존성 성격장애를 지닌 사람은 자존감이 낮기 때문에 자기 스스로 임무를 시작하고 끝까지 수행할 수 없다고 믿는다. 따라서 그들은 다른 사람들이 일을 시작할 때까지 기다리는데, 이는 일반적으로 타인이 자신보다 더 잘한다고 믿기 때문이다. 만약 누군가 적극적으로 지도하고 인정해 준다는 확신이 생긴다면 어떤 일은 적절하게 잘 할 수도 있다. 그러나 그들은 자신들이 독립적인 능력이 생기면 가까운 사람들로부터 버림받게 된다고 생각하여 독립적인 삶을 살 수 있는 기술을 배우지 못하고 계속해서 의존적 삶을 살아간다.

의존성 성격장애를 지닌 사람은 중요한 관계를 유지하기 위해 비합리적 강요에도 참고 살아간다. 그들은 지나치게 자신을 희생하고 언어적, 신체적, 성적 학대를 참기도 한다. 그러나 이것은 다른 선택이 충분히 있는데도 불구하고 나타났을 경우에 의존성 성격장애의 근거라고 할 수 있다. 예를 들면, 학대하는 배우자의 보복에 대한 현실적인 두려움에 기인한다면 의존성 성격장애라고 말할 수 없다.

또한 그들은 친밀한 관계가 끝나면 혼자 남는 것에 대한 두려움 때문에 급하고 무분별하게 다른 사람에게 매달리게 된다. 이러한 두려움은 정당한 근거 없이 나타난다. 예를 들면, 간병을 받기 위해서 아들의 집으로 이사한 노인 암 환자가 보이는 의존적 행동은 전반적 상황과 환경을 고려하면 적절한 것이라고 볼 수 있다. 이를 의존적 성격장애로 보는 것은 바람직하지 않다.

의존성 성격장애를 지닌 사람은 치료진과의 관계에서는 상냥하고 고분고분하며 눈에 띄게 협력적이다. 그들은 강력하고 유능한 치료진을 신뢰하고 의존하며 시키는 모든 일을 순서대로 잘해 나간다. 따라서 의존성 성격장애를 지닌 사람과 치료진이 동반의존의 패턴에 빠질 수 있다. 이러한 관계는 그들을 변화시킬 수 없으며 단지 의존적 형태를 유지할 뿐이다.

〈표 3-20〉 의존적 성격장애 사례

I 씨는 세 명의 아이를 둔 엄마이고 올해 42세이다. 그녀는 자살사고가 있는 주요우울장애로 인해 몇 차례 정신병원 입원력이 있다. 그녀는 늘 두통이 있었으며, '아픈데 지친' 상태를 지속하고 있다. 그녀는 일상적인 생활을 하는 데 어려움이 많아서 모든 의사결정을 지배적인 남편이 대신해 왔다. 그녀의 남편은 비관적이고 까다로우며 이해심이 부족하다. 그녀는 남편 없이는 살아갈 자신이 없기 때문에 반항하거나 떠날 생각을 전혀 하지 않고 있다. 최근 남편이 몸이 아파서 그녀에게 자신의 일상적인 일을 부탁했다. 그러나 그녀는 그 일을 하지 못했다. 그녀는 과거에 만성적이고 심각한 성적 학대를 겪었다. 그녀의 어머니는 친오빠들과 이웃 사람들로부터 집단 강간을 중단시켜 주었지만 그녀에게 분노를 거칠게 표현했다. 어머니는 심리적 안정이나

치료보다는 화상을 입을 만큼 뜨거운 물로 그녀를 목욕시키는 것이 전부였다. 그녀의 친오빠가 장기간 성적 학대를 했지만 무서워서 말을 꺼내지 못했다. 그녀의 오빠는 애완 고양이를 죽이는 것을 보여 주면서 성적 학대를 발설하면 가만두지 않겠다고 했다.

최근 그녀는 남편의 동생이 자신의 아이들을 성적으로 학대한다는 사실을 알고 심한 충격을 받았다. 그녀의 남편은 동생을 신고하는 것을 반대하였다. 그녀는 학대당하는 아이들 생각에 마음이 아팠지만 아무것도 하지 말라는 남편에 요구에 절망했다. 그녀는 자신이 꼼짝달싹할 수 없으며, 무기력하고 어떤 방법도 선택할 수 없음을 느꼈다. 그녀는 대안들을 생각하지 못하고 죽고 싶다는 마음으로 고통스러워하고 있다.

2) 회피성 성격

(1) 진단 기준

회피성 성격장애(Avoidant Personality Disorder)는 다른 사람과의 관계에 대한 불안과 두려움으로 인해 사회적 상황을 회피함으로써 사회적응에 어려움을 겪는 장애이다. 청년기에 시작되며, DSM-5-TR에서는 다음의 진단기준 중 4개 이상의 항목을 충족시키면 회피성 성격장애로 진단하도록 구성되어 있다.

〈표 3-21〉 회피성 성격장애 진단 기준

- 비판, 거절 또는 인정받지 못함 등의 이유로 대인관계가 요구되는 직업활동을 회피한다.
- 자신을 좋아한다는 확신이 없으면 다른 사람들과 관계하는 것을 피한다.
- 수치를 당하거나 조롱받을 것에 대한 두려움으로 친근한 대인관계에만 제한한다.
- 사회적 상황에서 비판의 대상이 되거나 거절되는 것에 대해 집착한다.
- 부적절감 때문에 새로운 대인관계 상황에서 위축된다.
- 자신을 사회적으로 무능하고 개인적으로 매력이 없으며 다른 사람에 비해 열등한 존재로 인식한다.
- 당황하는 모습을 노출할까 염려하여 어떤 새로운 일이나 개인적인 위험이 따르는 활동에는 관여하지 않으려 한다.

출처 : APA(2022), p. 274.

(2) 특징

회피성 성격장애의 중요한 임상적 특징은 다음과 같다(APA, 2015; Clarkin, Fonagy, & Gabbard, 2010; Millon & Grossman, 2007).

① 불안정한 표현

회피성 성격장애를 지닌 사람은 사회적 비하와 굴욕에 극도로 민감하다. 그들은 만연된 불안정과 불안감을 느낀다. 그들은 다른 사람의 조롱과 거부의 표시를 민감하게 관찰하며 무해한 경험에도 과잉행동하고 문제가 되는 사건에 관계하기를 주저한다. 그들은 사회적으로 고립되어 있으며 말투는 느리고 어색하고 자주 망설이고 왜곡되거나 빈곤한 생각 속에서 일탈적인 행동을 하기도 한다. 그들은 감정표현과 불안 및 분노를 억제하는 데 상당한 에너지를 사용한다.

② 대인기피 행동

회피성 성격장애를 지닌 사람은 가까운 대인관계에서도 거리를 두며 확실히 사랑받고 완전하게 수용될 것 같지 않으면 친근해지기를 거부한다. 그들은 수치스러움과 창피함을 피하기 위해 사람들과 거리를 유지한다. 그들은 오래전부터 다른 사람에 대한 불신과 사회적 상황에서의 불안이 있으며 수줍고 근심하는 특성을 지닌다. 그들은 많은 사회적 상황에 겁을 먹거나 불편해하고 대인관계에서 움츠리고 긴장한다.

회피성 성격장애를 지닌 사람은 다른 사람의 친근한 제안이 진실인지 안전한지를 세밀하게 살피고 경계한다. 그들은 타인과의 관계에서 과거의 치욕적 경험이 반복되지 않도록 사생활을 축소하고 사회적 책무들을 피한다. 그들은 부끄러움과 굴욕을 줄이는 데 성공하기 위해서는 자신 속으로 들어가야 한다고 생각한다. 그들은 대인관계에서 거리를 두고 방심하지 않고 잠재적인 위협을 경계해서 자신의 고통과 수치를 피하려고 한다.

③ 혼란한 인지

회피성 성격장애를 지닌 사람은 외부 환경의 잠재적인 위협을 세밀하게 살핀다. 또한 그들은 문제가 되는 상황을 정신적으로 통제하려는 노력으로 가득 차 있으며 내적으로 침습된 파괴적 생각에 사로잡혀 있다. 그들은 접촉한 사람의 일거수일투족을 세밀하게 살피고 평가하는 예리한 통찰력 있는 관찰자이다. 이러한 한두 가지 자극에 자신을 매몰시켜 다수의 다른 자극에 집중하지 못한다. 그들은 외부의 지각과 결합된 감정의 침투로 인해 인지 과정이 혼란되고 일상적인 일들을 효과적으로 대처하지 못한다.

④ 소외된 자기상

회피성 성격장애를 지닌 사람은 자신을 사회적으로 부적절하고 열등한 존재로 본다. 그들은 자신을 과소평가하고 기본적으로 고립되고 거부된 자기상을 지닌다. 또한 그들은 전형적으로 불편하고 불안하며 슬프거나 외로움을 표현한다. 그들은 부조화스러운 정서와 공허 그리고 이인화 느낌을 자주 가지고 지나치게 내부 관조적이다. 그들은 자신의 삶을 하찮게 여기고 정체성과 자기가치를 평가절하하며, 다른 사람에게 전해 들은 것보다 훨씬 심하게 자신을 경멸하거나 조소하는 경향이 있다.

⑤ 성가신 대상 표상

회피성 성격장애를 지닌 사람은 다루기 힘든 고통스러운 기억 때문에 충동과 갈등을 해결하고 스트레스 요인을 피할 수 있는 만족할 만한 수단을 개발하지 못한다. 그들은 자신을 둘러싸고 있는 고통과 본래 자신 안에 있는 공허감과 정신적 상처 둘 다 피하고자 하는 두 세계에 갇혀 지낸다. 따라서 그들은 자신에게서 어떠한 위안과 자유를 찾지 못한다. 그들은 이전의 삶에서 경험한 자기경멸과 자기비하를 내면화했기 때문에 자신의 사고와 성취에서 보상을 거의 받지 못한다. 그들은 자신으로부터 도망치거나 달아나지 못하기 때문에 고통스러운 마음 상태에서 벗어나지 못한다.

⑥ 환상

회피성 성격장애를 지닌 사람은 자신에게 있는 여러 고통스러운 생각과 정서를 약하게 하거나 억압하기 위해 애쓴다. 그들은 정신내적 작업을 통해 불안, 욕망, 충동을 부정하거나 왜곡하고 억누르려고 한다. 그들은 자신의 극심한 고통과 괴로움으로부터 벗어나기 위해 불일치하고 부조화된 혼란된 정서를 선택한다.

그들은 자신의 인정 욕구를 성취하기 위해 가치가 거의 없는 환상과 허구에 지나치게 의존한다. 그들은 후회스럽고 화가 나는 자극에서 벗어나고 애정 욕구를 충족시키기 위해 백일몽과 몽상을 자주 사용한다. 그러나 그들의 백일몽과 몽상은 객관적 사실과 다름이 밝혀지기 때문에 고통으로 변한다. 그래서 그들은 모든 고통과 괴로움으로부터 벗어나기 위해서는 감정의 억압이 유일한 수단이라고 믿는다.

⑦ 깨지기 쉬운 조직

회피성 성격장애를 지닌 사람은 혼란된 정서의 불확실한 복잡성을 지닌 깨지기 쉬운 내적 구조로 구성되어 있다. 이러한 정신내적 구조는 과도한 회피, 도피, 환상에 의존한다. 그들은 내적 충동을 부인하고 억압하는 데 많은 정신내적 에너지를 사용한다. 그들은 애정과 불신 사이에서 갈등하지만 고통과 환멸로 귀결될 것이라는 스스로의 신념에서 벗어날 수 없다. 그들은 자신에 대한 불신과 자신감의 결여로 자기 의지대로 행동할 수 없다.

⑧ 고통스러운 기분

회피성 성격장애를 지닌 사람은 정서적으로 긴장과 슬픔, 분노가 내재되어 있다. 그들은 자신의 고통스러운 경험을 근거로 세계는 우호적이지 않고 차갑고 굴욕을 준다고 믿는다. 그들은 어디에서든지 자신이 무시당하고 품위를 손상당할 수 있으므로 예상되는 조롱과 경멸에 대해 신중하고 경계해야 한다고 느낀다. 그들은 비난과 조소로부터 겪을 수 있는 고통을 회피해야 하기 때문에 전반적으로 부정적이다. 즉, 그들은 어떤 것도 필요로 하지 않고, 누구에게도 의존하지 않으며 어떠한 욕망도 부정하려고 한다. 또한 그들은 자신으로부터도 동떨어져 있다. 그들은 자신의 매력 없음에 대한 인식이나 내적 갈등과 부조화로부터 달아나려 한다. 그들은 인간의 삶을 무에서부터 나와서 무로 돌아가는 부정적 경험이라고 인식한다.

〈표 3-22〉 회피성 성격장애 사례

H 씨는 21세의 대학생이다. 그녀는 청소년기부터 상호 의사소통하는 친구가 없었다. 그녀는 이번에 '모든 사람의 머릿속에서 사라지길 원해서' 자살을 시도했다. 그녀는 육상에 뛰어난 재능을 보여 운동선수로 장학금을 받고 대학에 다니고 있다. 고등학교 시절에 대학에 가면 자신이 운동을 잘해서 모든 사람에게 인정받고 관심을 받을 것이라고 생각했다. 그러나 대학에서는 불행히도 그렇지 않았다. 그녀는 소속팀과 여행하는 것을 싫어했으며, 거절당했다고 생각하면 위축되거나 심하면 울기도 했다. 그녀는 다른 선수들과 어울리기를 원했지만 먼저 다가오기만을 기다렸다. 팀원들이 자신의 이번 자살시도 소식을 듣고 그녀가 매우 화가 나 있음을 알아차리기를 원했다.

그녀는 육상경기와 학업에서의 우수한 성적에 대한 자신의 공을 부모님과 코치들이 가로채고 있다고 생각했다. 그녀는 자기를 찾을 수 있는 유일한 방법은 자신의 실패를 통해서만 가능하다고 믿었다. 또한 그녀는 자신이 우울하기 때문에 다른 사람들이 자신을 좋아한다고 생각했다. 그녀는 자신 안에 큰 분노가 있음을 이야기했다. 그리고 분노가 통제가 되지 않게 되었을 때는 다른 사람과 거리를 두는 방식을 선택했다. 그녀는 타인의 거절에 상처받으면 큰일 난다는 두려움을 지니고 있었다.

3) 강박성 성격

(1) 진단 기준

강박성 성격장애(Obsessive-Compulsive Personality Disorder)는 어떠한 희생 속에서도 정돈, 완벽, 정신적 통제에 집착하며 과도한 성취 지향성과 인색함을 특징으로 하는 성격장애이다. 보통 청년기에 시작되며 여러 상황에서 나타나고, DSM-5-TR에서는 다음 중 4개 이상의 항목을 충족시켜야 진단하도록 구성되어 있다.

〈표 3-23〉 강박성 성격장애 진단 기준

- 사소한 세부사항, 규칙, 목록, 순서, 조직 또는 시간계획에 집착되어 중요한 내용을 놓치게 된다.
- 일의 완수를 방해하는 완벽주의를 나타낸다(예 자신의 완벽한 기준을 만족시키지 못해 계획을 완수할 수 없다).
- 여가 활동이나 친구 교제를 희생하면서 일이나 성과에 지나치게 매달린다(경제적으로 필요한 것이 명백히 아니어야 한다).
- 지나치게 소심하고 양심적이며 도덕 윤리 또는 가치관에 관하여 융통성이 없다(이것이 문화적 혹은 종교적 정체성으로 설명되지 않아야 한다).
- 감정적인 가치가 없는데도 낡고 가치 없는 물건을 버리지 못한다.
- 자신이 일하는 방식을 똑같이 따르지 않으면 다른 사람에게 일을 맡기거나 같이 일하려 하지 않는다.

- 자신과 타인 모두에 대해 돈을 쓰는 데 인색하며, 돈은 미래의 재난에 대비하여 저축해 두어야 하는 것으로 믿는다.
- 경직되고 완고함을 보인다.

출처 : APA(2022), p. 275.

(2) 특징

강박성 성격장애의 중요한 특징은 다음과 같다(APA, 2015; Clarkin, Fonagy, & Gabbard, 2010; Millon & Grossman, 2007). 강박성 성격장애를 지닌 사람은 극도로 신중하고 반복하는 경향이 있으며 세부에 지나친 주의를 기울이고 발생 가능한 실수를 반복적으로 확인한다. 그들은 시간을 잘 배분하지 못하고 중요한 과제를 마지막 순간까지 완수하지 못한다. 세세한 부분까지 완벽하게 반복하는 성향 때문에 발생하는 지체나 불편함에 대해 다른 사람이 화내는 것을 이해하지 못한다.

그들은 경제적 이유가 아니라 지나치게 일이나 성과에 열중하는데, 저녁이나 주말에 야외 활동을 하거나 휴식을 취할 시간이 없다고 느낀다. 집안일에서도 지나치게 공을 들이는데, 청소를 하면 반복적으로 지나치게 하여 '바닥도 먹어 치울 수' 있을 정도가 된다. 그들이 아동을 양육하면 모든 놀이가 심각하게 수행해야 하는 임무로 바뀐다. 예를 들면, 영아가 정확하게 원을 그리지 못하면 반복해서 교정하거나, 자녀와의 야구 경기는 가혹한 수업으로 바뀐다.

강박성 성격장애를 지닌 사람은 다른 사람에게 엄격한 도덕적 원칙을 가지고 따지며, 자신에게도 양심 혹은 도덕에 엄격한 잣대를 가지고 있으며 실수에 대해 가혹하게 비판적이다. 그들은 권위에 복종하고 규칙은 문자 그대로 지켜야 한다고 믿는다. 예컨대, 친구가 전화를 하는 데 필요한 동전을 빌려주지 않는다. 왜냐하면 '빌리지도 말고 받지도 말자'고 생각하거나 또는 그렇게 하는 것이 그 사람의 생활 패턴에 나쁜 영향을 끼친다고 믿기 때문이다. 그들은 쓸모없는 물건을 계속해서 모아 두는데, 이는 언제 다시 필요할지 모르며, 버리는 것은 낭비라고 생각하기 때문이다.

강박성 성격장애를 지닌 사람은 모든 일을 할 때 자신의 방법을 따라야 한다고 생각하며 지나치게 세세하게 지시하고 다른 사람의 도움을 거절한다. 그들은 일상적 일까지(예를 들면, 잔디를 깎고, 설거지를 하는 것 등)도 오로지 하나의 방법만 있다고 생각하며, 어떤 창의적인 방법을 제시하면 짜증을 낸다. 그들은 자신이 생각하는 방법을 변경하지 않으며, 다르게 변경하는 것이 자신에게 이익이 된다는 것을 알아도 '일의 근본 원칙'이라고 주장하며 거부한다.

강박성 성격장애를 지닌 사람은 신체적 또는 대인관계 환경에 대한 통제를 지속할 수 없게 될 때 매우 혼란스러워하고 화를 낸다. 또한 존경하는 권위자에 대해서는 지나치게 복종을 하지만 존경하지 않는 인물에 대해서는 지나치게 저항을 보이기도 한다. 모든 행동에 신중을 기하기 때문에 애정 표현도 어렵고, 직장에서 융통성과 타협을 발휘해야 하는 새로운 상황에 직면하면 어려움과 고통을 겪는다. 그러나 적당한 강박성 성격 특질은 높은 성과를 내야 하는 상황에서는 특히 적응적이다. 이때 강박적 성격장애로 진단 내리기 위해서는 현저한 기능적 손상과 부적응 그리고 주관적인 고통이 심각해야 한다.

(3) 개입 과정

성격장애의 대인관계적 개입을 이해하기 위해 강박성 성격장애의 대인관계적 치료를 살펴보고자 한다. 강박성 성격장애를 지닌 사람은 치료진을 존중하고 싶어 하고, 완벽한 환자가 되기를 원한다. 그들은 치료진이 긴장을 풀고 감정을 표현하면서 자기통제를 그만두길 원한다고 생각하면 겁을 먹는다. 그들은 자신을 자유롭게 탐색하고 표현하는 것을 매우 어려워한다. 따라서 강박성 성격장애를 지닌 사람에 대한 개입은 자신과 타인에 대해 개방적이고 따뜻해지도록 도움을 주는 구조를 만들어야 한다. 다음은 강박성 성격장애의 대인관계적 개입 방안을 제시하고 있다(Benjamin, 2003 : 328-334).

① 협력적 관계 증진하기

강박성 성격장애를 지닌 사람은 개입 과정에서 치료진과 밀착되어 있거나 통제에 대한 태도가 일관되지 않을 수 있다. 그들은 개입 과정을 통제하기를 원하지만 때때로 치료진이 통제해 주기를 원하기도 한다. 치료진은 강박성 성격장애를 지닌 사람에게 어떻게 왜 이러한 성격적 패턴이 생겼는지를 합리적으로 설명해 줄 필요가 있다. 치료진의 개방과 따뜻함을 통해 자신의 감정을 경험하고 관계방식을 변화시키려고 할 것이다. 그러나 이러한 학습의 과정이 쉽지는 않다.

② 패턴 인식 촉진하기

그들은 인생 초기의 학습과 현재의 어려움 사이의 관계에 대한 설득력 있는 탐색만으로도 도움을 받을 수 있다. 그들은 자신에 대한 깊은 동정과 공감을 마치 아이가 하는 것처럼 개발해 나갈 필요가 있다. 지배와 통제가 아닌 분화를 통해 대인관계 패턴을 재구조화해야 한다. 그들은 스스로 통제를 포기하도록 연습할 필요가 있다.

③ 부적응적 패턴 차단하기

강박성 성격장애를 지닌 사람은 습관적으로 자기억제를 하기 때문에 감정차단을 중지하는 방법을 배워야 한다. 즉, 따뜻한 정서를 경험하고 통합하는 것을 학습해야 한다. 감정의 인식과 표현이 개입의 중요한 목표이지만 일반적인 감정표현의 격려는 신중할 필요가 있다. 예컨대, 아버지에게 적대감을 지닌 강박성 성격장애를 지닌 사람에게는 분노를 표현하게 한다면 건잡을 수 없는 공격성을 드러낼 수 있다. 반대로 아버지로부터 사랑받고 싶고 완벽해지고 싶은 소망을 충족시켜 줄 방안을 고려할 필요가 있다. 이 사례에서 사랑받고 싶은 욕구와 더불어 아버지를 처벌하고 싶은 욕구가 동시에 존재함을 알 수 있다.

강박성 성격장애를 지닌 사람은 사랑에 대한 소망 때문에 사람을 죽이고 싶을 정도로 복수심에 가득 차 있을 수 있다. 그렇게 해야만 죽임을 당한 사랑하는 사람이 다음 생에서는 바르게 행동한다고 무의식으로 느낀다. 반대로 그들은 자신이 죽어야 다른 사람들이 평화와 행복이 찾아올 것이라고 가정하기도 한다. 예컨대, 자살은 아버지에 대한 분노의 표현이자 현재의 가족에게 주는 사랑의 선물일 수도 있다.

강박성 성격장애를 지닌 사람에게 자주 나타나는 불안은 완벽에 이르기 위해서는 피할 수 없는 실패에 대한 두려움에서 발생한다. 이때 불안 그 자체를 치료의 목표로 잡을 필요는 없다. 대신에 그들이 지닌 통제와 완벽을 추구하려는 근원적 욕망이 치료의 목표가 되어야 한다. 그들에게 살아남기 위해 완벽함을 버려야 한다는 통찰을 가지게 한다면 완벽하지 못한 것을 두려워할 필요가 사라진다.

④ 부적응적 패턴의 포기 의지 강화하기

강박성 성격장애를 지닌 사람은 무자비하게 비판적인 부모로부터 인정받고 싶어 하는 소망 때문에 고통을 동반한다. 어떤 경우에는 자신을 분노하게 했거나 자신과 소원했던 부모와 화해하고 싶은 꿈을 포기할 때 오히려 성격이 재구성될 수 있다. 과거의 나쁜 부모의 패턴을 확인하는 것이 아니라 그들의 적응 방식이 얼마나 고리타분하고 옛날 것인지를 알아차리도록 하는 편이 더 낫다는 의미이다. 예컨대, 완벽주의적 추구가 자신의 아버지에게 대처하는 방법이었다고 하더라도 그것을 이해하고 현재와 비교하면서 해결해 나가는 것을 말한다.

⑤ 새로운 학습 촉진하기

강박성 성격장애를 지닌 사람은 인지치료와 같은 단기 개입방법을 활용할 수 있다. 인지치료를 통해 새로운 인지양식을 완벽주의보다 더욱 나은 방법으로 고려하게 되면 새로운 성격의 변화가 가능하다. 그들은 절대적이고 도덕적이며 불변하고 되돌릴 수 없는 자기비판을 포기하는 방법을 찾아야 한다. 그렇게 하기 위해서는 자신과 타인을 다차원적, 비판단적, 상대적으로 보아야 한다.

강박성 성격장애를 지닌 사람이 다양한 맥락에서 상호작용 패턴을 학습하고 재학습하는 데에는 오랜 시간이 걸린다. 그리고 성격의 재구조화는 변화에 대한 의지가 있어야 한다. 그들은 통찰을 통해 통제에 대한 욕구를 내려놓고 실수나 오류에 대해 좀 더 편안해지는 기회를 가질 수 있다. 그러나 짧고 간단한 만남을 통해 자신과 환경의 통제에 대한 극적 변화를 가져올 수는 없으며, 치료진과 장기간 긍정적 경험을 함으로써 재구조화의 기회를 발견할 수 있다.

PART 02

생애주기별 주요 정신건강의 문제

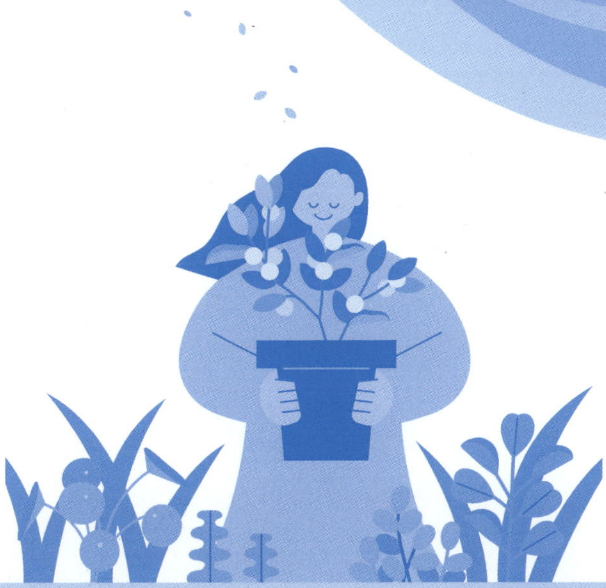

CHAPTER 04

생애 초기의 정신적 문제

1 지적장애

1) 특징과 원인

(1) 특징

① 지적 기능

지적장애는 DSM-5-TR의 정신장애의 유형 중에서 신경발달장애의 하위 유형 중 하나이다. 신경발달장애(Neurodevelopmental Disorders)는 여섯 가지 하위장애, 즉 지적장애, 자폐스펙트럼장애, 주의력결핍 과잉행동장애, 의사소통장애, 특정 학습장애, 운동장애로 분류되어 있다(APA, 2022).

지적장애(Intellectual Disability)란 지능이 비정상적으로 낮아서 학습 및 사회적 적응에 어려움을 나타내는 장애를 말한다. 지적장애는 18세 이전에 지적 기능과 적응기능 모두 평균 미만의 수준에 있는 상태를 의미한다. 현재까지 가장 잘 개념화된 지적장애의 판단 요인은 지적 기능, 즉 지능이다. 지능(intelligence)은 여러 다른 능력들을 포함하는 일반적인 정신적 능력이다.

지적 기능(intellectual functions)의 결함은 표준화된 지능검사에서 70 미만의 지능지수(IQ)를 나타내는 경우에 해당하며, 추리, 문제해결, 계획, 추상적 사고, 판단, 학교에서의 학습 및 경험에 상당한 어려움을 가진다. 지적 기능은 전문가가 측정하기는 하지만 측정 오차가 존재한다. 측정 오차는 검사 수행에서의 변화,

검사자의 행동, 검사받는 사람의 협조 그리고 다른 개인적 및 환경적 요소들을 포함하는 수많은 요인에 의해 발생할 수 있다. 특히 경계선 지능이라고 하는 지능지수 70~75 사이의 점수는 측정 오차에 의해 다르게 해석될 가능성도 많다.

② 적응기능

지적장애는 단지 지능으로만 판단하지 않으며, 또 다른 하나의 특성인 적응기능(adaptive functions), 즉 적응행동의 수준도 살펴보아야 한다. 적응행동은 개인이 독립적으로 기능하고 유지할 수 있는 능력, 그리고 문화적으로 부과된 개인적 및 사회적 책임에 대한 요구를 충족시키는 정도를 말한다. 적응행동은 크게 세 가지의 차원을 포함하고 있다(Schalock, Luckasson, & Tassé, 2021).

첫째, 개념적 기술로 언어, 읽기와 쓰기, 돈 · 시간 · 수 개념을 포함한다. 둘째, 사회적 기술로 대인관계 기술, 사회적 책임감, 자존감, 파괴성, 순진성(즉, 경계심), 규칙 따르기/법 준수, 희생당하는 것 피함, 사회적 문제 해결을 포함한다. 셋째, 실제적 기술로 일상생활 활동(개인적 관리), 작업 기술, 돈 사용, 안전, 건강관리, 여행/이동, 일정/일과 계획, 전화사용을 포함한다.

지적장애를 지닌 사람은 적응행동의 세 가지 영역에서 부족하거나 부적절한 행동을 보인다. 특히 파렴치한 사람은 지적장애인의 낮은 사회적 기술을 이용하여 사기를 치거나 공격적 행위를 강요하거나 부당한 성적 착취를 하기도 한다.

적응행동은 다영역을 포함하는 개념이며, 개인의 실제 생활과 관련 있기 때문에 표준화된 측정도구로 평가하기에 어려움이 있다. 적응행동은 다양한 원인에 의해 나타날 수 있는데, 감각, 운동, 정신장애의 발생이나 피로 또는 질병, 높은 수준의 불안, 그리고 가족이나 지역사회 환경 등의 영향을 받는다. 연령 특성도 고려해야 하며 나이가 어릴수록 정확한 평가가 중요하다. 지적장애를 평가하는 데 활용하는 적응기능의 수준을 지나치게 낙관적으로 바라보는 것도 바람직하지 않지만 과도하게 비관적 내용에만 초점을 두는 것도 적절하지 않다.

지적장애인은 적응기능의 결함으로 인해 독립성과 사회적 책임 의식에 필요한 발달학적 · 사회문화적 표준을 충족하지 못한다. 또한 지속적인 지원 없이는 가정, 학교, 직장, 지역사회와 같은 다양한 환경에서 의사소통, 사회적 참여, 독립적인 생활과 같은 일상생활을 하는 데 어려움을 겪는다.

③ 영역별 심각도 수준

지적장애의 유병률은 일반인구의 약 1%이며, 남성이 전체의 60%로 여성보다 남성에게 더 흔하다. 지적장애는 학습능력, 사회생활 및 일상생활 영역의 심각도를 경도(IQ 55~70), 중등도(IQ 40~54), 고도(IQ 25~39), 최고도(IQ 25 미만)로 구분할 수 있다. 전체 지적장애인의 85% 정도가 경도 수준인 것으로 알려져 있다.

〈표 4-1〉 지적장애의 영역별 수준

심각도 수준	학습능력 영역 (conceptual domain)	사회생활 영역 (social domain)	일상생활 영역 (practical domain)
경도 (mild)	학습을 하는 데 어려움이 있음	또래에 비해 사회적 상호작용이 미숙하며, 연령에 적합한 방식으로 감정이나 행동을 조절하는 데 어려움이 있음. 사회적 판단이 미숙하여 다른 사람에게 속거나 조종당할 위험이 있음	자기관리는 연령에 적합하게 수행할 수 있으나 복잡한 일상생활 영역에서는 또래에 비해 약간의 도움이 필요함. 여가 기술은 또래와 유사하나, 여가 계획과 관련된 판단에는 도움이 필요
중등도 (moderate)	전 발달 영역에 걸쳐, 학습능력이 또래에 비해 현저히 뒤처짐	전 발달 과정에 걸쳐 사회적 행동과 의사소통 행동에서 또래들과 확연한 차이를 보임. 대인관계 능력에 있어 가족 및 친구와 유대 관계를 가질 수 있지만 사회적 판단과 결정 능력에 제한이 있어 중요한 결정을 내릴 때에는 보호자가 반드시 도와주어야 함	식사, 옷 입기, 배설, 위생관리는 가능하나, 이러한 영역을 독립적으로 수행하기 위해서는 장기간에 걸친 교육과 시간이 필요하며, 할 일을 상기시켜 주는 것도 필요함
고도 (severe)	학습능력은 제한적임. 글이나 수, 양, 시간, 금전에 대한 개념 이해가 거의 없음	말 표현 시 어휘나 문법에 상당한 제한이 있음. 말이나 의사소통은 현재의 일상생활에 관한 내용에 치중됨. 가족구성원이나 친밀한 이들과의 관계에서 즐거움을 얻고 도움을 받을 수 있음	식사, 옷 입기, 목욕, 배설과 같은 일상생활 영역 전반에 대한 지원과 감독이 항상 필요함. 자신이나 타인의 안녕에 대한 책임 있는 결정을 내릴 수 없음

최고도 (profound)	학습능력은 주로 상징적 과정보다는 물리적 세계와 연관이 있음	말이나 몸짓의 상징적 의사소통에 대한 이해가 매우 제한적임. 일부 간단한 지시나 몸짓을 이해할 수 있으나 자신의 욕구나 감정은 주로 비언어적, 비상징적 의사소통 방식을 통해 표현함. 친숙한 가족구성원이나 보호자와의 관계를 즐기며, 몸짓이나 감정적 신호를 통해 사회적 의사소통을 시도함	일부 일상 활동에는 참여할 수도 있으나, 일상적인 신체 관리, 건강, 안전의 전 영역에 걸쳐 타인에게 의존적인 생활을 하게 됨. 다른 사람의 도움하에 음악 듣기, 영화 보기, 산책하기 등의 여가 활동에 참여할 수 있음

출처 : APA(2013), pp. 34-36.

(2) 원인

지적장애는 다양한 원인에 의해 나타날 수 있다. 지금까지 알려진 지적장애의 원인으로는 유전자 이상, 임신 중 태내환경의 이상, 임신 및 출산 과정의 이상, 출생 후 아동의 질환, 그리고 빈곤과 같은 사회경제적 환경 등이다. 하지만 아직까지 30% 정도의 지적장애는 그 원인이 밝혀져 있지 않다(권석만, 2014; Fletcher, 2011).

유전자 이상으로 인한 지적장애는 약 5% 정도를 차지하며, 대표적인 장애로 다운 증후군(Down's syndrome)이 있다. 임신부가 약물을 복용하거나 감염성 질환에 걸렸을 때 자녀에게 지적장애를 일으킬 가능성이 있다. 예를 들면, 임신 상태에서의 과도한 알코올 섭취와 관련 있는 태아 알코올 증후군(fetal alcohol syndrome)은 심각한 지적장애를 일으킨다. 이와 같이 임신 중 태내환경의 이상으로 인한 지적장애는 전체의 약 30%를 차지한다.

임신이나 출산 과정에서 태아나 신생아가 뇌 발달에 필요한 영양소를 적절하게 공급받지 못하거나 출생 시 난산 혹은 무산소증 등에 기인한 지적장애도 약 10%로 추정되고 있다. 출생 후 신생아나 아동의 신체적 질병 및 사고가 지적장애를 유발할 가능성도 약 5% 정도인 것으로 알려져 있다. 빈곤과 같은 열악한 사회경제적 환경으로 인하여 지능발달을 위한 풍부한 지적 자극을 제공받지 못한 경우에도 지적장애를 유발할 수 있다. 이는 주로 경미한 지적장애와 관련이 있으며, 전체의 약 15~20%에 해당하는 것으로 추정되고 있다.

2) 일반적 접근법

한 개인이 지적장애로 규정되는 것은 권리와 차별의 시작점이 된다. 예를 들면, 의학적 차원에서 지적장애로 진단되면 다양한 권리들을 확보함과 동시에 사회적 차별이나 낙인으로부터 자유롭지 않게 된다. 지적장애의 판단은 서구의 의학적 기술을 중심으로 확인하고 있기 때문에 관련된 대부분의 영역에서 질병의 관점을 유지하고 있다. 하지만 지적장애는 질병으로서의 치료보다는 더딘 발달과정으로서의 성장 개념으로 보는 것이 더 적절하다. 지적장애를 지닌 사람에 대한 개입에서는 다음과 같은 내용들을 고려할 필요가 있다(백은희, 2020; 송준만, 2022).

첫째, 지적장애의 심각도 수준은 이론적 기술에 불과하다. 만약 지적장애라고 판단되는 100명이 있다면 100가지의 특성을 지닌 사람으로 분류할 수 있으며 각기 다른 욕구를 지닌다고 보아야 한다. 지적장애만큼 교육이나 훈련의 효과에 따라 성장 후에 다른 결과가 나타나는 장애도 드물다. 특히 지적장애의 대부분을 차지하는 지능지수 55~70 사이의 사람들은 적절한 조기 교육과 훈련을 받는다면 성인이 된 이후에 그렇지 않은 사람에 비해 월등히 차이가 나는 적응행동을 보인다.

둘째, 지적장애인의 부적절한 행동을 정신병리로 보지 않아야 한다. 그들의 부적절한 행동은 사회화 과정의 학습을 제대로 익힐 수 없었거나 문화를 전달받는 데 어려움을 겪었기 때문에 나타난 현상이다. 마찬가지로 지적장애인이 현재나 미래에 정신장애를 가질 것이라고 예상할 필요도 없다. 어떤 경우에는 지적장애를 지닌 사람이 조현병, 주요우울장애, 양극성장애 등을 동시에 나타낼 수도 있지만 모든 지적장애인이 정신적 문제를 보이는 것은 아니다. 만약 지적장애인이 심각한 우울증을 보인다면 우선적으로 환경적 요인을 살펴보아야 한다. 예컨대, 지적장애를 가지고 있다고 하루 종일 365일 방 안에 있도록 하거나 집 밖에 나가지 못하도록 한다면 모든 인간에게 발생할 수 있는 우울증이 나타날 수밖에 없다.

셋째, 지적장애를 지닌 사람을 위한 교육에서는 기본 지침 두 가지를 고려해야 한다. 하나는 모든 지적장애인을 위한 각각의 개별교육프로그램이 고안되어야 한다는 것이다. 이를 위해서는 지적장애인의 현재 기능 수준을 정확히 평가하여 적절한 교육서비스가 제공되어야 한다. 이 과정에는 전문가뿐만 아니라 부모들도 의사결정에 참여해야 한다. 다른 하나는 지적장애인은 최소한으로 제한된 환경에서 교육받아야 한다는 것이다. 예를 들면, 교육 가능한 지적장애인을 특수교실과 같은 자기 구속적인 상황에 배치하지 않아야 함을 의미한다. 일반교육과정의 정규학급에서 지적장애인을 위해 실행 가능한 개별교육을 실시하는 것이 중요하다. 이는 향후 성인이 된 이후에도 지적장애인은 지역사회에서 최소한의 제한 속에서 살아가야 한다는 지침으로 이어진다.

넷째, 지적장애 부모가 자녀를 양육할 때는 특별한 관심이 필요하다. 그들은 자녀 양육 과정에서 보살핌을 제대로 하지 않아서 자녀가 영양실조에 걸리거나 발달과정상의 심각한 문제를 겪도록 만들기도 한다. 부모 모두가 지적장애를 지니고 있다면 자녀 양육은 더욱 어려운 상황이 된다. 이 경우에 아동을 부모에게 계속해서 그대로 맡겨도 되는지, 아니면 공공시설에서 아동을 양육해야 하는지의 딜레마가 발생한다. 기본적으로는 부모가 지적장애를 지녔다고 하더라도 자녀 양육에 대한 스스로의 결정을 존중해야 한다. 하지만 자녀, 특히 어린 자녀의 경우에는 보다 폭넓고 다양한 사회적 관심을 지속할 필요가 있다. 지적장애 부모들이 의도하지 않은 학대나 방임이 발생할 수도 있기 때문이다.

다섯째, 사회의 지지와 지원이 중요하다. 지적장애는 유전적 혹은 기질적 원인을 발견하여 제거하는 방식으로 문제를 해결하기에는 한계가 많다. 따라서 지적장애에 대한 최선은 이른 시기에 장애의 정도를 정확하게 이해하고 그에 따른 보살핌과 교육을 전문가들과 함께 장기 계획을 수립하여 실행하는 것이다. 지적장애인과 부모의 개별 노력도 필요하지만 사회적 관심과 실제적 지원이 더욱 중요하다. 특히 사회 전체는 지적장애를 지닌 사람과 함께 살아가는 것을 불편해하지 않는 자연스러운 문화를 창조할 필요가 있다.

3) 긍정심리치료 접근

(1) 긍정심리학

지적장애의 대부분을 차지하는 가벼운 수준의 지적장애인은 가족들과 잘 기능하고 학교를 다니며 상당히 자유롭게 지역사회에서 생활한다. 그들 중 많은 사람은 성인이 된 이후에 직업을 가지며 사회의 구성원으로 활동한다. 이를 지원하기 위한 개별적 접근은 전통적으로 행동치료를 중심으로 사회적 기능의 향상에 기여하였다.

여기서는 지적장애를 지닌 사람을 위한 긍정심리치료를 살펴보려고 한다. 긍정심리치료는 긍정심리학을 근거로 하는 접근법이다. 긍정심리학은 긍정적인 정서 경험 및 일상생활에서 건강한 정서의 역할에 초점을 두는 심리학의 한 분과이다. 지금까지 심리학은 건강하고 행복한 상태보다는 병리적인 차원에서 연구한다는 점에서 비판을 받아 왔다. 긍정심리학 연구자들은 긍정적 정서 기반의 치료적 개입이 정신건강을 더 빠르게 개선할 수 있다고 본다(Seligmann, Steen, Park, & Peterson, 2005).

긍정심리학에서 치료의 초점은 사람이나 문제를 고치거나, 장애를 지닌 사람에게 참을성을 강화하기 위한 훈련이 아니라 성장하도록 도와주는 것이다. 이를 위해 치료자는 내담자와 가족을 돕는데, 그들의 장점을 파악하여 일상에서 좋은 기회를 얻도록 도와 보다 만족스러운 미래를 설계할 수 있도록 한다. 긍정심리학의 적용에서는 장애를 지닌 사람이 충분히 기능하도록 돕고, 그들의 도전을 무시하지 않고 긍정적인 정서와 강점을 만들어 가도록 지원한다. 긍정심리학의 개념을 개인 상담에 적용하기 위한 네 가지 기법은 다음과 같다(Kaufman, 2006).

① 내담자의 초점을 부정적인 것에서 긍정적인 것으로 전환시키기

전통적인 심리치료는 내담자가 경험하는 부정적인 사건에 초점을 두고 문제를 감소 또는 제거하는 방향으로 나아간다. 그러나 이와 달리 긍정심리학에서는 내담자에게 매일 긍정적인 사건이나 상호작용을 기록하도록 한다. 그들은 문제행동을 몇 번 보였는지에 대한 횟수 대신에 성취 목록을 작성하도록 요청받는다.

② 내담자의 강점을 구체화하고 매일 그 강점을 사용하도록 요구하기

내담자가 매일 그들의 강점을 사용하면 삶의 기능을 향상시킬 수 있다. 내담자에게 강점 사용의 의의에 대해 다시 확인시키고 강화할 수 있도록 지원한다.

③ 부정과 긍정의 균형을 찾도록 하기

내담자를 둘러싼 가족이나 타인들은 문제에 초점을 두고 해결하기를 원하며, 내담자의 강점 시도를 무시할 수 있다. 이때 내담자와 상호작용하는 사람들에게 강점 중심의 접근 방법에 대한 의의를 제공할 필요가 있다.

④ 희망의 감정을 촉진하기

희망의 감정은 내담자와 그들의 가족이 겪게 되는 문제를 다루는 능력을 강화시킬 수 있다. 내담자는 문제에 압도되어 아무런 시도를 하지 못할 수 있다. 치료자는 점진적이고 성취 가능한 목표를 설정하여 내담자가 문제를 감당할 수 있도록 변화시킨다. 예컨대, 압도된 문제를 작은 부분으로 쪼개어 각 부분을 순차적으로 다루도록 하는 것이다.

(2) 지적장애인과 긍정심리치료

긍정심리치료(Positive Psychology Therapy)는 내담자의 긍정적인 정서에 대한 경험을 증진시키고, 삶의 의미를 증대시키도록 고안되었다. 다음은 경도 지적장애인에게 적용할 수 있는 열 가지의 긍정치료 기법을 제시하고 있다(Baker & Blumberg, 2011; Morasky, 2007; Munro, 2007; Seligmann, et al., 2005). 이러한 기법은 불안, 우울과 같은 정서장애를 지닌 다양한 대상에게 적용할 수 있다.

① 감사 방문

일주일 동안 자신에게 특별히 친절했지만 감사의 마음을 전하지 못했던 사람

에게 감사의 편지를 작성하여 직접 전달하는 기법이다.

② 잘 되었던 일 세 가지

일주일 동안 매일 밤 하루 중 좋았던 일 세 가지를 기록하고 그 원인도 함께 작성하는 기법이다.

③ 당신이 최선을 다한 것

자신이 최선을 다했던 때를 쓰고 그 당시 자신이 가진 장점을 생각해 보는 것이다. 일주일 동안 매일 한 번씩 자신이 작성한 내용과 강점에 대해 살펴보는 기법이다.

④ 나의 강점을 새롭게 사용하기

자신의 성격 강점을 작성하여 치료자에게 개별 피드백을 받고 일주일 동안 매일 자신의 강점 중 하나를 새롭게 기존의 패턴과 다르게 활용하는 기법이다.

⑤ 나의 강점 알기

자신의 강점 다섯 가지를 기록하여 다음 일주일간 이를 더욱 자주 활용하는 기법이다.

⑥ 사회화 및 활동을 통한 구체적 행복 증진 교육

실제 행복을 유발하는 활동에 초점을 두고 행복을 증가시키기 위한 전략을 세우도록 지시하는 기법이다.

⑦ 긍정적인 경험에 대해 기술하기

스스로를 행복하게 만드는 경험을 작성하도록 하는 기법이다.

⑧ 감사 일기

감사한 것 다섯 가지를 매주 작성하도록 하는 기법이다.

⑨ 받은 축복과 친절한 행동을 세어 보기

자신이 받은 축복을 한 주에 하나씩 또는 한 주에 3번 세어 보라고 요청하는 기법이다. 또한 하루 동안 다섯 가지의 친절한 행동을 한 주 이상 지속하도록 하는 기법이다.

⑩ 더 나은 삶을 위한 지침

삶의 다양한 영역, 예를 들면 건강, 돈, 일, 놀이, 사랑, 친구, 이웃, 친지, 가족에 대해 이야기하도록 하는 기법이다.

〈표 4-2〉 지적장애인 긍정심리치료 사례

철수 씨는 경도 지적장애인으로 지역의 그룹홈에서 살고 있다. 그는 최근 프로그램에 참여하기를 거부하고 동료들과 심하게 다투었다. 이와 같은 문제로 사회복지사와 함께 심리치료센터를 방문했다. 그는 치료센터에 온 이유가 자신의 일을 좋아하지 않고, 사는 곳도, 같이 사는 사람도 좋아하지 않기 때문이라고 했다. 그는 매우 불행하고 좌절한 것처럼 보였으며 그룹홈 프로그램과 직원 그리고 동료들에 대해 많은 불만을 표현했다. 그에게 삶의 의미는 서비스, 직원 그리고 동료에 대한 불만을 계속 이야기하는 것에만 초점이 맞추어져 있었고, 삶의 긍정적 감정을 거의 경험하지 못하고 있었다.

사회복지사에 의하면 철수 씨는 지난해부터 비합리적인 요구를 하거나 예정된 활동을 거부하고 동료들과 자주 다투었다고 했다. 그는 아침에 일어나는 것과 일하러 가는 것을 자주 거부했다. 그룹홈에서 실행한 행동치료 프로그램은 효과가 없는 것 같았다. 그는 자기 마음대로 돈을 쓰고 싶지만 직원들이 허락하지 않아 불만이라고 했다. 그는 부모를 만나고 싶지만 남자 형제와 다투는 문제가 있고, 여자 친구와도 자주 싸운다고 했다. 그는 집이나 사무실 청소를 잘한다고 한 것 이외에는 장점이 없다고 했다. 치료자가 철수 씨의 몇 가지 강점을 제시하니, 그는 자신이 청소를 잘하고 깨끗한 환경을 좋아하며 업무를 잘한다고 지칠 줄 모르고 말했다. 치료자는 철수 씨에게 매일 밤 그룹홈에서 사회복지사를 만나서 그날 일어난 잘 되었던 일 세 가지를 생각하고 기록하도록 요청했다.

다음 회기에는 철수 씨의 부모님과 사회복지사가 함께 참여했다. 그의 긍정적 사건과 경험의 목록은 좋아하는 음식을 먹은 것, 좋아하는 TV 프로그램을 본 것, 쇼핑, 다른 사람을 도운 것이 포함되었다. 이번 회기에는 철수 씨가 대화를 잘하고 금전 관리에 뛰어나고 개인적인 일을 잘 기억한다는 강점이 기록되었다. 다음 주의 목표는 철수 씨의 강점과 긍정적인 감정을 제공하는 경험을 증가시킬 수 있는 방법들을 채택했다.

철수 씨는 자원봉사의 기회, 새로운 직업 찾기, 친구와 가족에게 생일 및 휴일 카드 보내기, 여행 사진을 이용해 '행복을 담은 책'으로 만들기, 좋아하는 음식 메뉴 사진을 만들어서 활용하기 등의 목록을 실천했다. 그는 매일 일어나는 좋은 일들을 일기로 쓰고 일주일에 적어도 한 번은 그것을 부모와 공유하기 위해 전화를 했다. 다음 회기에도 여전히 철수 씨는 사람과 사건에 대해 불평했지만 감소하고 있었다. 그는 계획된 목록을 실천하기 위해 노력했고 체중을 줄이기 시작했다.

철수 씨의 이야기는 지적장애인의 전형적인 사례로 삶에 있어서 즐거움이 감소하고 의미를 잃는 것에 대하여 불만을 표출하는 경우이다. 철수 씨는 자신의 좌절과 분노에 갇혀 타인에게 이를 격정적으로 드러내었다. 긍정심리치료는 그와 관련된 부정적인 사건에서 긍정적인 감정과 활동으로 이동시켰다. 이를 통해 철수 씨의 그룹홈은 더 생활하기 좋은 공간이 되었고, 부모님과도 전화를 하거나 주말에 즐겁게 방문할 수 있게 되었다.

2 자폐스펙트럼장애

1) 특징과 원인

(1) 특징

① 전반적 특징

자폐스펙트럼장애(Autism Spectrum Disorders)는 DSM-5-TR에서 분류한 광범위성 발달장애의 한 유형이다. 자폐스펙트럼장애는 과거 전반적 발달장애에 포함되었던 자폐증, 소아기 붕괴성 장애, 아스퍼거 장애, 기타의 전반적 발달장애를 통합한 장애이다. 이러한 네 가지의 장애들은 증상의 심각도만 다를 뿐 연속선상에 존재하는 하나의 장애를 나타내는 것이라는 연구결과를 반영한 것이다.

자폐스펙트럼장애는 10,000명의 아동 중 6.6명에서 13.6명 사이로 발병률을 보이고 있다(Gillberg, 1991). 이렇게 발병률의 폭이 큰 이유는 자폐스펙트럼장애를 어떻게 규정하는지에 따라 장애가 될 수도 있고 그렇지 않을 수도 있기 때문이다. 예컨대, 자폐스펙트럼장애에 대한 보다 엄격한 진단 기준을 적용한다면 인구 1만 명당 6명 정도이지만 기준을 확대 적용한다면 13명 이상의 발병률도 가능하다는 의미이다.

자폐스펙트럼장애는 지능과도 밀접한 연관이 있는 것으로 알려져 있는데, 자폐스펙트럼장애 아동의 76~89%가 지능지수 70 이하로 지적장애에 해당된다(Wenar & Kerig, 2005). 자폐스펙트럼장애를 지닌 아동 중에 간혹 특정한 분야에 뛰어난 능력을 보이는 사례도 있지만 그들의 60% 정도는 성인이 되었을 때 인생의 여러 측면에서 타인에 의존한다고 알려져 있다.

자폐스펙트럼장애를 지닌 아동은 사회적 상호작용과 의사소통 기술에 있어 심각하고 광범위한 장애가 있거나 상동증적 행동과 관심을 나타낸다(김청송, 2016). 이들 아동은 어려서부터 마치 부모와 애정 어린 관계를 거부하는 듯한 행동을 보이며 언어를 습득하지 못하고 혼자서 놀거나 생활하며 때로는 뛰어난 재능을 가진 것처럼 보이기도 한다. 자폐스펙트럼장애는 크게 사회적 의사소통 및 제한적이고 반복적인 패턴의 두 가지 차원의 장애를 보인다.

② 사회적 의사소통의 장애

자폐스펙트럼장애는 다음과 같은 사회적 의사소통 및 상호작용의 영역에서 문제를 나타낸다(양문봉 · 신석호, 2016; 천근아, 2024).

첫째, 사회적-정서적 상호작용의 문제를 가진다. 예를 들면, 다른 사람이 이해할 수 없는 방식으로 사회적 접근을 시도하거나 대화를 유지하지 못한다. 또한 다른 사람과 관심사나 감정을 공유하지 못하고, 심하면 사회적 상호작용을 시도하지 못하거나 그에 따른 반응을 전혀 할 수 없다.

둘째, 비언어적 의사소통에 어려움을 나타낸다. 예컨대, 눈맞춤을 하지 못하거나 언어적 · 비언어적 의사소통의 통합된 형태를 사용하지 못한다. 심하면 얼굴 표정 등의 비언어적 의사소통을 전혀 사용하지 못한다.

셋째, 대인관계를 유지, 발전시키지 못한다. 예를 들면, 다른 아이들과 상상적 놀이를 함께하거나 친구를 사귀는 데 어려움을 겪으며, 심한 경우에는 또래친구에 대해 전혀 관심을 보이지 않는다.

③ 제한적이고 반복적인 행동 패턴

자폐스펙트럼장애는 다음과 같은 행동, 흥미 및 활동의 영역에서 제한적이고 반복적인 패턴을 보인다(양문봉 · 신석호, 2016; 천근아, 2024).

첫째, 반복적인 운동 동작, 물체 사용 그리고 언어 사용이다. 예를 들면, 단순하게 반복적인 몸동작을 지속적으로 하거나, 장난감을 한 줄로 정렬하거나 물체를 뒤집기를 단순하게 반복한다. 또한 의미 없는 단어를 반복적으로 사용하거나 특이한 어구를 표현하는 것 등이다.

둘째, 동일한 것에 대한 고집, 일상생활에서의 완고한 집착, 또는 언어적·비언어적 행동의 의식화된 패턴을 나타낸다. 예를 들면, 작은 변화에 심한 불쾌감을 나타내거나 경직된 사고패턴이나 의식화된 인사법을 가지고 있다. 또한 매일 똑같이 고정된 일상활동을 하거나 동일한 음식을 먹으려는 모습을 보이는 것 등이다.

셋째, 매우 제한적이고 고정된 흥미를 보이는데 그 강도나 초점이 비정상적이다. 예컨대, 특이한 물건에 대한 강한 애착 또는 집착을 보이거나 고집스러운 흥미 등을 말한다.

넷째, 감각적 자극에 대한 과도한 혹은 과소한 반응을 보이거나 외부 환경의 감각적 측면에 대해서 비정상적 관심을 보인다. 예컨대, 고통이나 온도에 대해 현저하게 무감각하다든지, 특정한 소리나 재질에 대해서 혐오 반응을 보인다. 또한 특정한 물건을 만지거나 냄새를 맡는 데 집착한다든지, 어떤 빛이나 물건의 움직임에 지나치게 매료된다든지 등을 말한다.

DSM-5-TR에서는 위의 두 가지 영역, 즉 사회적 상호작용의 결함과 제한적이고 반복적인 행동 패턴을 핵심 증상으로 기술하고 있다. 이를 바탕으로 심각도에 따라 1단계-도움이 필요한 수준, 2단계-많은 도움을 필요로 하는 수준, 3단계-매우 많은 도움을 필요로 하는 수준으로 평가한다.

(2) 원인 및 행동

자폐스펙트럼장애는 일반적으로 유전과 같은 생물학적 원인과 환경적 요인의 상호작용으로 유발된다고 본다(양문봉·신석호, 2016; Gillberg, 1991). 생물학적 원인으로 뇌의 신경학적 손상에 의해 나타난다는 증거들이 발견되고 있으며 세로토닌과 같은 신경전달물질과 관련이 있다고 보기도 한다. 초기 일부 연구에서는 어머니의 성격이나 양육방식이 아동의 자폐증을 유발한다고 보기도 하였다. 연구자들은 자폐스펙트럼장애에 대한 단일하거나 완전히 일치하는 원인을 찾지 못하였지만 출생 이후 양육자의 성격이나 행동에 의해 자폐스펙트럼장애가 발생하지는 않음을 확인했다.

자폐스펙트럼장애의 특징들은 아동이 출생한 이후 수개월 이내에 나타날 수도 있지만, 30개월까지는 정상 발달을 보인 이후에 밖으로 드러날 수도 있다. 자폐스펙트럼장애 아동은 출생 이후부터 스스로 고립된 모습을 보이는데, 가장 큰 특징은 양육자와의 눈맞춤(eye contact)과 상호작용이 거의 일어나지 않는다는 것이다. 일례로 자폐스펙트럼장애 아동은 다른 사람을 볼 때 사람으로 보기보다는 물건으로 본다는 연구도 있다.

또 다르게 자폐스펙트럼장애 아동을 무릎에 앉히면 사람에게 안겨드는 것이 아니라 마치 그 사람의 몸이 의자인 것처럼 반응하기도 한다. 자폐스펙트럼장애 아동은 양육자를 비롯한 다른 사람의 표정이나 행동을 모방하는 데도 어려움을 겪는다. 그들은 양육자의 얼굴 표정을 모방한다고 하지만 기괴한 표정이나 기계적 동작에 그치는 경우도 많다.

자폐스펙트럼장애를 지닌 사람은 생애 초기부터 다른 사람과의 관계를 잘 형성하지 못하고 사회적 고립을 초래하는 특성과 함께 동일성에 대한 비사회적 집착을 보인다. 예컨대, 오랫동안 몸을 앞뒤로 흔들거나, 의미 없는 단어를 반복적으로 사용하거나, 장난감 뒤집기를 단순하게 반복하는 것 등이다. 자신의 주변 환경도 동일할 것을 요구하는데, 매일 똑같은 음식을 똑같은 접시와 식탁에서 먹거나 옷도 같은 옷을 입어야 하고 가구 배열도 같아야 한다. 만약 음식이 다르거나 자신이 사용하던 의자가 없어지거나 하면 분노와 공포를 표현할 수 있다.

자폐스펙트럼장애 지닌 사람은 의사소통을 위한 언어를 유창하게 사용하지 못한다. 또한 그들의 약 50%는 함구증(mutism)을 보이는데 이는 의사소통을 위한 말을 하지 않는 것을 의미한다. 그들은 타인이 했던 말이나 구를 그대로 반복하거나, 상황에 맞지 않는 말을 사용하거나(예 변기 누름쇠를 반복적으로 누르면서 갑자기 "수박은 냉장고에 있어"라고 말함), 극도로 문자 그대로 말하는 것(예 과자를 받을 때 "고맙습니다"라고 말하도록 배운 아이가 과자를 받을 때마다 "고맙습니다"라고 말하는데 마치 과자와 고맙습니다가 분리될 수 없는 것처럼), 1인칭 단수 대명사를 사용하는 데 어려움(예 "나는 나가고 싶다" 대신에 자신의 이름을 부르며 "○○은 나가고 싶다"라고 말함) 등을 보인다(Wenar & Kerig, 2005).

자폐스펙트럼장애를 지닌 사람은 평생 낮은 지능으로 살아갈 가능성이 높고 그들의 3분의 1에서는 뇌전증이 발생하기도 하며, 정도의 차이가 있지만 다른 사람과 함께 살아가는 방법들을 배우지 못하고 혼자만의 세상에 갇혀버릴 수도 있다(천근아, 2024). 영·유아기부터 양육자와 함께 사회적 삶을 살기 위해 사투를 벌이는 자폐스펙트럼장애를 지닌 사람은 고등학교를 졸업하고 사회에 나가는 시기에 더 큰 어려움을 겪는다.

자폐스펙트럼장애를 지닌 사람 중 소수만이 대학에 가거나 직장을 가지게 되지만 완전하게 독립적으로 대학이나 직장을 다니는 사람은 드물다. 일을 가지거나 대학에 진학하지 못하는 대부분의 자폐스펙트럼장애를 지닌 사람은 가족에 의존하는 생활을 유지한다. 지역사회의 장애인복지관 등을 이용하지만 가족들이 교통수단을 제공하거나 많은 시간 동안 돌봄을 제공해야 한다.

2) 행동치료

행동주의 이론에 의하면, 인간의 행동은 선행 사건이 있으며 그러한 행동으로 인한 후속 결과로 이어진다고 본다. 즉, 선행 사건, 행동, 후속 결과를 주의 깊게 분석하면 행동의 목적이나 기능을 알 수 있다는 것이다. 행동의 공통적인 기능은 도망/회피, 관심 획득, 구체물 획득, 선호하는 활동에의 접근, 감각적 자극 등이다(Carr, 1999). 다음의 사례를 통해 자폐스펙트럼장애에 대한 행동치료를 수행할 방안을 탐색해 보자(Boutot & Myles, 2011).

〈표 4-3〉 자폐스펙트럼장애 아동 사례

영희는 자폐스펙트럼장애로 진단받은 5세 여자이다. 그녀는 구어로 의사소통을 거의 하지 못하며 자신의 세계에 갇혀있는 것 같다. 영희는 특수한 욕구를 지닌 학생들을 위한 학교에 다니고 있다. 그녀는 학교 프로그램에 적응하는 데 어려움을 보이고 예기치 못한 일상의 변화가 있으면 폭발한다. 그녀는 아침 집단 활동 시간에 자주 주변을 돌아다니고 또래들은 블록으로 하는 놀이를 즐기지만 영희는 단지 블록을 한 줄로 세운다. 그녀가 선호하는 활동은 대부분 감각 탐색을 중심으로 하는 것이다. 예컨대, 그녀는 쌀을 반복적으로 퍼 올리고는 큰 통에 다시 부을 때 낱알을 자세히 검사한다. 교사는 영희가 아침 집단 활동 시간에 돌아다니는 것을 걱정하고 있다. 영희는 매번 아침에 원으로 둘러앉아서 하는 활동에 참여하라고 하면 고함을 지르고 달아나 쌀이 있는 상자에서 논다. 다시 교사가 2~3번 원으로 돌아오라고 요청하지만 영희가 계속 거부하면 쌀이 있는 곳에서 노는 것을 허용한다. 그녀는 다른 활동 시간에는 과제를 수행하고 쌀이 있는 곳으로 갈 수 있지만 가지 않는다.

위의 사례에서 영희의 행동은 아침 모임에서 벗어나고, 고함 지르고, 쌀 상자에서 노는 것이며, 선행 사건은 아침 활동에 참여하라는 요청과 학교 일상이나 환경 내의 예기치 못한 변화이고, 후속 결과는 성인의 재지시, 모임으로 돌아오라는 요청의 철회, 쌀 상자로의 접근이다. 이 사례에서 영희 행동의 기능은 모임의 회피라고 할 수 있다. 왜냐하면 그녀는 다른 일상 활동에서는 쌀 놀이를 하기 위해 그러한 활동을 떠나지 않기 때문이다.

위의 사례에서 사람들은 영희를 위한 훈육이 더 필요하다고 볼 수도 있다. 그러나 자폐스펙트럼장애 아동의 행동이 고의적으로 부적절한 행동이 아닐 경우에 잘못 해석하여 행동수정을 강요하면 위험할 수 있다. 그들은 장애와 연관된 행동에 대해 처벌을 받게 되면 낮은 자존감, 절망감, 우울증, 대안 행동을 배울 기회를 상실할 수도 있다. 따라서 자폐스펙트럼장애 아동의 행동을 이해하기 위해서는 장애의 특성을 제대로 아는 것이 필수적이다.

위의 사례에서 영희의 모임 이탈과 관련된 자폐스펙트럼장애의 특성은 다음과 같다. 첫째, 타인의 행동이나 말을 모방하는 것에서의 어려움, 둘째, 단독 활동을 선택하거나 선호함, 셋째, 자신만의 세계에 있는 것처럼 보임, 넷째, 습관적인 보상으로는 동기화되지 않음, 다섯째, 말을 거의 혹은 전혀 하지 못함, 여섯째, 변화를 다루는 데 문제가 있음, 일곱째, 지시를 따르기가 어려움, 여덟째, 타인에게 무반응적인 것처럼 보이는 것(예 타인의 존재를 의식하지 않음. 인사, 질문, 요청, 자신의 이름에 대해 무시하기) 등이다. 이러한 이해를 바탕으로 행동치료의 방법들을 적용해 나가야 한다.

3) 가족 개입

누구도 자폐스펙트럼장애를 지닌 자녀의 출생을 예상하지 못한다. 그리고 이후에 자녀의 특성을 이해하고 받아들이면서 스스로의 삶을 살아가기까지 시간도 필요하고 고통과 아픔도 겪어야 한다. 자신과 자녀의 있는 그대로의 모습을 받아들이고 거기에 적합한 생활양식도 만들어야 한다. 혹자는 자폐를 주제로 한 국내외의 영화에 등장한 주인공의 영향으로 자폐스펙트럼장애 아동 모두가 특별한 재주를 가지고 있다고 믿기도 한다.

자폐스펙트럼장애는 발달지연의 일환으로 각 영역의 발달에서 불균형이 나타나 어떤 특정 분야에 뛰어난 능력을 보일 수 있다. 하지만 자폐스펙트럼장애를 지닌 아동과 성인 중 10%만이 특정 분야에서 일반 사람들보다 다소 독특한 재능을 소유하고 있고, 서번트 증후군(savant syndrome)으로 특정 분야에서 비범한 능력을 보이는 사례는 전체의 1%에 불과하다(양문봉 · 신석호, 2016).

자폐스펙트럼장애 아동의 조기 발견 그리고 적극적인 교육을 시행한다면 그렇지 않은 아동보다 발달이나 성장의 정도가 확연히 다른 긍정적 결과를 가져온다. 자폐스펙트럼장애를 지닌 사람의 발달이나 사회적 활동을 지나치게 부정적이거나 제한적으로 판단해서는 안 되지만 그들의 변화 범위가 제한적인 것도 사실이다. 즉, 그들은 자폐스펙트럼장애의 특성을 가진 사람으로서 어떤 능력의 범위 속에서 살아갈 수밖에 없다.

자폐스펙트럼장애 아동의 부모는 가장 스트레스를 많이 받는 부모군 중의 하나이다. 부모는 자녀의 장기적 의존성 때문에 스트레스를 받지만 대중이 유심히 지켜보는 것, 즉 친구와 가족뿐만 아니라 낯선 사람의 시선 때문에 스트레스가 가중된다. 부모는 전반적인 스트레스로 인해 자녀 양육에 더욱 어려움을 겪는다.

따라서 우울증과 같은 정신건강의 문제를 지닐 가능성이 높다. 이러한 부모의 욕구는 재정적 지원, 정서적 지원, 휴식하는 동안 자녀 돌봐주기, 자녀의 장애에 대한 이해하는 데 도움이 되는 자료 등이다(천근아, 2024).

어떤 가족은 도움을 요청하기를 거부할 수도 있는데 가족 욕구에 따른 적절한 방안들을 찾거나 수용적이고 열린 마음으로 기다릴 필요가 있다. 자폐스펙트럼장애 아동에 대한 개입에서 부모의 참여는 필수적이고 긍정적이고 협력적 관계를 유지해야 한다. 부모와 신뢰관계를 형성하고 가족 욕구를 사정할 필요가 있다. 〈표 4-4〉는 자폐스펙트럼장애를 둔 가족의 욕구를 사정하기 위한 질문이다(Boutot & Myles, 2011).

〈표 4-4〉 자폐스펙트럼장애 가족의 욕구사정

1. 아이의 가장 큰 강점은 무엇입니까?
2. 6개월 후 아이에 대한 당신의 목표는 무엇입니까?
3. 2~3년 후 아이에 대한 당신의 목표는 무엇입니까?
4. 아이가 어른이 되었을 때 아이에 대한 당신의 목표는 무엇입니까?
5. 만약 아이가 갖추거나 개선시켰더라면 당신 가족의 삶이 훨씬 쉬워졌을 기술 1가지는 무엇입니까?
6. 당신의 가족은 무엇을 함께 하는 것을 좋아합니까? 당신의 자폐스펙트럼장애 자녀도 참여합니까?
7. 당신의 아이가 가족과 함께 참여하는 활동은 무엇입니까?
8. 당신의 가족이 자폐스펙트럼장애 아이와 함께 하고 싶은 활동이 무엇이며, 그것의 방해 요인은 무엇입니까?
9. 당신의 아이가 가장 좋아하는 활동이나 관심은 무엇입니까?
10. 당신의 아이가 가장 싫어하는 활동은 무엇입니까?
11. 당신의 아이가 놀이나 활동에 독립적으로 참여하는 것은 무엇입니까?
12. 당신이 아이와 함께할 때 가장 좋아하는 순간을 기록해 주세요.
13. 당신이 아이와 함께할 때 가장 싫어하는 순간과 그 느낌을 기록해 주세요.
14. 아이에 대해 당신이 가지고 있는 가장 큰 희망과 꿈은 무엇입니까?
15. 우리가 당신의 가족과 아이에게 제공할 수 있는 서비스에 대한 당신의 기대는 무엇입니까?

자폐스펙트럼장애의 부모는 전문가와 여러 어려움을 겪은 이후에 원조 체계에 들어올 수 있다. 부모는 전문가의 거절이나 대충 하는 일처리 및 반복해서 진단을 요구하는 행정적 요구에 분노할 수 있다. 이 과정에서 부모는 전문가를 불신하거나 진정으로 자신의 문제를 도울 수 없는 사람이라고 여기기도 한다. 부모는 자녀의 욕구를 충족시키기 위해 스스로 많은 관심을 기울이고 관련된 사람이나 시스템에 적극적으로 참여한다. 자폐스펙트럼장애 아동을 위한 개입에서는 부모와의 신뢰관계 형성이 중요하고 자폐스펙트럼장애 아동뿐만 아니라 가족도 이해하고 참여하는 것이 중요하다. 〈표 4-5〉는 전문가와의 의견 불일치로 발생한 부모의 분노를 다루는 전략을 제시하고 있다(Boutot & Myles, 2011).

〈표 4-5〉 분노한 부모를 위한 전략

1. 문제 발견 즉시 가족과 적극적으로 만난다.
2. 만약 부모가 예상하지 못한 문제로 만남을 요구한다면 준비할 시간을 가질 수 있도록 만남을 연기한다. 그리고 문제가 무엇인지 공손하게 묻고 그것을 조사해서 다시 연락한다고 설명한다.
3. 만남의 내용을 기록한다.
4. 부모의 말에 어떻게 반응할 것인가에 대해 생각하기보다는 열린 마음으로 경청한다.
5. 부모가 말하기를 마치면 그들이 말한 것을 재구성하여 다시 그들에게 말함으로써 당신이 그들의 말을 정확하게 들었음을 확인시켜 준다.
6. 부모가 생각하는 문제 해결 방안을 말하게 하고, 그것이 당신이나 기관의 능력 범위 내에 있는지를 검토한다.
7. 부모와 전문가가 함께 해야 할 목록을 작성한다.
8. 부모와 함께 아이에 대한 긍정적인 것을 나누며 긍정적 분위기에서 만남을 마무리한다.
9. 부모와 함께 그 문제를 나눌 기회를 가진 것에 대해 감사를 표한다.

3 주의력결핍 과잉행동장애

1) 특징과 원인

(1) 특징

주의력결핍 과잉행동장애(Attention Deficit-Hyperactivity Disorder, 이하 ADHD)는 사회적, 학업적, 작업적 기능에 심한 장애를 초래하는 것으로 7세 이전에 증상을 보여야 한다. ADHD의 두 가지 핵심증상은 부주의와 과잉행동-충동성이다(APA, 2022).

부주의 측면을 살펴보면, 학업이나 다른 활동에 있어 주의집중을 하지 못하고 다른 사람의 이야기를 차분하게 듣지 못한다. 학교 숙제와 같은 과업을 제대로 이행하지 못하며 정당한 지시도 따르지 않고 지속적인 노력이 필요한 일이나 활동을 싫어한다. 또한 외부 자극에 쉽게 산만해지며 자신에게 필요한 물건을 잘 잃어버린다. 예컨대, 학교에 다닌다면 연필, 책, 우산 등을 자주 잃어버린다.

다음으로 과잉행동-충동성 측면을 보면, 가만히 앉아 있지를 못하고 부산하게 움직이며 부적절하게 끊임없이 다니거나 지나치게 말을 많이 한다. 또한 충동적으로 다른 사람의 일을 방해하거나 불쑥 끼어든다. 차례를 기다리는 것이 어렵고 질문이 끝나지 않아도 중단하고 말을 한다.

ADHD를 지닌 아동은 대부분 자신의 행동이나 정서를 스스로 조절하거나 통제하지 못하여 문제행동을 일으키게 된다. 따라서 부모와의 관계, 교사와의 관계, 또래친구와의 관계 모두에서 갈등을 경험하게 된다. 이런 관계를 지속하게 되면 심리적 문제뿐만 아니라 학교생활이나 친구관계 등의 사회적 기능 영역에서도 심각한 문제를 초래하게 된다. ADHD는 청년기 이후에 증상이 호전되는 경우가 많지만 품행장애나 반사회적 성격장애로 이어질 수도 있다.

ADHD의 유병률은 아동의 경우 약 5%이며 성인의 경우 약 2.5%로 보고되고 있다(권준수 외, 2023). ADHD의 발병 시기는 약 3세경이지만 초등학교에 입학할 때까지는 진단을 내리지 않는다. DSM-5-TR에서는 ADHD를 주의력결핍형, 과잉행동-충동형, 그리고 혼합형의 세 하위 유형으로 구분하고 있으며 증상의 심각도에 따라 세 수준으로 평가한다.

(2) 원인

ADHD는 단일한 요인이 아니라 복합적인 생물 · 심리 · 사회적 요인에 의해 유발되는 것으로 알려져 있다. 생물학적 원인으로는 유전이나 뇌손상을 중요한 요인으로 보고 있으며, 노르에피네프린이나 도파민과 같은 신경전달물질이 관여한다는 주장도 제기되고 있다. 또한 아동의 과잉활동적인 기질과 부모의 잘못된 양육방식이 결합하면 ADHD가 발생한다고 보기도 한다(Rutter, 2005).

ADHD는 부주의와 과잉행동, 충동성을 특징으로 하는 신경발달학적 문제 또는 이와 연관된 다양한 조합으로 발생한다고 본다. ADHD는 아동기에 시작되어 청소년기와 직장생활 시기까지 지속될 수 있다. ADHD의 경우에 약물치료를 통해 주의집중력을 높이고 산만한 행동을 감소시킬 수 있는 것으로 알려져 있다. 그러나 약물치료는 모든 ADHD 아동에게 효과가 있는 것이 아니며 식욕감퇴, 두통, 불면, 틱과 같은 부작용도 초래할 수 있다(이상훈, 2021).

따라서 ADHD를 지닌 아동에 대한 개입은 신중한 약물치료와 더불어 아동과 부모에 대한 효과적인 심리사회적 접근도 필요하다. 아동을 위한 개입에는 행동치료와 인지행동치료가 효과적인 것으로 알려져 있으며, 부모 교육을 통해 아동과 부모가 효과적인 의사소통이 이루어지도록 하는 것도 중요하다.

ADHD를 지닌 사람은 적대적 반항장애, 품행장애, 불안, 우울, 물질남용, 틱장애, 자폐스펙트럼장애 등 한 가지 이상의 공존질환을 가질 가능성이 높다(Elia, Ambrosini, & Berrettini, 2008; Pliszka, 1998). ADHD로 약물치료를 받은 아동 중 23%가 성인기(평균 연령 31세)에 정신병원에 입원했다는 추적 연구결과가 있다. 또한 아동의 품행장애는 성인 ADHD를 예측하는 요인이며, 여아가 남아보다 위험성이 더 높았다(Dalsgaard, et al., 2002).

ADHD는 아동·청소년기에 남아가 여아에 비해 진단되는 비율이 약 4배 더 높지만 성인기에는 그 차이가 현저히 줄어든다. 성인이 되면 여성 ADHD는 정신과 입원율이 높고, 반면에 남성은 반사회적 행동이나 범죄에 관여되는 비율이 높다. ADHD를 지닌 사람은 지적장애를 보일 수도 있지만 그렇지 않은 경우도 많다. 지능이 높은 ADHD 아동은 학업이나 일상적 과업을 어느 정도 수행할 수 있다. 그러나 성인기 이후에 심각한 스트레스 상황을 겪거나 이전까지 잘 적응해오던 방어가 무너지면 여러 가지 어려움에 빠질 수 있다. 예컨대, 지나친 음주를 유지하여 일상이나 사회 생활로부터 도피하는 것을 말한다.

2) 인지행동치료

(1) 개관

ADHD를 지닌 사람은 오랫동안 낮은 집중력, 건망증, 문제해결 곤란, 충동조절 실패 등으로 일상생활에서 많은 부정적 사건을 경험한다(Solanto, et al., 2010). 예를 들면, 낮은 학업 성취도, 직업적 어려움, 친구나 연인 관계의 유지 곤란, 위험하고 자극적인 행동을 반복하는 것 등이다. ADHD를 지닌 사람은 사회적 교류나 갈등 대처에서 실패를 경험하며 유사한 상황에서 비관적으로 부정적 평가를 내리기 쉽다. 그들은 자신의 능력을 의심하고 미래에도 실패를 예견한다.

ADHD를 지닌 사람의 부정적 예측은 공격적 행동이나 알코올 중독 또는 다른 사람과 어울리지 않는 고립된 삶을 선택하도록 만든다. ADHD를 지닌 사람은 자기 능력에 대해 부정적 사고와 신념을 가지고 자신의 약점에만 초점을 맞추는 경우가 많다. 이는 불안, 좌절, 분노와 같은 부정적 정서로 이어져 또 다른 상황에도 부정적으로 평가하도록 만들 수 있다.

그러나 ADHD를 지닌 사람은 스트레스 상황에 대해 재평가 또는 인지 재구성을 통해 부정적 순환을 차단할 수 있다(Young, 2005). 그들은 부정적 결과를 긍정적으로 재구성하는 과정을 통해 새로운 희망과 행동양식을 습득할 수 있다. 이러한 능력을 회복탄력성(resilience)으로 설명할 수 있으며 자기효능감에 의해 뒷받침될 수 있다. 이와 같은 일련의 과정을 도식화하면 다음과 같다(Young & Bramham, 2012).

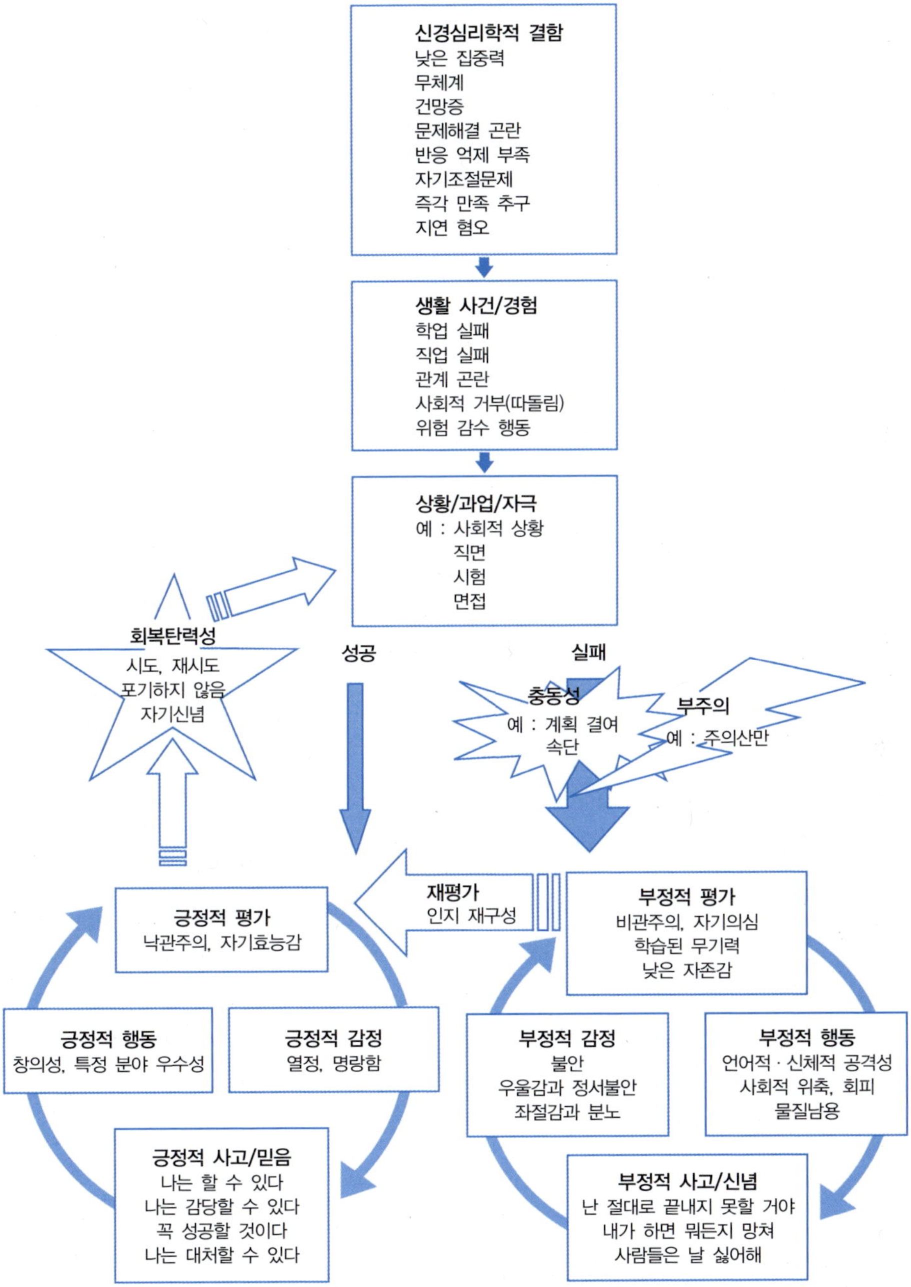

|그림 4-1| 성인 ADHD의 인지행동모델

출처 : Young & Bramham(2012), p. 13.

(2) 문제해결 5단계

문제해결은 문제에 대한 인지적 또는 행동적 반응이나 반응 패턴에서 해결책을 찾는 것이다. ADHD를 지닌 사람은 문제해결에 많은 어려움을 겪지만 강점도 있는데 그것은 스트레스 상황을 긍정적으로 재평가하는 경향이다(Young, 2005). ADHD를 지닌 사람을 위한 문제해결 5단계는 다음과 같다(Young & Bramham, 2012).

① 1단계 : 문제 파악 및 정의

ADHD를 지닌 사람은 자신에게 처한 문제가 '해결 가능한' 문제인지 아니면 전반적인 걱정이나 불안인지를 파악해야 한다. 개인의 문제는 서서히 다가오기도 하고, 갑자기 예상치 못하게 발생하기도 한다. 문제는 어쩔 수 없이 발생하는 외부 장애물일 수도 있고, 다른 사람에 의해 생길 수도 있고, 자기 스스로 만들어 내거나 걱정이 쌓여 생긴 것일 수도 있다.

문제를 파악하기 위한 몇 가지 질문은 다음과 같다. 첫째, 그것이 왜 문제인가? 둘째, 그것이 그들에게 어떤 영향을 미치는가? 셋째, 그 상황이 변화될 가능성이 있는가? 넷째, 그 문제가 해결되지 않으면 어떠한 일이 발생하는가? 그러나 문제해결은 복잡하고 간단하지 않다. 어떤 경우에는 비현실적이고 불가능한 목표를 설정하여 문제를 만들어 내는 사람도 있다. 이때는 문제 자체보다는 그들의 기대와 욕구에 대한 새로운 검토가 필요하다.

② 2단계 : 해결책 마련

가장 좋은 문제 해결책은 브레인스토밍(brainstorming)으로 가능한 모든 방법을 강구해 보는 것이다. 브레인스토밍으로 해결책을 찾아 나갈 때 도움이 되는 세 가지 기본 원칙이 있다(D'Zurilla & Nezu, 1999).

첫째, 질보다 양이 우선이다. 이는 많은 해결책을 떠올릴수록 더 많은 좋은 아이디어가 떠오른다는 의미이다.

둘째, 판단 유예이다. 이는 더 나은 해결책을 도출하기 위해서는 성급하게 해결책을 선택하지 말아야 한다는 원칙이다.

셋째, 다양성이다. 이는 해결책이 다양할수록 좋은 해결책이 나올 수 있다는 말이다. 다양하고 폭넓게 생각하면 실패할 가능성이 낮아진다.

③ 3단계 : 해결책 평가

3단계는 다양한 대안적 해결책이 만들어지고 나면 개인의 만족도로 해결책을 평가하는 과정이다. 이 과정에는 노력 평가, 대안 검토, 시연, 역할극, 인지왜곡 수정 등이 있다.

■ 노력 평가

ADHD를 지닌 사람은 해결책을 수행하는 데 들이는 노력이 벅차게 느껴지면 문제로부터 회피하려는 경향이 있다. 그들은 목표를 달성하기 위해 오랜 기간 집중해야 하는 해결책보다는 쉬운 방법으로 더 큰 보상을 얻으려고 한다. 그리고 그들이 어떤 순간에 충동적으로 말하고 행동하거나 반응하기 전에 생각하는 법을 익히게 할 필요가 있다.

■ 대안 검토

이 과정은 터무니없거나 가능성이 낮은 대안을 모두 제거하고 현실적인 두세 가지 해결책을 고려하는 단계이다. 이때는 각 해결책의 장점과 단점의 목록을 만들 필요가 있다. 단점보다는 장점이 많은 최종 대안을 선택해야 한다.

■ 시연

시연은 예상되는 상황을 떠올리고 선택한 해결책을 실행하면 어떤 일이 생길지 상상하여 문제해결에 필요한 구체적인 과정을 모색하는 것이다. 예컨대, 대화를 회피해 온 사람에게 말을 걸 때 어떠한 상황이 발생할 것인지를 미리 상상하면서 불안, 불편, 고통을 체험해 보는 것이다.

■ 역할극

역할극은 면접이나 사직서 제출, 관계 정리하기 등 다른 사람과 연관된 문제의 해결책을 연습하는 좋은 방법이다.

■ 인지왜곡 수정

ADHD를 지닌 사람은 왜곡된 생각으로 인해 문제를 해결하는 데 방해를 받는 경우도 자주 있다. 그들은 '나는 이런 건 절대 못해', '나는 실패할 거야', '나는 멍청해' 등과 같은 인지왜곡으로 문제해결을 어렵게 할 수 있다. 이러한 인지왜곡을 수정하는 것도 문제해결에서 중요하다.

④ 4단계 : 해결책 적용

이 단계는 ADHD를 지닌 사람이 변화를 추구하고 문제를 해결하려는 동기부여가 되어있다고 전제한다. 따라서 이 단계는 해결책을 계획하고 적용하는 단계이다.

⑤ 5단계 : 성공 평가

이 단계는 원하는 결과를 달성했는지를 평가하는 과정이다. 이때는 치료자가 ADHD를 지닌 사람의 해결책 실행에 대한 긍정적 피드백을 주는 것이 중요하다. 이를 통해 자신이 이룬 성취를 강화하고 반복할 동기를 얻기 때문이다.

〈표 4-6〉 문제해결 5단계의 사례 적용

철수 씨는 28세로 초등학교 시절에 ADHD로 진단받아 상담과 약물치료를 받고 있다. 철수 씨는 최근에 여자 친구를 사귀기 시작했는데, 자신이 ADHD를 겪고 있다고 말해야 할지 고민에 빠졌다. 이에 대한 문제해결 5단계를 적용하면 다음과 같다. 1단계는 문제 파악 및 정의 과정이다. 그는 여자 친구와 함께 있을 때 자주 약을 먹어야 할 상황이 생겼는데 그때마다 몰래 약을 먹었다. 그는 약을 복용하지 않으면 때때로 지치고 짜증이 난다. 철수 씨는 그녀가 자신이 ADHD라는 사실을 알면 어떤 반응을 보일지 걱정을 했다. 만약 그가 사실을 말한다면 미쳤다고 생각하거나 자신을 떠날까 봐 두려웠다. 철수 씨는 자신의 ADHD에 대해 그녀에게 말을 할 것인지를 결정해야 한다. 철수 씨는 그녀가 사실을 듣고 편하게 느끼거나 받아들이기를 원하고 있다. 그리고 그는 그녀에게 말해야 하는 적절한 시점, 적절하게 말할 방법을 선택해야 하고 그녀가 자신을 멀리할 수 있음도 고려할 필요가 있다. 2단계는 해결책 마련 과정이다. 철수 씨는 자신의 ADHD를 그녀에게 말하려고 할 때마다 불안해지고 말다툼을 하곤 했다. 철수 씨는 다양한 해결책을 생각하면서 신중하게 검토하기로 했다. 그는 과거 친구들에게 자신이 ADHD를 겪고 있다고 말했던 경험을 떠올려 보았다. 어떤 친구들은 예전과 같이 편하게 대해주고 대처할 방법을 찾아보자고 했지만 또 다른 친구는 점점 멀어졌던 사실을 기억해 냈다. 이 경험에서 철수 씨는 자신이 직접 말하지 않고 다른 사람을 통해 들었던 친구들이 자신과

멀어졌음을 알 수 있었다.

3단계는 해결책 평가 과정이다. 철수 씨는 그녀와 좋은 관계를 유지하려면 자신의 ADHD를 설명하기 위한 준비를 해야 한다. 반면에 그가 ADHD를 숨긴다면 좋지 않은 결과는 피할 수 있지만 계속해서 불안에 직면하게 된다. 혹 다른 사람이 그녀에게 자신의 ADHD를 알리게 되면 관계가 나빠질까 봐 염려가 되었다. 그래서 철수 씨는 말하는 것의 장점과 단점을 정리하고 가장 중요한 5개를 순서대로 서술했다. 첫 번째는 장점으로, 그녀가 자신을 더 잘 이해하게 되는 것이다. 두 번째는 장점으로, 자신의 솔직한 행동이다. 세 번째는 단점으로, 그녀가 매우 놀라는 것이다. 네 번째는 장점으로, 그녀가 다른 사람을 통해 알게 된다면 자신이 매우 화가 날 것이다. 다섯 번째는 단점으로, 그녀가 자신을 떠날 것이다. 이러한 대안을 검토한 후 철수 씨는 그녀에게 말하기로 결정했다. 이후 철수 씨는 그녀에게 말하는 상황을 상상하고 어떤 상황에서 말해야 하는지를 시연하였다. 또한 그는 그녀에게 말한 후 자신에게 ADHD에 대해 질문할 상황들도 예상하여 준비했다. 마찬가지로 그는 자신이 친구에게 ADHD라는 사실을 말하지 않은 이유가 속단하기와 과잉일반화라는 인지왜곡의 결과라는 사실도 확인했다.

4단계는 선택한 해결책 적용 과정이다. 철수 씨는 여자친구에게 자신의 ADHD를 말할 가장 적절한 날짜와 장소를 구체적으로 계획하였다. 이때 명확하게 말하고 현실적으로 접근하기로 했다.

5단계는 성공 평가 과정이다. 철수 씨는 여자친구에게 자신의 ADHD에 대해 고백했다. 여자친구는 그가 자신을 믿고 말해준 데 대해 기뻐했다. 여자친구는 자신도 당뇨병이 있어 매일 인슐린 주사를 맞아야 한다고 했다. 그녀도 이 사실을 어떻게 말해야 할지 고민하고 있었다고 했다. 철수 씨와 여자친구는 서로의 관계를 더욱 확신할 수 있었다.

CHAPTER 05

현시대에 두드러진 불안장애

1 공황장애

1) 특징과 원인

(1) 특징

불안(anxiety)의 가장 극적인 현상은 공황(panic) 발작이다. 일반적으로 공황은 '나약한 사람들'이거나 '늘 불안과 함께 사는 사람들'에게 찾아온다는 고정관념이 있지만 대부분 강한 사람들을 공격한다. 예를 들면, 계속 승진하거나 업적을 내는 사람들, 잘 나가는 기업의 회장이나 사장, 권력의 중심에 있는 사람, 스포츠 혹은 연예인과 같은 대중의 집중적인 사랑과 관심을 받는 사람들을 말한다.

불안은 나약하고 민감하거나 섬세하고 깨지기 쉬운 사람을 괴롭히는 현상이 아니다(엄태완, 2020a). 불안은 압박감이 높은 직업을 가졌거나 성취욕구가 강하고 자신의 열등감을 끊임없이 극복하려는 사람들에게 갑자기 찾아온다. 그러므로 불안은 압박감이 있는 직업에 속한 사람이 스트레스 수준이 낮은 직업을 지닌 사람보다 경험할 가능성이 높고, 탁월함을 추구하는 데 사로잡혀 있는 사람들이 더욱 취약하다. 왜냐하면 그들은 몸이 보내는 사전의 경고신호를 무시하거나 볼 수 없기 때문이다.

불안장애를 가지고도 인류에 큰 족적을 남긴 사람들도 많이 있다. 예컨대, 현대 심리이론의 기초를 마련한 프로이트(Sigmund Freud, 1856~1939)는 공황장애로 어려움을 겪었으며, 그는 자신의 '공황발작'에 대해 끊임없이 걱정하였다. 아이작 뉴턴(Isaac Newton, 1642~1727)도 불안장애를 지속적으로 겪었으며, 극심한 불면증과 집중력의 상실 그리고 심각한 민감증 때문에 고통을 호소하였으며 1684년까지 집 밖을 나가지 못했다. 이것은 불안장애 중 광장공포증에 해당한다.

개인의 성격적 특성과 하는 일의 조합 그리고 유전적 취약성을 물려받았다면 다른 사람보다 불안을 극복할 수 있는 힘이 부족할 수밖에 없다. 불안은 뇌 화학물질에 영향을 미치는 스트레스의 결과로 알려져 있다(Brewer, 2021). 세상의 모든 사람은 정도의 차이가 있지만 불안을 경험할 수 있으며 그러한 고통 속에서 삶을 살아간다. 불안의 경험은 개인이 하는 것이지만 이것을 불러일으키는 일차적 요인은 사회적 스트레스라고 할 수 있다.

의학적 관점에서 불안 문제는 공황, 사회불안, 강박충동, 전반적인 과도한 불안 등으로 분류한다. 공황장애(Panic Disorder)란 예기치 못한 공황발작(panic attack)을 반복적으로 경험하는 불안장애를 말한다(권준수 외, 2023). 공황발작은 죽을 것 같은 공포, 스스로 통제할 수 없거나 미칠 것 같은 두려움, 질식할 것 같은 느낌, 가슴의 극심한 통증이나 메스꺼움, 호흡 곤란, 손발이 떨리고 진땀 흘림 등이 나타나는 것이다. 이러한 공황발작이 반복적으로 나타나거나 공황발작이 갑자기 다시 발생할 것이라는 예기불안(예감적 불안)을 동반하게 되면 공황장애로 진단할 수 있다.

공황장애를 지닌 사람은 예기치 못한 공황발작을 경험한 후 최소한 1개월 이상 또 다른 공황발작이 일어날까 봐 지속적으로 염려하며, 공황발작의 가능한 결과에 대해 근심, 걱정하면서 공황발작과 관련되는 부적응적 행동변화를 보인다. DSM-5-TR에 의하면 공황발작은 극심한 공포와 고통이 갑작스럽게 발생하여 수분 이내에 최고조에 이르러야 하며, 그 시간 동안 〈표 5-1〉에서의 13가지 증상 중 4가지 이상이 나타나야 한다.

〈표 5-1〉 공황발작 증상

① 심장박동이 빨라지고 강렬하거나 심장박동수가 점점 더 빨라짐
② 진땀을 흘림
③ 손발이나 몸이 떨리거나 후들거림
④ 숨이 가쁘거나 답답한 느낌
⑤ 질식할 것 같은 느낌
⑥ 가슴의 통증이나 불편감
⑦ 메스꺼움 또는 복부 불편감
⑧ 어지럽거나 불안정하거나 멍한 느낌이 들거나 쓰러질 것 같음
⑨ 춥거나 화끈거리는 느낌
⑩ 감각이상(감각이 둔해지거나 따끔거리는 느낌)
⑪ 비현실감(현실이 아닌 것 같은 느낌) 혹은 이인증(나에게서 분리된 느낌)
⑫ 스스로 통제할 수 없거나 미칠 것 같은 두려움
⑬ 죽을 것 같은 공포

출처 : APA(2022), p. 102.

대부분의 공황발작은 예측하기 어렵고 갑작스럽게 나타나지만 뚜렷한 예측 인자가 있은 후에 발작이 일어나기도 한다. 공황장애로 진단되려면 1회 이상의 공황발작이 나타난 이후로 1개월 이상 동안 다음의 두 가지 중 한 가지 조건을 충족시켜야 한다(권준수 외, 2023). 첫째는 추가적인 공황발작이나 그에 대한 결과(예 자기통제의 상실, 심장발작을 일으킴, 미치는 것)에 대한 지속적인 걱정이다. 둘째는 발작과 관련된 행동으로 현저하게 부적응적인 변화가 일어난다(예 공황발작을 회피하기 위한 행동으로 운동이나 익숙하지 않은 환경을 피하는 것).

따라서 공황장애를 지닌 사람은 예기치 못한 공황발작과 더불어 그에 대한 예기불안으로 어려움을 겪는다. 이후의 공황발작으로 미치거나, 죽거나, 심장마비가 오지 않을까 걱정하며, 그러한 상황을 회피하거나 건강염려증이 생기기도 한다.

공황장애의 12개월 유병률은 성인과 청소년에서 대략 2~3%로 추산된다. 평균 발병 연령은 20~24세이며, 일부 아동기나 45세 이상에서 나타나기도 한다. 치료받지 않으면 대개 만성적인 경과를 밟지만 그 정도는 심할 때도 있고 저절로 나아지는 경우도 있다. 어떤 사람들은 빈번한 발작(예 일주일에 1회)이 수개월간 있을 수도 있고, 짧고 더욱 빈번한 발작(예 매일)이 있다가 몇 주 혹은 몇 달간 없어지거나 다시 나타날 수 있다. 소수의 사람은 수년간 재발이 없는 증상의 완전 관해를 보이기도 한다.

(2) 원인

공황장애는 신체적 증상을 동반하는 불안장애이기 때문에 과잉호흡이론이나 질식오경보이론 등과 같은 생물학적 원인론이 제기되고 있다(엄태완, 2025). 과잉호흡이론(hyperventilation theory)에 따르면, 공황장애를 지닌 사람은 호흡기능과 관련된 자율신경계의 생물학적 결함으로 인한 과잉호흡 때문에 공황발작을 일으킨다는 견해이다.

질식오경보이론(suffocation false alarm theory)에 의하면, 뇌중추의 생리적인 오해석으로 잘못된 질식경보를 내림으로써 공황장애를 지닌 사람들은 순간적으로 호흡곤란을 느끼고 과잉호흡과 공황발작이 일어난다고 본다. 이 밖의 생물학적 원인으로 유전이나 신경전달물질이 관련되어 있다는 주장이 제기되고 있다.

정신역동적 입장에서는 세 가지의 원인을 제시하고 있다(권석만, 2013). 첫째, 공황발작은 불안을 야기하는 충동에 대한 방어기제가 성공하지 못하여 나타나는 극심한 불안 때문에 나타난다. 둘째, 공황발작은 분리불안의 재현이라는 견해이다. 셋째, 공황발작이 무의식적 상실과 관련이 있다.

인지이론에 의하면 공황발작은 신체감각을 위험한 것으로 잘못 해석하는 파국적 오해석(catastrophic misinterpretation)에 의해 유발된다고 본다. 즉, 다양한 자극에 의한 신체감각의 변화를 파국적으로 해석(심장마비, 죽음 공포, 정신이상)하여 극심한 공황발작을 유발한다는 것이다. 그리고 한 번 공황발작을 경험하고 나면 매우 예민하게 자신을 관찰하여 유사한 재발을 막기 위해 다양한 유형의 회피행동을 하게 된다. 이러한 인지적 오해석은 생물학적 취약성이 동반되면 공황발작의 악순환을 강화시키거나 지속시키는 요인으로 작용할 수 있다.

2) 실제적 이해

(1) 경험의 과대 해석

인간은 동물과 달리 위험을 다양하고 복잡한 방식으로 대처 수단을 강구한다. 그것은 인간 뇌의 정교하고 고차원적인 능력에 기인한다. 인간이 겪는 공황은 지극히 당연한 정상적인 반응이다. 예컨대, 어두운 산길에서 갑자기 큰 산짐승과 마주친다면 놀라고 당황하며 숨이 가빠지고 다리에 힘이 풀리며 정신이 혼미해지는 등의 불쾌한 느낌을 정상적으로 겪을 수밖에 없다.

공황은 이유나 원인을 모르기 때문에 겪는 인간의 문제이다(제이콥 정, 2020a). 만약 100미터 달리기를 한 후 극심하게 숨이 차고 진땀이 나며 화끈거리고 심장이 터질 듯이 고동치면서 속이 울렁거리고 메스꺼우며 어지럽다면 크게 걱정하지 않는다. 왜냐하면 전력을 다해 달린 후에는 당연히 나타나는 현상이기 때문이다. 그러나 전혀 예기치 못한 상황, 예컨대, 술을 먹고 친구와 말다툼을 하거나, 영화를 보다가, 친지가 사망한 모습을 본 후 차 안에서, 회의 발표를 하는 중에 100미터 달리기를 한 후의 현상이 나타난다면 두렵고 공포스러울 수밖에 없다. 왜냐하면 원인을 알 수 없어 과대한 해석, 즉 심장마비인지, 갑자기 쓰러져 죽는지, 미치는 것이 아닌지 등의 공포를 느끼기 때문이다.

첫 번째 공황을 경험한 사람은 예측되지 못한 공황 증상에 큰 두려움을 느낀다. 그리고 그들은 원인을 찾고 다시 닥칠 위험을 예방하기 위해 실제적 현상보다 더 큰 충격과 고통을 겪게 된다. 그들은 평소에도 느낄 수 있는 정상적인 반응이 공황이지만 미래에 반복해서 닥칠 최악의 위험으로 예측해 버린다.

(2) 공황과 공황장애의 차이

공황은 정상적인 공황 반응과 공황장애로 이어지는 공황 발작(panic attack)으로 구분할 수 있다(Beck, Emery, & Greenberg, 1985). 정상적인 공황 반응은 인간이 살면서 정상적으로 느끼는 반응이다. 예컨대, 수업 시간의 발표에서 느끼는 불안과 압박, 즉 가슴이 두근거리고 숨쉬기가 거북하고 식은땀이 흐르거나 손발이 떨리는 것 등이다.

반면에 공황 발작은 그럴 이유가 없는데 갑자기 몸에서 불쾌하고 두렵고 고통스러운 이해할 수 없는 증상을 겪는 것이다. 예를 들면, 심장이 두근거리고 가슴이 빠근하거나 찌르는 것 같고, 숨이 차서 멈출 것 같은 고통, 손발이 저리거나 식은땀이 나고 어지럽고 미칠 것 같은 증상을 말한다.

이러한 공황 발작은 정상적인 공황 반응과 실제적으로 차이가 없지만 당사자는 큰 고통을 겪게 된다. 공황장애는 공황 발작을 경험한 사람이 그것이 다시 찾아올까 봐 염려하고 두려워하는 만성적 상태에 빠져 있는 것이라고 할 수 있다. 만약 공황 발작을 겪었다고 하더라도 미래에 닥칠 두려움이 생기지 않는다면 공황장애로 진단되지 않을 것이다.

(3) 공황과 신체 증상의 관계

공황 발작은 강력한 신체 증상을 동반한다. 공황장애를 겪는 사람은 공황 발작 순간에 나타나는 신체 증상으로 인해 힘들고 무섭거나, 죽을 것 같고, 미치거나 정신을 잃을지도 모른다는 두려움에 빠진다. 그러나 이러한 공황의 신체 증상은 위험한 것을 조심하고 미리 대비하라고 뇌가 몸에게 시키는 일종의 경고라고 할 수 있다(제이콥 정, 2020a), 건강한 몸은 뇌의 이러한 명령을 성실히 수행한 결과일 뿐이다.

우리 몸의 신경기관은 교감신경과 부교감신경으로 나눌 수 있다. 교감신경은 격렬한 운동이나 위험에 대비하기 위해 필요한 기관이며, 부교감신경은 그 반대로 안정을 취할 때 필수적인 기관이다. 교감신경이 급격한 작동을 시작하면 눈 깜짝할 사이에 불안과 긴장을 유발하는 몇 가지 호르몬이 뇌와 혈액에 급속히 방출된다. 그중 대표적인 예가 바로 에피네프린(아드레날린) 호르몬이다.

에피네프린 호르몬이 방출되면 혈액이 가장 많이 필요한 곳에 집중되어 근육의 경련이나 떨림, 다리에 힘이 없어지는 느낌 등의 증상이 나타난다. 다음으로 불필요한 곳으로 가는 혈액을 최대한 줄이기 때문에 음식을 소화시키거나 복잡한 판단을 하는 것을 어렵게 만든다. 그 결과로 머리가 띵하고 눈앞이 하얗게 느껴지거나 현기증이 생기고, 입이 마르고 목에 뭔가 걸린 듯한 증상, 복통이나 복부 불편감과 소변이 마렵거나 배가 아프게 된다. 이와 같이 위험을 직감하면 몸이 나타내는 자연스러운 반응이 바로 공황 발작의 증상이다. 따라서 이를 인지한다면 과도한 두려움으로부터 벗어날 수 있다.

(4) 공황장애와 건강염려증

공황발작을 겪고 난 사람들은 건강염려증으로 고통을 가중시킬 수 있다(김청송, 2016). 공황발작 동안에 심장마비나 뇌졸중 등을 생각하며 두려움을 느끼게 되고, 이후에 심근경색, 협심증, 뇌경색, 뇌출혈, 암 등의 최악의 질병을 떠올리고 자신과의 관련성을 따지게 된다. 따라서 그들은 사소한 신체 증상이나 감각을 심각하게 생각하여 스스로 위중한 병에 걸렸다고 두려워하고 그것에 몰두한다.

공황발작을 겪고 난 사람들은 사소한 작은 변화나 느낌, 감각 그리고 불편감에 대해 예민하게 생각하여 또 다른 공황 발작과 연결하거나 심각한 신체 질병의 전조로 생각하게 된다. 공황장애를 지닌 사람은 작은 신체 변화나 감각에 대해 무관심해지면서 건강염려로부터 벗어나야 공황장애로부터도 자유로워질 수 있다.

3) 극복의 과정

공황장애를 지닌 사람은 약물치료나 상담 등을 통해 효과적으로 대응할 수 있으며, 여기서는 자기조절이나 훈련을 통해 스스로 벗어날 수 있는 방법 10가지를 제시하고자 한다(제이콥 정, 2020b).

(1) 조절력을 습득하라

공황장애를 오래 겪은 사람은 항상 공황 발작에만 촉각을 곤두세우고 그러한 증상이 나타나지 않는 것에만 관심을 둔다. 그러나 이러한 자세는 매번 실망과 좌절에 부딪힌다. 대신에 조절력을 향상시켜 나가야 한다. 조절력은 자신의 몸 안에서 일어나는 어떤 증상도 며칠 이내에 제압하고, 더 이상 다른 부정적인 문제로 확대되지 않도록 자신의 의지로 이를 차단할 수 있는 힘을 의미한다. 조절력은 증상을 없애는 능력이 아니라 생각을 멈추고 노력을 유지하는 힘이다.

(2) 서두르지 않는 진정한 용기가 필요하다

공황장애를 겪는 사람은 약물치료로 극적 회복을 바라거나 빠르게 완치하려는 시도를 하면 할수록 공황 발작의 반복에 의해 실망과 좌절의 고통을 경험한다. 공황장애에 갇혀 평생을 불안과 두려움에 떨 수 없다는 진정한 용기를 통해 서서히 극복의 과정에 진입할 수 있다.

(3) 부정적 상상을 멈추게 하라

공황장애를 겪는 사람은 또다시 공황발작으로 고통을 경험하는 자신을 상상하게 된다. 이때 그러한 상상을 시작하는 자신에게 "멈춰"라고 강하게 명령해야 한다.

(4) 변화에 도전하라

공황장애를 겪는 사람은 공황의 두려움으로 인해 몸과 정신이 힘들다면 오히려 움직임을 강화할 필요가 있다. 그들은 가능하면 종일 느리고 꾸준하게 움직이는 패턴을 유지할 역량을 길러야 한다. 즉, 움직이되 마음을 싣지 않는 기술, 생각하되 고민을 담지 않는 기술, 일을 하되 걱정을 하지 않는 기술, 노력하되 집착하지 않는 기술, 열망하고 추구하되 조급해하지 않는 기술을 익히는 것을 말한다.

(5) 증상과 친해지고 생각과 관찰을 멈추어라

공황 발작에 익숙해지고 편하게 여기면 뇌가 덜 집중하게 되어 그로 인한 고통도 줄어들게 된다. 공황장애를 겪는 사람은 약간의 전조만 감지해도 순식간에 강한 불안을 끌어올린다. 이러한 상상력을 발휘하여 뇌가 두려움과 불안을 작동시키면 멈추려는 노력을 해야 한다. 이때는 증상을 생각하고 관찰하는 것이 아니라 신체 운동을 통해 염려라는 상상 행위를 중단시켜야 한다.

(6) 인터넷 검색을 멈추어라

내면이 강하지 못한 사람은 인터넷에 있는 부정적 정보를 오래 담아두고 민감하게 처리한다. 공황장애를 겪는 사람은 인터넷에 있는 온갖 질병을 자신과 견주어 보고 그 병에 대해 염려하고 그것을 뒷받침하는 정보들만 선별적으로 골라 자신의 머릿속에 담아둔다. 공황장애를 제대로 다룰 수 없는 사람은 인터넷에 떠돌아다니는 수많은 질병에 대한 검색을 멈추는 것이 바람직하다. 그렇게 하지 않으면 인터넷 검색을 통해 자신과 연결시켜 부정적 내용만 들추어 걱정과 두려움으로 고통을 겪게 된다.

(7) 자기 스스로 회복해야 한다

공황장애는 다른 사람에 의해 회복되는 문제가 아니다. 타인, 예컨대 의사, 상담가 등은 방향을 알려주는 길잡이 역할을 하는 사람일 뿐이고 자신의 공황장애를 없애줄 수 있는 사람이 될 수 없다. 약물치료는 스스로 공황장애로부터 벗어나도록 하는 진통제의 역할을 하는 것이지 완치시키는 치료제가 아니다. 또한 상담도 스스로 공황에 대한 조절력을 향상하는 과정일 뿐이며, 시간이 지난다고 자연스럽게 해결되지도 않는다.

공황장애를 지닌 사람은 공황과 건강에 대한 걱정과 염려를 멈추려는 변화된 행동을 통해 공황장애로부터 자유로울 수 있다. 그러한 자유는 공황 발작을 완벽하게 통제할 수 있는 것이 아니라 그 순간을 적절하게 대처하고 이후 미래에 대한 불안에 압도되지 않으며 자신의 삶을 살아가는 능력을 지닌 상태를 말한다.

(8) 이 순간에만 집중하라

공황장애를 겪는 사람은 매 순간 힘들고 두려운 고난의 시간을 보낼 가능성이 높다. 그들은 과거 공황 발작을 반추하며 미래의 또 다른 공황 발작을 두려워하며 현재를 불안 속에 살 수도 있다. 반면에 회복하는 사람들은 바로 그 순간의 노력에만 집중하며 최종적인 목표는 있지만 미래에 대한 걱정을 하지 않는다.

그들은 운동이나 자신의 삶에 열중하며, 공황과 관련된 꼬리에 꼬리를 무는 생각의 단절을 위해 끊임없이 노력한다.

(9) 이를 악물고 물리쳐라

공황 발작이 다시 나타날 것 같은 예기불안이 엄습해 온다면 도망가거나 회피하지 않아야 한다. 그렇게 되면 몸과 마음이 불안에 압도된다. 어느 순간이라도 공황 발작이 다시 시작할 것 같은 불안이 시작되더라도 그 증상과 과감하게 부딪혀 승리하려는 태도와 행위를 반복해야 한다. 예컨대, 자신의 증상에 대해 무섭고 독한 호랑이 같은 자세로 위협하면서 악독한 욕설을 퍼부어주는 것이다. 이렇게 대응하면 예기불안으로 인한 증상은 엄청나게 줄어들게 된다.

(10) 증상 재발과 공황 재발을 별개로 생각하라

공황장애를 겪었던 사람은 증상이 다시 나타나면 재발이라고 생각하기 쉽다. 그러나 그것은 공황장애의 재발이 아니라 대응할 수 있는 연습의 시간이 다시 찾아왔다고 생각해야 한다. 연습은 반복해서 익숙해지라고 주어지는 과정이다. 공황장애를 겪는 많은 사람은 자신이 노력하고 있지만 반복해서 실패한다고 절망한다.

하지만 반대로 노력하는 과정에서 연습을 할 수 있는 기회라고 생각한다면 그 결과가 달라진다. 공황의 증상은 평생 발생하지 않는 것이 아니라 언제든지 다시 나타날 수 있다. 이때는 불안이나 두려움을 느끼고 절망하는 것이 아니라 지금까지 축적한 조절력을 연습할 기회로 보아야 한다. 이러한 과정을 반복하다 보면 자신의 몸과 마음에서 공황이 점차 약해지고 사라지게 된다.

2 사회불안장애

1) 특징과 원인

(1) 특징

사회불안장애는 DSM-5-TR의 불안장애의 하위 유형 중 하나이다. 사회불안장애(Social Anxiety Disorder)란 사회공포증(Social Phobia)이라고도 불리며, 핵심적 특징은 다른 사람들에게 면밀하게 관찰될 수 있는 사회적 상황에서 극심한 공포와 불안을 느끼는 현상이다. 아동의 경우에 공포와 불안은 성인과의 관계에서뿐만 아니라 또래 집단에서도 발생해야 한다.

그들은 사회적 상황에 노출되었을 때 부정적으로 평가받는 것에 대한 두려움을 가진다. 즉, 사회불안장애를 지닌 사람은 일상적인 상호작용 상황이나 관찰당하는 상황에서 다른 사람들에게 미친, 약한, 어리석은, 지루한, 더러운 혹은 좋아할 만한 사람이 아닌 것으로 평가받는 것에 대해 지나친 염려를 한다. 이 과정에서 얼굴이 붉어지거나, 떨거나, 땀을 흘리거나, 말을 더듬거리거나, 주시하는 등의 불안 증상을 다른 사람에게 보일까 봐 두려워한다.

그들은 사회적 상황에 노출되면 거의 대부분 불안과 공포를 일으킨다. 따라서 사회적인 노출 상황에서 가끔 불안해하는 사람은 사회불안장애로 진단되지 않는다. 사회불안장애를 지닌 사람의 불안과 공포는 상황에 따라 다르며, 예기불안과 공황 발작을 나타내기도 한다. 예를 들면, 사회적 행사에 참여하기 몇 주 전부터 매일 그 일에 대해 걱정하는 것 등의 예기불안을 보이기도 한다. 또한 그들은 공포스러운 사회적 상황을 피하거나 극심한 공포와 불안을 참고 견디기도 한다. 회피 반응은 눈 맞춤을 피하는 등 사소하게 나타나거나 등교 거부 등의 심각한 경우도 있다.

따라서 그들의 공포, 불안, 회피는 개인의 일상생활, 직업적 혹은 학업적 성취, 사회 활동과 사회적 관계를 현저하게 방해하거나 중요한 기능 영역에서 심각한 고통이나 손상을 초래한다. 사회불안장애로 진단되려면 상기와 같은 증상의 지속 기간이 6개월 이상이어야 한다. 미국에서 12개월 동안 측정한 사회불안장애의 유병률은 7% 정도이다(APA, 2013). 사회불안장애는 매우 흔한 심리적 문제이다. 어떤 연구에서는 대학생의 40%가 사회적 불안이나 수줍음의 문제를 지닌다고 하였다(Pilkonis & Zimbardo, 1979). 대부분의 사회불안장애는 10대 중반의 청소년기에 시작하여 자연적으로 호전될 수도 있지만 만성적으로 대인관계적, 심리적, 사회적 어려움을 겪게 되는 장애이다.

(2) 원인

사회불안장애는 기질적, 유전적 요인들이 관여하는 것으로 알려져 있다. 그러나 유전적 요인의 정확한 인과 관계를 파악하지는 못하고 있다. 정신역동이론에서는 무의식적 갈등이 사회적 상황에 대치되어 투사된 것으로 본다. 즉, 공격적 충동을 다른 사람에게 투사하여 다른 사람이 자신에게 공격적이거나 비판적일 것이라고 느끼게 되어 다른 사람 앞에 나서기가 두려워진다는 의미이다.

인지이론에 의하면 그들은 다음과 같은 연속적 과정에 참여한다고 본다(Beck, Emery, & Greenberg, 1985). 우선 그들은 다른 사람에게 호감을 주지 못하는 사람이라는 사회적 자기에 대한 부정적 개념을 지니고, 지나치게 타인에게 호감과 인정을 받으려 하는 동시에 부정적 평가를 받는 것을 재난으로 받아들인다. 그리고 자신이 사소한 실수라도 하면 다른 사람들이 자신을 싫어할 것이라 생각하고, 사회적 상황에서 자신이 한 행동을 부정적으로 평가하고 이에 따라 반복적으로 사회적 상황에서 불안과 좌절감을 경험하게 되어 결국 사회적 상황을 회피하는 대처방식을 선택하게 된다.

또한 사회불안장애는 진화론적 관점에서도 설명할 수 있다(이우경, 2016). 공포감정이란 일반적으로 잠정적인 포식자에 대한 두려움과 관련이 있으며, 이는 오랜 진화 과정의 결과이다. 사회불안장애에서 공포는 일종의 자신이 속한 종의 구성원을 두려워하는 것이다. 사회적 집단 내에서는 공격적인 사람이 있기 마련이고, 패배적인 사람은 두려움과 순종적 행동을 보이지만 그 상황에서 완전히 도망가기가 어렵다. 즉, 진화론적으로 볼 때 사람은 사회적 상황에서 지배적이고 공격적인 사람을 만나게 되면 두려움을 획득하도록 미리 그런 경향성을 선험적으로 가지고 태어난다는 견해이다. 사회불안장애를 지닌 사람은 이러한 경향성이 다른 사람보다 더욱 민감하게 작용해서 나타난 결과이다.

2) 발병 경로 및 주요 증상

(1) 발병 경로

사회불안장애는 크게 세 가지 경로에 의해 발병된다(Fedoroff & Taylor, 2001). 첫째, 언제부터인지 모르게 서서히 발병된다. 둘째, 우연한 일을 계기로 시작된다. 예컨대, 일상생활 중 흔히 있을 수 있는 사소한 일을 계기로 발병하였거나, 고의적이 아닌 친구의 지적 등으로 인해 우연히 증상이 시작된 경우이다. 셋째, 치욕적인 일을 계기로 발병된다. 예컨대, 사람들 앞에서 큰 실수를 했거나 창피를 당한 이후에 증상이 나타난 경우이다.

(2) 주요 증상

① 적면

인간은 수치심과 창피함을 느끼면 거의 언제나 얼굴이 붉어진다. 하지만 갓난아이의 경우에는 적면을 볼 수 없다. 왜냐하면 자신을 사회적 객체로서 의식할 때야 비로소 부끄럼을 알고 창피를 느낄 수 있기 때문이다(이시형, 2000). 인간은 일상생활에서 얼굴이 붉어질 때가 많지만 사회불안장애를 지닌 사람은 이것을 수치스럽고 바보 같다고 여긴다. 그들은 다른 사람보다 적면의 정도가 너무 심하다고 생각하고, 얼굴이 붉어질 상황이 아닌데도 자주 붉어지니까 문제라고 규정하며, 창피하니까 적면이 생기는 것이 아니라 적면이 생기니까 창피해진다는 인지왜곡이 발생한다.

② 표정

사회불안장애를 지닌 사람은 자신의 얼굴표정을 문제 삼아 고민하는 경우가 많다(김청송, 2016). 예컨대, 붉어진 얼굴로 인하여 타인이 바보라고 여긴다고 생각하거나, 상황에 따라 얼굴표정을 자연스럽게 드러내지 못해서 다른 사람을 불편하게 만든다고 불안해한다. 심지어는 자신의 얼굴이 추하거나 괴상하게 생겼다며 고민한다. 그들은 자신의 못난 얼굴로는 창피해서 밖에 나가지 못하겠다고 생각하거나, 자신의 추모로 인해 다른 사람에게 혐오감을 준다고 확신하기도 한다.

③ 시선

사회불안장애를 지닌 사람은 시선을 불편해한다(이시형, 2000). 그들은 상대방을 바라보기가 힘들다고 호소하거나 자신의 시선으로 인해 상대방이 불편해할 것이라고 믿기도 한다. 따라서 그들은 다른 사람과 눈빛을 교환하거나 우연히 마주치는 시선 교환을 힘들어한다. 한편 어떤 사회불안장애를 지닌 사람은 이성과 시선 마주침을 성적인 측면으로 생각하여 불안해한다. 즉, 자신의 시선이 상대방에게 좋아한다는 신호로 여겨지는 것에 대한 두려움 또는 성적인 음흉함으로 생각할지 모른다고 불안해하는 것이다.

④ 자기취

사회불안장애를 지닌 사람 중에는 자신의 몸에서 이상한 냄새가 난다고 호소하는 경우도 있다(이시형, 2000). 그들은 객관적으로 냄새가 나지 않지만 독특한 구조로 자신을 괴롭힌다. 그들은 자신의 몸 어딘가에서 독특한 냄새가 나온다고 확신하고, 그것 때문에 근처 사람에게 불쾌감을 준다고 여기며, 그러한 결과로 사람들이 자신을 피한다고 굳게 믿는다.

3) 대처 방법

〈표 5-2〉 사회불안장애 사례

철수 씨는 22세인 대학생이다. 철수 씨의 부모는 모두 사회적으로 성공한 사람이었다. 그는 자신을 내성적이라고 단정했지만 유치원이나 초등학교 때부터 발표회나 음악회 그리고 학급 반장을 하는 등 적극적으로 활동했다. 그는 다른 사람 앞에 나서면 떨리고 얼굴이 붉어져서 고민이 많았다. 그는 부모님의 기대와 자존심 때문에 참으면서 아무렇지도 않은 것처럼 지냈다. 그러나 중2 때 친구로부터 "네 얼굴이 붉어졌네"라고 지적을 받는 순간 그는 '하늘이 무너지는 듯한 충격'을 받았다. 이제까지 숨겨온 비밀이 세상에 탄로 났으니 너무나 창피하여 어쩔 줄 몰랐다. 이후부터 수업 시간에 발표를 하거나 다른 사람 앞에서 이야기를 해야 할 때 얼굴이 붉어지고 어색해지는 등 자신의 모든 행동이 신경 쓰이기 시작했다. 그는 대학에 입학해서도 발표나 다른 사람 앞에서 자기의 주장을 잘하지 못했다. 다른 사람의 시선이 두려워 모자를 푹 눌러쓰고 다니거나 지하철에서도 상대방을 응시하는 두려움 때문에 새벽에 학교에 가기도 했다. 그는 자신의 이러한 모습이 너무 싫고 자존심도 상하고 괴롭다.

(1) 의미치료

의미치료는 프랭클(Frankel)이 자신의 유대인 포로수용소에서의 생생한 체험을 바탕으로 만든 치료이다. 프랭클은 신경증은 일시적인 심리적 또는 신체적 현상에 대해 지나치게 주의집중하여 그대로 두었으면 아무런 문제가 되지 않는 것을 증상으로 만든 것이라고 본다. 그리고 미래에도 이러한 증상이 다시 나타나면 어쩌나 하는 공포심, 즉 예기불안으로 고통을 겪는다. 사회불안장애에 적용 가능한 의미치료의 기법에는 역설기법과 자기관찰이탈법이 있다(한재희 · 남지연, 2020).

역설기법은 안 나타났으면 하고 바라는 증상을 없애려거나 달아날 생각 대신 오히려 더 나타났으면 하고 적극적으로 바라는 방법이다. 이렇게 하면 오히려 반대로 그러한 증상이 발생하지 않는다고 본다. 이는 지나친 욕구는 오히려 그 바라는 바의 실현을 불가능하게 만들고, 반대로 도피는 오히려 그 무서워하는 바를 출현시킨다는 원리와 같은 이치이다(이시형, 2000).

철수 씨의 사례에서는 수업의 발표 시간에 얼굴이 붉어지고 식은땀이 난다면 오히려 더 얼굴이 붉어지고 땀이 나기를 마음속으로 반복하는 것이다. 또한 "친구들이 모두 떨고 있는 자신을 볼 수 있도록 더 떨어보자"라고 혼잣말을 하는 것이다. 철수 씨는 이러한 방법을 반복하여 자신의 적면과 떨림에 대해 거리를 둘 수 있으며, 자신이 여유를 가질 수 있다.

자기관찰이탈법은 또다시 남들에게 보이기 부끄러운 적면, 떨림, 땀흘림이 나타나면 어쩌나 염려하여 자신의 용모나 신체적 변화에 대해 미세한 것에도 신경을 쓰는 강박적인 자기관찰을 중단하는 방법이다. 자신을 강박적으로 관찰하게 되면 오히려 예기불안을 더 강화시켜 증상을 출현시키는 악순환을 겪게 된다. 자기관찰이탈법은 사회불안 증상이 두려워서 자신의 몸과 마음 상태를 관찰하는 것을 중단하는 방법이다.

철수 씨의 경우에는 수업 시간 발표에 대해 친구들에게 자신의 용모나 말하는 자세 그리고 얼마나 당당한가를 보이려는 것이 아니라 내용에 주의를 집중하는 것이다. 철수 씨는 끊임없이 다른 사람에게 보이는 자신의 모습이 아니라 자기 인생의 의미와 사는 가치를 중심으로 살아가기로 했다.

(2) 정신분석치료

정신분석치료는 진단과 도입기를 거쳐 방어 해석기, 전이 해석기 그리고 성숙기로 구분할 수 있다(McWilliams, 2004). 철수 씨의 사례에서 방어 해석을 하면, 엄마를 실망시키고 싶지 않았고 "사내 녀석이 그것도 못하나"라는 꾸중을 들을지 모른다는 두려움 때문에 얼굴이 붉어졌지만 참아왔다는 사실을 확인했다. 또한 철수 씨의 불안은 우월, 경쟁 그리고 배려의식을 주제로 한 이상적 자아(ego ideal)와의 갈등에서 비롯된 것이었다. 그는 부모처럼 잘나야 한다는 강박관념에 따른 완벽주의적 행동을 반복했다. 그리고 철수 씨는 모든 것을 잘하려는 '착한 아이' 역할을 치료자에 대한 전이현상으로 드러냈었다. 이를 통해 자신이 부모의 칭찬을 듣기 위해 연기를 해 왔다는 통찰을 하였고, 이러한 태도가 사회불안장애를 만들었다는 사실을 인식하였다.

(3) 집단치료

집단치료는 대상자를 선정하는 것이 중요하다. 구조화된 단기 집단치료를 통해 야롬(Yalom)의 11가지 집단치료인자 등을 활용한다. 사회불안장애의 특성을 고려하여 집단치료 전 개인면담을 실시하여 전형적인 사회불안장애나 가벼운 관계적 사고를 지닌 사람들을 대상으로 선정한다.

철수 씨는 8명으로 구성된 집단치료에 참여하여 자신의 성장배경, 성격, 증상의 의미, 비합리적 사고에 대한 내용을 참여자들과 공유하였다. 또한 집단 참여자들과 함께 역설기법, 자기관찰이탈법 등을 학습하고 훈련하였다. 집단 내에서 학습한 내용을 실제 생활에서 적용해 보라는 과제를 부여받고 수업 시간이나 다른 사람과 함께 생활해야 하는 상황에서 적용하였다.

3 범불안장애

1) 특징과 원인

(1) 특징

범불안장애(Generalized Anxiety Disorder)란 다양한 상황에서 지속적으로 과도한 불안과 걱정을 보이는 것을 말한다. 범불안장애를 지닌 사람들은 매사에 잔걱정을 많이 한다. 그들은 늘 불안하고 초조해하며 사소한 일에도 잘 놀라고 긴장한다. 또한 그들이 느끼는 불안은 한 가지에 머무르는 것이 아니라 생활 전반에 걸쳐 다양한 주제로 이리저리 옮겨 다닌다. 따라서 범불안장애를 지닌 사람은 늘 과민하고 긴장된 상태에 있으며 짜증과 화를 잘 내고 쉽게 피로감을 느끼며, 근육통, 두통, 수면장애, 소화불량, 과민성 대장 증후군 등의 신체적 증상을 동반하게 된다.

범불안장애와 정상적 불안은 다음의 세 가지에서 다르다(이우경, 2016). 첫째, 범불안장애에서의 걱정은 정도가 과도하고 심리사회적 기능에 현저한 문제를 가져오지만, 정상적인 걱정은 정도가 과도하지 않고 대처할 수 있는 문제로 지각되며, 더 중요한 문제가 발생하면 잠시 뒤로 미룰 수 있다. 둘째, 범불안장애에서의 걱정은 더 전반적이고 극심하며, 고통을 주고, 기간이 길며, 유발인자 없이 발생하며, 걱정하는 환경의 범위가 넓다(예 재정, 자녀의 안전, 직업 수행). 셋째, 매일의 정상적인 걱정은 신체증상을 동반할 가능성이 적지만 범불안장애를 가진 사람은 신체증상과 함께 사회적, 직업적, 다른 중요한 영역에서의 기능 손상에 따른 주관적 고통을 호소한다.

DSM-5-TR의 기준에 의하면 범불안장애로 진단되기 위한 불안과 걱정은 다음의 6가지 중 3가지 이상의 증상이 나타나야 한다(APA, 2022 : 105). ① 안절부절못하거나 낭떠러지 끝에 서 있는 느낌, ② 쉽게 피곤해짐, ③ 집중하기 힘들거나 머릿속이 하얗게 되는 것, ④ 화를 잘 냄, ⑤ 근육의 긴장, ⑥ 수면 곤란(잠에 들거나 지속하기의 곤란 또는 밤새 뒤척이면서 불만족스러운 수면 상태). 아동의 경우에는 6가지 증상 중 1가지만 해당하더라도 범불안장애로 진단된다.

미국에서 범불안장애의 12개월 유병률은 청소년에서 0.9%, 성인에서 2.9%이며, 평균 발병 연령은 30세이다(권준수 외, 2023). 범불안장애를 겪는 사람은 많지만 치료를 받는 경우는 드물기 때문에 유병률을 정확하게 알 수는 없다. 범불안장애의 임상적 증상은 일생 동안 거의 일관적이며, 아동과 청소년은 학교와 스포츠 수행에 대한 걱정이 많으며, 노년층에서는 가족의 안녕과 자신의 신체적 건강에 대해 걱정한다.

(2) 원인

범불안장애의 원인은 다양한 차원에서 연구가 이루어지고 있다. 먼저 생물학적 원인으로는 유전적 요인, 신경전달물질, 뇌의 구조적 요인 등이 언급되고 있다. 범불안장애 자체가 유전되는 것이 아니라 불안 특질이 유전되는 것으로 보아야 한다는 주장이 우세하다. 정신분석이론에 의하면 자아의 통제를 넘어 표출되고자 하는 충동을 적절하게 방어하지 못해서 나타나는 불안 때문이라고 본다. 행동주의 이론에 의하면 생활상의 다양한 자극이 경미한 다양한 공포반응들로 조건형성되어 만성적 불안을 나타내는 것이라고 본다.

인지이론에 의하면 범불안장애를 지닌 사람은 다음과 같은 4가지 인지적 특성을 보인다(권석만, 2013). 첫째, 그들은 생활환경에 존재하는 잠재적인 위험을 예민하게 포착하는 경향이 있다. 둘째, 그들은 잠재적인 위험이 실제로 위험한 사건으로 발생할 확률을 과도하게 높이 평가한다. 셋째, 그들은 위험한 사건이 실제로 발생할 경우에 나타날 수 있는 부정적인 결과를 지나치게 치명적인 것으로 평가한다. 넷째, 그들은 위험한 사건이 발생할 경우 자신이 대처할 수 있는 능력을 과소평가한다. 범불안장애를 지닌 사람은 위험과 위협을 지각하는 방식이 남달리 발달되어 항상 주의를 기울이며, 미래의 불확실성을 걱정하면서 점점 더 부정적인 결과를 예상한다.

2) 인지치료

(1) 기본 원칙

범불안장애는 약물치료를 포함한 다양한 대응 방법이 있지만 최근에는 인지치료를 자주 활용한다. 다음에는 범불안장애를 포함한 불안에 대한 인지치료의 기본 원칙을 제시하고 있다(Beck, Emery, & Greenberg, 1985 : 234-261).

① 불안에 대해 인지모델에 기반을 둔다

불안은 상황에 대한 잘못된 이해나 역기능적인 평가로 유지된다는 사실을 내담자에게 이해시켜야 한다. 불안장애를 지닌 사람은 불안에 대해 혼란스러워하고 걱정한다. 예컨대, 어떤 사람은 불안에 대해 정신병으로 가는 선행 조건으로 생각하거나, 자신의 의지와 관련 없이 발생하는 것으로 여기기도 한다. 인지모델에서는 불안을 과장되고 자동적인 사고의 결과로 발생하는 문제로 본다. 불안장애를 지닌 사람은 불안에 대한 객관적이고 논리적 이해를 통해 안정감을 가질 수 있다.

② 단기적이고 시간 제한적이다

불안장애의 인지치료 과정은 보통 5~12회기이다. 치료가 단기적이기 위해서는 불안의 문제를 복잡하지 않게 단순함을 유지하면서 추상적이지 않고 구체적이고 확실한 목표를 만들어야 한다. 또한 실제 생활에서 적용할 수 있는 과제를 부여하고 평가하며 불안을 관리하는 방법에 초점을 맞추어야 한다.

③ 치료자와의 신뢰 관계를 중요하게 생각한다

인지치료에서는 치료자의 관심과 따뜻함이 중요하다. 치료자는 불안장애를 지닌 사람이 다른 사람들에게 말하기 꺼려 왔던 것들을 자유롭게 말할 수 있는 신뢰 관계를 형성해야 한다. 치료자는 불안장애를 지닌 사람의 자율성과 의존성을 고려하여 개입할 필요가 있다. 신뢰 관계를 형성하기 어려운 사람은 자율적이면서 의존적인 성격을 지닌 경우이다. 그들은 친밀성을 원하지만 치료자에게 거절당하거나, 통제받고, 굴욕을 당하는 것에 대한 두려움이 크다. 따라서 치료자는 더 많은 수용과 유연성을 가지고 접근해야 한다.

④ 치료자와 내담자 간의 협력을 통해 이루어진다

치료자는 불안장애를 지닌 사람의 불안과 관련된 생각과 행동을 어떻게 해결할 것인가에 대한 구조와 전문성을 제공하면서 치료 동맹관계를 만들어야 한다. 치료자와 내담자의 상호 협력을 위해서는 모든 과정이 내담자에게 개방되고 숨김이 없어야 하며 실수를 인정하면서 협력하여 과제를 계획해야 한다.

⑤ 주로 소크라테스식 방법을 활용한다

치료자의 질문은 다음과 같은 단계로 이어진다(Beck, Emery, & Greenberg, 1985). 첫째, 자신의 생각이 무엇인지 인식하게 만들기, 둘째, 인지 왜곡 검토하기, 셋째, 더욱 균형 잡힌 사고로 대체하기, 넷째, 새로운 사고 패턴으로 발전시키기. 이러한 과정을 통해 불안장애를 지닌 사람은 불안을 유발하는 상황이 나타나면 "타당한 점이 있나?", "내가 잃을 수 있는 게 무엇이지?", "그 일이 일어난다면 최악의 상황은 무엇일까?" 등의 질문을 스스로에게 하면서 관리해 나가게 된다.

⑥ 구조적이고 지시적이다

인지치료는 내담자를 안심시키고 학습을 촉진하기 위해 구조적 형식을 갖추고 있다. 우선 치료를 구조화하기 위해서는 매 회기마다 안건을 설정해야 한다. 내담자가 노출하기 힘들지만 불안을 해결하기 위해 필요한 주요 문제를 함께 찾아야 한다. 다음으로 구체적인 목표에 집중해야 한다. 불안한 사람들은 당면한 문제를 회피하려는 경향이 있기 때문에 초점을 유지해야 해결의 과정으로 진입할 수 있다.

⑦ 문제 지향적이다

인지치료는 내담자가 자신의 문제를 미루거나 회피하지 않도록 문제를 정의하여 개념화하는 것이 중요하다. 다음은 몇 가지 사례에 대해 개념화를 한 후 구체적 전략과 전술을 제시하고 있다(Beck, Emery, & Greenberg, 1985).

〈표 5-3〉 인지치료의 개념화 사례

사례 A	
사례 설명	급성 불안을 경험하는 56세의 남성(20년 동안 단 한 번의 중증 발작을 경험한 병력)
개념화	주요한 심리적 문제는 없으며, 불안에 대한 불안과 불안에 대한 잘못된 정보('나는 신경쇠약에 걸리고 말 거야')가 유지됨
전략	성공 경험이 성공을 보장함
전술	치료 시간 동안 환자를 불안하게 한 후 증상들을 완화하는 방법들을 보여주기
사례 B	
사례 설명	30세의 매우 지적으로 행동하는 남성
개념화	문제를 과도하게 지적으로 처리하고 분석하려는 경향
전략	단순한 것이 더 좋음
전술	두려운 상황에 접근할 수 있도록 단계별로 과제 제시하기
사례 C	
사례 설명	48세의 여성
개념화	이분법적인 사고
전략	쳐부술 수 없다면 그 속에 포함되기
전술	불안을 모두 없애 버리는 방법은 절대로 없지만 불안 대부분을 통제하는 방법을 배울 수 있음을 강조하기

(2) 인지 재구조화

불안장애를 지닌 사람은 한마디로 설명하면 '내가 감당할 수 없는 무언가 나쁜 일이 생길 것이다'라고 믿는다. 치료자는 이런 생각을 지닌 사람이 인지를 재구조화할 수 있는 다음과 같은 세 가지 기본 전략 또는 질문을 사용한다(Beck, Emery, & Greenberg, 1985 : 277-286).

① 증거는 무엇인가?

■ 잘못된 논리 분석

불안장애를 지닌 사람의 경험을 구성하는 논리를 검토하는 것이다. 예컨대, 43세의 여성은 운전면허 시험에서 이전에 한 번 합격했음에도 불구하고 이번에는 필기 시험에 떨어질 것이라고 불안해하고 있다. 그녀는 필기 시험에 응시하는 것조차 하지 못하고 있다. 치료자는 그녀가 낙방하게 될 것이라는 증거가 없다는 점과 운전면허 필기 과목을 충분히 학습할 수 있다는 점을 인정하도록 만들었다. 이후 그녀는 시험 불안을 극복하고 운전면허 시험에 응시하여 합격하였다.

■ 3칸 기법

3칸 기법이란 첫 칸에 불안을 유발하는 상황을 적고, 두 번째 칸에는 해석, 즉 자동적으로 떠오르는 생각을 적고, 세 번째 칸에는 이러한 사고의 오류 그리고 반대로 객관적 관찰자라면 어떻게 해석할지를 기술하는 방법이다. 다음에는 예시를 제시하고 있다.

〈표 5-4〉 3칸 기법 1

상 황	해석(자동적 사고)	오 류
대화를 하던 친구들이 나를 보자 조용해졌다	나는 매력이 없다. 그들은 나를 왕따시키려고 한다. 나는 사람들과 어울릴 수 없다.	자기 초점 임의 추론 과잉일반화

〈표 5-5〉 3칸 기법 2

상 황	해석(자동적 사고)	관찰자의 해석
옆집 사람이 응급실에 실려갔다.	나는 죽게 될 것이다. 다음은 내가 그렇게 될 것이다.	이 사람은 응급실로 가는 옆집 사람을 보았다. 그가 현실적으로 이것에 대해 말할 수 있는 것은 그것뿐이다. 이런 예측은 이 상황에 적절하지 않다.

■ 가설 시험하기

이것은 불안장애를 지닌 사람에게 비극적 예측을 기록하게 하여 이에 대한 반증을 시도하는 것이다. 예컨대, '나는 너무나 불안해서 발표할 수 없다', '나는 낯선 사람에게 말을 걸 수 없다', '나는 이 증상이 나타나면 어떤 것도 할 수 없다', '나는 불안을 통제하기 위한 그 어떤 것도 할 수 없다'와 같은 비극적 가설이다. 치료자는 이러한 가설들을 실제 생활에서 적용하여 하나의 부정적인 결과 후에 또 다른 재앙이 발생하지 않는다는 사실을 알도록 이끈다. 이후 불안장애를 지닌 사람은 모든 상황이 재앙으로 이어질 수 있다는 신념이 약화된다.

② 그것을 바라보는 다른 방법은 무엇인가?

■ 대안적 해석 만들기

이는 불안을 일으키는 생각의 대안을 만들어 위협에 집중되어 있는 생각으로부터 벗어나도록 하는 방법이다. 불안장애를 지닌 사람은 폐쇄되고 제한된 현실에서 살아간다. 특히 그들은 불길한 예측을 바탕으로 불안한 심리를 유지한다.

예컨대, 어떤 직장인이 상사가 자신을 해고할 것이라는 불안으로 힘들어하고 있는 경우를 생각해 보자. 그는 상사가 냉담하게 대할 때마다, '그가 나를 피하고 있어. 나를 해고할 거야. 그래서 이렇게 냉담한 거야'라고 생각하며 불안을 강화하고 있다. 그러나 대안적 사고를 하면, '상사는 나뿐만 아니라 모든 사람에게 냉담하다', '나의 능력과 상관없이 나를 싫어할 수 있다', '그 상사는 내가 능력이 없다고 생각하겠지만 다른 상사는 나의 능력을 인정한다'와 같이 대안적 사고를 시도할 수 있다. 이렇게 반복하면 불안이 낮아지게 된다.

■ 분산시키기

이는 불안장애를 지닌 사람이 자신이 모든 사건이나 상황의 중심이라고 믿는 기본 신념에 도전하는 과정이다. 예컨대, 다른 사람들이 자신의 실수나 어리석음을 예리하게 알아차린다고 믿는 경우를 보자. 이때 치료자는 주변 세상이 불안장애를 지닌 자신을 중심으로 돌아가지 않는다는 사실을 알 수 있도록 다양한 방법을 적용한다. 그리고 불안장애를 지닌 사람에게 다른 사람의 실수나 어리석음을 얼마나 오래 생각하고 반응하는지 확인하도록 한다. 또한 그들이 다른 사람의 실수를 생각하며 바보라고 규정하더라도 상대방에게 어떤 일도 일어나지 않는다는 사실을 알아차리도록 한다.

■ 관점 확대하기

불안장애를 지닌 사람이 자신의 상황에 대해 폭을 좁게 바라보지 않도록 하는 방법이다. 예컨대, 처음으로 부모님과 떨어져 생활하는 대학생이 외로움과 그리움으로 고통받으며 평생 이렇게 되면 어쩌나 불안해하는 경우를 생각해 보자. 이때 관점의 확대를 사용하여, 이것은 일종의 성장통이고, 새로운 변화에 대한 적응 기술을 배워야 할 시기이며, 자신의 미래 상실에 대한 예방접종이고, 부모에 대한 감사를 배울 기회이며, 이전에 부모와 좋은 관계를 유지했다는 증거라고 바라보는 것이다. 이것을 반복하면 부모에 대한 그리움과 외로움에서 회복하게 되고, 점차 불안이 사라지게 된다.

③ 만약 그러한 일이 일어난다면 어떻다는 말인가?

■ 탈재앙화하기

자신이 생각하는 것만큼 끔찍한 예측이 적중되지 않는다는 사실을 실제로 알아차리도록 하는 방법이다.

■ 대처계획

불안장애를 지닌 사람은 자주 자신이 대처할 수 없을 것을 두려워한다. 예컨대, 발표를 두려워하는 대학생의 경우를 보자. 그는 발표에 대한 불안으로 시간을 보내는 대신 발표를 반복해서 연습하고, 학생들이 자신을 집중해서 바라보는 상황을 예상하여 대처할 방법을 연습하거나 심상을 사용하여 자신이 발표하러 나가는 장면부터 사람들의 반응에 대응하는 전략들에 대해 계획하고 훈련하는 것이다.

■ 불안 대응하기

치료자는 불안장애를 지닌 사람에게 두려운 사건이 일어날 가능성, 그 사건이 끔찍한 정도, 그것이 발생하는 것을 막을 수 있는 내담자의 능력, 최악의 가능한 결과를 수용하고 다룰 수 있는 내담자의 능력에 대해 다룬다. 이때 치료자는 이러한 과정을 극복할 수 있는 내담자의 힘을 제시할 필요가 있다.

CHAPTER 06

장기 대응이 요구되는 정신장애

1 조현병

1) 특징과 원인

(1) 특징

조현병(Schizophrenia)[1]은 DSM-5-TR의 정신장애 유형 중에서 조현병 스펙트럼 및 기타 정신병적 장애의 하위 유형 중 하나이다. 조현병 스펙트럼 및 기타 정신병적 장애(Schizophrenia Spectrum and Other Psychotic Disorders)는 기괴한 사고, 환각, 부적절한 행동과 감정, 혼란스러운 언어 그리고 사회적 고립을 특징으로 하는 스펙트럼상의 정신장애를 말한다.

조현병 스펙트럼 및 기타 정신병적 장애는 증상의 정도에 따라 가장 경미한 조현형 성격장애(Schizotypal Personality Disorder), 그다음으로 망상장애(Delusional Disorder), 단기 정신병적 장애(Brief Psychotic Disorder), 조현형 장애(Schizophreniform

1 조현병은 '정신분열장애' 또는 '정신분열증'으로 불리다가 1995년도부터 사용된 '정신분열병'의 새로운 명칭이다. 이러한 변화에는 '정신분열병'이라는 명칭이 조현병 환자와 가족들에게 고통을 더하고 치료에 걸림돌이 된다는 의견이 지속되어 연구조사가 2007년부터 시작되어 2011년에 '조현병'으로 병명을 수정하였다. 조현병(調絃病)의 의미는 '악기의 줄이 적당히 긴장을 유지하고 있어야 제 기능을 발휘하듯이 인간의 정신도 적절하게 조율되어야 제 기능을 유지할 수 있다'는 관점을 반영한 것이다. 조현병으로의 명칭 변경은 정신분열병의 말 그대로에서 나타나는 '정신의 분리' 혹은 '천형(天刑)'의 이미지로부터 벗어나고자 시도한 것이다. 이를 통해 사회적으로 부정적인 시각을 줄이고 보다 적극적으로 옹호 · 보호 · 치료 · 재활을 시도하여 사회의 한 구성원으로 살아갈 수 있도록 지원하자는 의미에서 비롯되었다(엄태완, 2025).

Disorder)순으로 심각하며, 가장 심각한 증상을 나타내는 장애로는 조현정동장애(Schizoaffective Disorder)와 조현병이다(권석만, 2013). 이 중에서 조현병이 가장 흔하다(APA, 2015).

조현병은 사고, 지각, 정동, 행동 그리고 대인관계를 포함하는 사회 활동 등 다양한 정신기능에 이상을 초래하는 대표적인 정신장애이다. 조현병은 현실검증 능력이 손상되어 비현실적인 지각과 비논리적인 사고, 혼란스러운 심리상태 등으로 나타난다. 조현병은 개인에 따라 다양한 질병의 과정과 예후를 가지며, 심각한 증상들로 인해 일상생활의 적응에 필요한 여러 사회적 기능이 현저하게 저하되어 한 개인의 삶의 전 영역에 걸쳐 심각한 장애를 초래한다(Comer, 2014).

조현병의 주요 증상은 사고, 감정, 지각, 행동, 의욕 등 모든 영역에 걸쳐서 다양하게 나타나며, 개인에 따라 증상이 다르며 또한 한 개인에서도 시기에 따라 다른 증상들이 나타난다. 조현병의 증상은 크게 양성증상과 음성증상으로 구분할 수 있다.

양성증상(positive symptom)은 겉으로 뚜렷하게 드러나는 증상을 말하며, 대표적으로 망상, 환각, 그리고 행동적 증상 등이다. 망상은 주변 환경에 대한 부정확한 추론에 의한 잘못된 믿음으로서, 분명한 반대 증거가 있음에도 불구하고 사실이 아닌 생각을 사실이라고 믿는 것이다(대한신경정신의학회, 1997). 조현병의 또 다른 양성증상은 환각인데, 현저하게 왜곡된 비현실적 지각이며 실제 외부자극이 없는데도 시각, 청각, 후각, 촉각, 미각 등의 감각을 통해 어떤 자극을 느끼는 것을 말한다. 환각은 감각의 종류에 따라 환청, 환시, 환촉, 환후, 환미 등으로 구분된다. 조현병에서 가장 많이 일어나는 환각 경험은 환청이다(DeLisi, 2009).

그리고 뚜렷하게 구분되는 행동적 증상으로는 와해된 행동과 말, 그리고 긴장성 행동이다. 와해된 행동과 말은 조현병을 가진 개인이 사고를 논리적으로 진행시키지 못하여, 말하고자 하는 초점을 잃거나 도중에 다른 생각들이 침투하여 생각이 엉뚱한 방향으로 흘러가서 일관성과 상관성이 결여된 말을 하는 것이다. 또한 조현병을 지닌 사람은 심하게 혼란스러운 행동이나 긴장증적 행동을 보이기도 한다.

음성증상(negative symptom)이란 일상생활이나 사회생활을 하는 데 있어서 기본적으로 필요한 기능이 부족한 것이며, 감소된 정서표현과 무의욕증과 같은 증상을 나타내는 것을 말한다. 음성증상의 경우 가족들이나 주변 사람들이 조현병을 지닌 사람이 심각하게 게을러졌다고 오해하기가 쉽다. 왜냐하면 일상생활이나 사회생활의 많은 영역에서 기능을 상실하거나 적응 행동들을 시도하지 않는 것으로 보이기 때문이다.

음성증상은 감정의 변화가 없고, 얼굴표정에 변화가 없으며, 표현이 단조롭고, 말수나 행동이 줄어드는 모습으로 나타난다. 음성증상은 긍정적인 자극으로부터 쾌락을 경험하는 능력이 감소하는 무쾌락증(anhedonia), 어떠한 사회적 활동에도 무관심하며 어떠한 목표 지향적 행동도 하지 않는 철회된 무의욕증(avolition), 주도성 부족, 사고의 느림, 개인의 위생관리를 못하는 것 등이 주된 증상이다(Davison & Neale, 2001).

(2) 진단 기준

조현병의 평생 유병률은 민족과 국가에 따라 약간의 차이가 있지만 0.3~0.7%로 알려져 있다. 조현병은 청소년기 이전에 발병하는 경우는 드물고, 주로 10대 후반에서 30대 중반까지 많이 발병하며, 대체로 남성이 여성보다 빨리 발병하는 경향이 있다. DSM-5-TR에서 제시된 조현병의 진단기준은 〈표 6-1〉과 같이 크게 핵심증상, 경과기준, 배제기준의 세 가지로 나누어진다. 이 중에서 핵심증상이란 조현병의 주요한 특징적 증상들을 말하며 환각, 망상, 혼란스러운 언어, 심하게 혼란스러운 행동이나 긴장증적 행동, 음성증상 등이다. 이 핵심증상 중에 적어도 두 개 이상의 증상이 적어도 한 달 이상 지속되면 조현병의 진단 조건이 된다.

경과기준에서는 증상이 있다는 징후가 최소한 6개월 이상 지속되면 조현병의 진단을 내린다. 또한 이러한 증상이 시작된 후 상당한 시간 동안 직업, 대인관계, 자기돌봄 중의 한 가지 이상의 영역에서 기능수준이 증상의 시작 전보다 현저하게 저하될 때 조현병의 진단을 내릴 수 있다.

배제기준에서는 조현정동장애와 정신증적 특성을 나타내는 우울 또는 양극성 장애, 물질이나 다른 신체적 질병의 생리적 효과에 의한 증상은 조현병 진단에서 제외한다.

〈표 6-1〉 조현병 진단 기준

A. 다음 중 2가지 이상의 증상(1, 2, 3 중에 하나는 반드시 포함)이 1개월 동안(성공적으로 치료되었을 경우에는 그 이하일 수도 있음) 상당 부분의 시간에 나타나야 한다. 1. 망상 2. 환각 3. 혼란스러운 언어(예 빈번한 주제 이탈이나 뒤죽박죽된 표현) 4. 심하게 혼란스러운 행동이나 긴장증적 행동 5. 음성 증상들(예 감소된 정서표현이나 무의욕증)
B. 이러한 증상이 나타난 이후에 상당 부분의 시간 동안, 1가지 이상의 주요한 영역(직업, 대인관계, 자기 돌봄)의 기능수준이 이전보다 현저하게 저하되어야 한다.
C. 증상은 최소한 6개월 이상 지속되어야 하며, 이러한 6개월의 기간에는 기준 A를 충족시키는 증상들(즉, 활성기의 증상)을 나타내는 1개월 이상의 기간과 더불어 전구기 또는 관해기의 증상이 나타나는 기간을 포함한다. 이러한 전구기나 관해기 동안에 단지 음성증상만으로 나타나거나, 기준 A에 포함된 증상 중에 2개 이상의 증상이 약화된 형태(예 기이한 신념, 비일상적인 지각경험)로 나타날 수 있다.
D. 조현정동장애와 정신증적 특성을 나타내는 우울 또는 양극성 장애의 가능성이 배제되어야 한다. 즉, (1) 주요우울삽화나 조증삽화가 활성기 증상과 함께 동시에 나타난 적이 없어야 한다. (2) 만약 기분삽화가 활성기 증상과 함께 나타났었다면, 그것은 활성기와 잔류기의 전체 기간 중 짧은 기간 동안에만 나타난 것이어야 한다.
E. 이러한 증상은 물질(예 남용 물질, 치료 약물)이나 다른 신체적 질병의 생리적 효과에 의한 것이 아니어야 한다.
F. 아동기에 시작하는 자폐스펙트럼장애나 의사소통장애를 지닌 과거 병력이 있을 경우, 조현병의 진단에 필요한 다른 증상에 더해서 현저한 망상이나 환각이 1개월 이상 나타날 경우에만 조현병을 추가적으로 진단하게 된다.

출처 : APA(2022), pp. 45-46.

(3) 조현병을 지닌 사람의 특징

조현병은 보통 16~30세에 초기 특성들을 보이는데 사람에 따라 매우 다양하게 나타난다. 조현병을 지닌 사람의 광의적 특성들을 보면, 생각의 혼란, 오감 기능의 부적절함, 심한 불안이나 기분의 불안정성, 무기력하거나 이상한 모습 그리고 적대적이고 공격적 행동 등과 관련이 있다.

조현병을 지닌 사람은 생각, 즉 사고하는 기능이 비현실적이고 타인과 함께 살아가기 어려운 자신만의 틀 속에 갇혀있다. 그들은 생각과 생각을 연결하여 다른 사람이 알아들을 수 있도록 말하지 못하거나, 생각이 없는 사람처럼 보이거나, 동시대의 사람들과 함께 어울리거나 보편적으로 지닌 생각의 범위를 벗어나는 것 등을 보인다.

조현병이 만성화된 사람은 생각이 거의 진행되지 않아 논리적 연결이 없고 조리가 없어 도무지 말의 줄거리를 알 수 없는 모습을 보이기도 한다. 예를 들면, "꽃이 아름답게 피었는데, 김밥을 싸서 그네를 탔네. 하나님 용서해 주세요"와 같이 횡설수설하기도 한다(이경순 외, 2007).

조현병을 지닌 사람이 보이는 생각의 장애 중에서 가장 많이 알려진 특성은 망상(delusion)이다. 망상은 그 사람의 교육 정도나 환경과 맞지 않고 현실과 동떨어지고 비합리적이어서 이성적이고 논리적 방법으로 교정이 어려운 생각을 말한다. 예를 들면, 경찰들이 나를 미행한다거나, 우리 집과 사무실이 도청당하고 있다거나, 심하면 외계인이 나를 말려 죽이기 위해 전파를 발사한다거나, 자신의 몸속에 내장된 칩이 자신을 조종하기 때문에 힘들다고 하는 것 등이다.

조현병을 지닌 사람은 오감(시각, 청각, 미각, 후각, 촉각)이 적절하게 기능하지 않을 수 있다. 그중에서 가장 흔한 장애는 청각에서 발생하며, 실제 외부 자극이 없는데도 어떤 소리를 듣는 경우를 말한다. 이를 환청(auditory hallucination)이라고 하며, 모호하고 단순한 소음 형태이거나, 작은 목소리부터 뚜렷하고 큰 목소리 등으로 다양하다. 일반적으로 내용은 즐겁고 행복한 경우도 있지만 불쾌하고 위협적이거나 공포스러운 내용이 훨씬 더 많은 것으로 알려져 있다. 가장 좋지 않은 내용은 높은 건물에서 뛰어내리라고 하거나 타인을 죽이라는 신호를 계속 주는 말이라고 할 수 있다.

조현병을 지닌 사람은 심하게 불안하거나 기분 변동의 폭이 큰 경우가 많다. 불안이 심해지면 신체에 영향을 미쳐서 안절부절못하거나, 불안이 장기간 계속되면 감정과 근육이 모두 경직되어 희로애락이 없는 나무토막처럼 보이기도 한다. 또한 행동이 매우 느리거나 움직임이 거의 없을 수도 있으며, 반면에 갑자기 필요 이상으로 충동적이 되거나 흥분하기도 한다. 어떤 경우에 조현병을 지닌 사람은 근육이 경직되어 어색한 모습을 보이기도 하고 축 늘어지고 어떤 감정도 없는 것처럼 보이다가도 갑자기 공격적, 충동적인 행동을 하기도 한다.

조현병을 지닌 사람은 개인적이고 사회적인 삶으로부터 벗어나 있는 것처럼 보이기도 한다. 이는 일반 대중이 보기에 심하게 게을러졌다고 착각하도록 만든다. 예컨대, 일상의 재미와 즐거움에 대해 전혀 관심이 없는 것처럼 보이거나, 학교를 중단하고 직장을 잃는 것과 같이 인생의 부정적 일에도 크게 동요하지 않는 경우 등이다.

조현병을 지닌 사람 중에는 거의 감정이 없는 사람처럼 보이거나, 어떤 일이나 타인과의 관계에 참여하지 않으려는 것처럼 보이기도 한다. 소수의 경우에는 자신의 방안에서 나오지 않거나 기본적인 자기돌봄을 하지 않는 사람도 있다. 예컨대, 그들은 며칠씩 씻지 않고 계절에 맞지 않거나 더러운 옷을 계속 입거나, 자신의 방에 쓰레기를 산처럼 쌓아 두기도 하고, 버스를 타거나 쇼핑을 하거나 주민센터에 가는 등 아주 사소한 공식 업무도 힘들어한다.

대부분 조현병을 지닌 사람은 위험하거나 폭력적이지 않다는 것은 진실이다(Elbogen & Johnson, 2009; Fazel, et al., 2009). 하지만 간혹 그들은 조현병을 지니지 않은 사람들보다 자주 다툴 수도 있고, 물건을 부수거나 다른 사람을 공격하거나 위협하기도 한다. 어떤 경우에 조현병을 지닌 사람의 폭력은 망상과 관련이 있을 수 있는데, 예컨대 자신을 계속 미행하거나 죽이려 하는 사람들로부터 자신을 보호하기 위해 자기 방어의 차원에서 폭력을 행사할 수도 있다. 그러나 그들의 대부분은 위축되어 있으며 두려움과 공포 속에 있고, 사람을 겁내고 독립적으로 생활할 수 있는 방법들을 알 수 없어 힘겨워하고 있다.

조현병을 지닌 사람은 앞서 언급한 증상들과 자신의 관련성을 정확하게 이해하지 못하기 때문에 그들의 상황을 알아차리는 데 어려움이 있다. 이것이 조현병을 지닌 사람의 큰 문제라고 보기도 한다. 다르게 말하면 조현병을 지닌 사람은 자신을 둘러싼 문제나 정신병리적 현상을 제대로 인식하지 못한다는 의미이다. 조현병을 지닌 사람은 동시대의 인류가 만들어 온 타인과 어울려 사는 방법을 잊어버린 것처럼 보인다. 그들은 사람을 회피하고 보편적이지 않은 행동을 하거나 대화를 유지하는 능력이 부족하다. 조현병을 지닌 사람은 다른 사람들과 함께 어울리지 못하고 점점 고립되다가 사회와 영원히 격리되기도 한다. 하지만 대부분의 조현병을 지닌 사람은 가족 및 친지, 지역사회의 다양한 자원들을 활용하여 그들의 삶을 살고 있다.

〈표 6-2〉 조현병 사례

A 씨는 22세 남성으로 대학에서 한 학기를 제대로 마치지 못하고 휴학했다. 그는 지난주 갑자기 휴학한 대학의 강의실로 들어가서 수업 중인 교수에게 자신의 등록금을 가져갔다고 비난하면서 강의실을 떠나지 않아 경찰에 신고되었다.

A 씨는 고등학교 이전에는 꽤 좋은 학업 성적을 거두기도 했지만 지난 일 년 동안 점차 이상한 행동이 늘어갔다. 그는 친구를 만나지도 않고, 외모에도 신경을 쓰지 않으며, 더 이상 사회생활도 하지 않는 것으로 보였다. 그는 매일 같은 옷을 입기 시작했고 거의 씻지도 않았다. 여러 명의 가족과 함께 사는데도 거의 대화를 하지 않았다. 그가 가족에게 하는 말은 그의 대학이 범죄 조직의 앞잡이였다는 단서를 찾았다는 것뿐이었다. 그는 수업에 계속 빠지다 보니 학업을 더 이상 유지할 수 없어 휴학을 했다. 그의 누나는 그가 혼잣말로 중얼거리는 것을 자주 보았고, 가끔은 아무도 없는데도 누군가와 대화하는 것처럼 보였다고 말했다. 가족이 아무런 소리를 내지 않았는데 갑자기 방에서 뛰쳐나와 가족에게 조용히 하라고 요구하기도 했다.

A 씨는 경찰에 의해 정신병원으로 갔으며, 가족과 본인의 동의하에 치료를 위해 입원했다. A 씨의 이야기는 조현병의 전형적인 사례를 보여주는 것으로, 높은 기능의 젊은 성인이 일상생활 기술에서 큰 악화를 겪게 되는 내용이다. 비록 가족과 친구들이 그동안 알아 왔던 A 씨를 상실한 것처럼 느끼기도 하겠지만, 이러한 조현병은 치료될 수 있고 좋은 치료 결과도 가능하다. A 씨의 사례에서 그는 피해망상과 환청, 음성증상을 지난 1년 이상 지속적으로 겪어 왔다. 이 모든 증상은 조현병의 진단에 합당하다.

출처 : APA(2015), pp. 62-63 재구성.

(4) 원인

아직 조현병에 대한 정확한 원인을 규명하지 못하고 있다. 현재까지 조현병은 생물학적 요인, 심리적 요인, 가족관계 및 사회환경적 요인 등이 복합적으로 작용하여 발병하는 것으로 알려져 있다(Comer, 2014).

① 생물학적 요인

생물학적 입장에서는 조현병이 대체로 뇌의 병이라고 인정하여 유전적 요인, 뇌의 구조적 또는 기능적 결함, 신경전달물질의 이상 등을 중요한 발병 원인이라고 본다(권준수 외, 2023). 조현병이 유전병은 아니지만 유전 경향이 발병에 영향을 미친다. 가계 연구에서 조현병 환자의 자녀는 그렇지 않은 사람에 비하여 15배까지 조현병에 노출되기 쉽다고 알려져 있다(권석만, 2013). 이러한 결과들은 조현병에 대한 유전적 영향력을 보여준다.

그러나 유전은 조현병 자체가 아닌 그 위험성이 유전되는 것으로, 유전자가 100% 일치하는 일란성 쌍둥이의 경우에도 한 명이 조현병인 경우 나머지도 조현병인 경우가 57%에 그치기 때문에 유전자 이외의 성장 환경, 개인 경험, 교육 등의 다른 요인의 영향 역시 크다는 것을 알 수 있다. 따라서 유전적 요인 외에도 여러 다른 요인들을 고려하여 발병 원인을 포괄적으로 이해하는 것이 바람직하다.

뇌의 구조적 이상을 조현병의 원인으로 가정하는 경우에, 조현병 환자는 그렇지 않은 사람보다 뇌피질의 양이 적고 뇌실의 크기가 크며 전두엽, 변연계, 시상, 기저 신경절, 뇌간, 소뇌 등에서 이상을 나타낸다는 연구결과가 있다. 하지만 이러한 결과들이 일관성 있게 재확인되고 있지는 않다. 또한 조현병은 뇌의 기능적 이상과의 관련설도 제기되고 있는데, 전두엽 피질의 신진대사가 저하되어 있거나 좌반구의 과도한 활동 등이 조현병과 관련이 있다고 보기도 한다(민성길, 1990).

최근에는 조현병에 영향을 미치는 뇌의 신경전달물질에 대한 많은 연구가 진행되었는데(박원명 · 김찬형, 2014), 그중에서 도파민이 가장 주목받고 있다. 도파민은 뇌의 여러 영역에서 사용되는 중요한 신경전달물질로서, 뇌에서 도파민의 과다 분비 혹은 도파민 활동이 과잉상태가 되면 조현병이 발생한다고 본다. 그 증거로 조현병에 사용하는 대부분의 항정신병 약물은 뇌에서 도파민의 활성을 낮추는 작용을 하여 조현병의 증상을 완화시키는 것에서 확인할 수 있다. 또 다른 신경전달물질인 세로토닌도 조현병의 양성 또는 음성 증상과 관련이 있다고 본다. 한편 임신 중의 감염이나 중독과 같은 태내환경, 출생 시의 사고나 질병과 같은 문제들도 조현병의 원인이 될 수 있다는 주장도 있다.

② 심리적 요인

조현병의 심리적 요인에 대하여 여러 가지 견해가 제기되고 있으며, 크게 정신역동적 입장, 인지적 입장의 두 가지로 구분된다(Davison & Neale, 2001). 정신역동적 입장에서는 조현병이 생애 초기의 발달 과정에 근원적 원인이 있다고 보았고, 특히 모자관계에 관심을 가지고 조현병의 원인을 연구하였다.

프로이트는 조현병 환자의 자아기능이 점점 초기 단계로 퇴행하면서 외부세계로 향해졌던 리비도 에너지가 점차 내부로 철수되어 자신의 자기상이나 신체상에 투여되면 과대망상이나 건강염려증적 증상이 나타난다고 보았다. 그 정도가 심해지면 외부세계와의 관계가 단절될 뿐만 아니라 내부의 대상 표상과의 관계도 소원해지고 자폐적 세계로 철수하게 되어 심각한 심리적 기능손상을 가져오게 된다는 것이다. 프로이트 이외에도 설리반(Sullivan), 클라인(Klein), 페데른(Federn), 말러(Mahler) 등이 정신역동적 입장에서 조현병의 발병을 설명했다(엄태완, 2025).

인지적 입장에서는 조현병의 원인이 인지기능 중 주의(attention) 기능의 손상과 관련이 있다고 보았다(원호택 · 이훈진, 2000). 조현병의 초기에 주의 기능이 손상되면, 외부의 많고 복잡한 정보에 대해 적절한 억제를 하지 못하게 되어 심리적 혼란을 겪게 된다. 따라서 이러한 외부 자극으로 인한 심리적 혼란을 감소시키기 위해 단순한 논리로 혼란스러운 경험을 설명하려고 망상을 발달시킨다는 것이다. 또한 외부 자극에 대해 무감각해지고 사회적 관계를 회피하여 고립된 생활을 하는 증상으로 나타난다는 것이다. 인지적 입장에서 조현병은 기본적으로 사고장애라고 보며, 사고장애는 주의 기능의 손상으로 발생한다고 본다.

③ 가족관계 및 사회환경적 요인

조현병을 유발하는 가족관계 요인에 관한 연구들이 많이 이루어졌는데, 특히 부모의 양육태도, 가족 전체의 상호작용, 부부관계 등이 중요한 요인으로 밝혀졌다. 한때 조현병을 유발할 수 있는 가족적 요인으로, 조현병 환자의 어머니는 차갑고 지배적이며 자녀에게 갈등을 조장하는 경향이 있다는 '조현병 유발적 어머니(schizophrenogenic mother)' 용어나 부모의 상반된 의사전달이 조현병에 영향을 준다는 '이중구속 이론(double-bind theory)'을 주장하기도 하였다. 그러나 여러 후속 연구에서 이러한 주장은 입증되지 않았다.

또한 가족이 환자에 대해 비판 · 공격성 · 적개심 등의 지나친 감정표현을 하는 경우에 가족의 감정표현이 적은 경우보다도 조현병 환자의 재발률이 유의하게 높다는 보고가 있다. 이러한 가족의 특성은 '표현된 정서(expressed emotion)'라는 용어로 설명하고 있다(Brown, 1959). 가족 전체의 상호작용, 특히 의사소통의 장애가 조현병의 구성요인으로 작용한다고 보기도 한다. 조현병과 관련된 가족 간 의사소통의 특징은 불분명한 소통방식과 비논리적 소통방식이고 할 수 있으며, 이러한 의사소통의 유형은 정상적이고 합리적인 의사소통과 생각을 하지 못하게 함으로써 조현병의 발병과 경과에 영향을 준다는 것이다.

부모의 부부관계 유형도 자녀의 조현병에 영향을 주는데, 수동적인 배우자가 정신적으로 건강하지 못한 배우자에게 가족에 대한 통제권을 양보한 채 자녀에게 집착하거나 의존하는 경우를 말한다. 또 다른 형태로는 부부가 만성적인 갈등상태에서 자녀를 자기편으로 만들기 위해 경쟁하게 되면, 자녀는 자신이 편들지 않는 부모에게 죄책감을 느끼게 되어 독립적으로 성장하지 못하는 경우를 말한다(최정윤 외, 2006). 가족관계가 조현병 발병과 반드시 인과적으로 연결되는 것은 아니지만 조현병의 경과나 재발에 부정적인 영향을 준다고 알려져 있다.

사회문화적 환경이 조현병의 발병에 영향을 미칠 수 있다는 주장도 있다(엄태완, 2025). 조현병 환자들은 사회경제적으로 낮은 계층에서 빈도가 높은데, 두 가지 가설이 존재한다. 먼저 사회적 유발설(sociogenic hypothesis)로 설명하면, 낮은 사회계층에 속하는 사람은 낮은 교육수준, 낮은 취업기회 및 취업조건, 그리고 다른 사람으로부터의 부당한 대우 등으로 많은 스트레스와 좌절을 경험하게 되며 그 결과로 조현병이 발병된다.

또 다른 가설인 사회적 선택설(social selection hypothesis)로 설명하면, 이는 사회적 유발설의 상반된 설명으로서 조현병을 지닌 사람들이 사회생활을 하는 데 있어 부적응적 증상으로 인하여 사회경제적으로 낮은 계층으로 이동하게 된다. 상반된 두 가설은 부분적으로 입증되었지만 명확한 인과성을 설명하고 있지는 못하다. 그러나 많은 조현병을 지닌 사람과 그 가족들이 빈곤 등의 사회적 곤란을 경험하고 있다는 것은 분명한 사실이다.

2) 역사적 대처 과정

조현병은 언제부터 인간을 괴롭혀 왔는가? 여러 자료에 따르면 조현병은 인간의 역사만큼 오래되었다고 할 수 있다. 조현병의 특성이라고 할 수 있는 망상이나 환각 그리고 이상 행동들이 고대부터 기록으로 남아 있다. 고대 그리스의 경우, 자신을 제우스라고 믿은 의사, 세계를 떠받치는 아틀라스라고 믿은 남자, 가운뎃손가락을 구부리면 세계가 붕괴할 것이라며 두려워하던 남자 등의 망상과 관련된 기록이 있다(Nakai, 1982).

동양에서도 유사한데, 동의보감의 기록에 의하면 광증이 나타나면 까닭 없이 웃고 노래 부르며, 심하면 흉하게 날뛰고 옷을 벗어 던지거나 머리를 풀어 헤치고 불을 피하지 않으며 사람을 죽이려 한다고 기술하고 있다. 또한 광증이 생기면 입과 코에 벌레가 기어 다니는 것 같아 두 손으로 긁는다고 기록하고 있어, 이는 현대 기술정신의학에서 말하는 환각에 해당한다.

조현병을 지닌 사람에 대한 치료는 고대 그리스의 의학자인 히포크라테스부터 시작되었다고 볼 수 있다. 중세 수도원에서는 오늘날 심리치료의 형태를 띠는 접근들이 있었다. 그 당시 조현병을 지닌 사람은 악마에 씌었다고 믿었기 때문에 수도원에서 수도승으로부터 퇴마술(엑소시즘)을 받고 현재의 재활치료와 유사한 치료를 받았다. 조현병을 지닌 사람은 수도원에서 간호를 받으며, 어떤 사람은 그곳에서 그림을 그리거나, 농사를 짓거나, 예술 활동을 하는 등 자신이 선택한 일을 하면서 일생을 마칠 수도 있었다. 하지만 이런 대우를 받은 사람은 소수의 상류계층에 한정되었다(Nakai, 1982).

중세의 광인에 대한 마녀사냥이 끝나면서 근대 정신의학이 탄생하게 된다(Foucault, 1965). 네덜란드는 다른 유럽 지역보다 한 세기 이상 빨리 마녀사냥이 종식되고 대학에서 정신질환자를 진찰하려는 시도가 최초로 이루어졌다. 또한 그 당시 네덜란드에서 번성했던 모직물 공업의 집단 노동으로 정신질환자를 치료하려고 하였는데, 이는 오늘날 작업요법과 유사한 형태라고 볼 수 있다.

17, 18세기에 이르면 조현병을 관리가 아니라 치료의 대상으로 보기 시작한다. 이 시기에 정신질환은 내과질환을 모델로 하여 질병의 관점으로 치료적 접근을 시도하였다(Shorter, 1997). 치료의 대상이 된 정신질환자들은 정신병원에 수용되었지만 사회의 전반적 인식은 도덕적으로 저열한 게으름뱅이로 치부되고 있었다. 현재까지 이러한 경향은 일반 대중에게 그대로 이어지고 있으며, 자신과 동일한 사람으로 인정하기를 거부하기도 한다.

심지어 정신병원은 오늘날의 동물원과 같은 역할을 수행하기도 하였다. 17세기 웹스터(John Webster)의 희곡에도 나오듯이 런던 시민은 일요일이 되면 정신병원 베들럼(Bedlam, 세계에서 가장 오래된 정신병원의 하나임)에 견학하러 가는 것이 즐거움의 하나였다(Nakai, 1982). 그들은 갇힌 상태에서 울부짖거나 이상행동을 보이는 조현병을 지닌 사람들을 단지 오락용 구경거리로만 생각하였다. 시민들의 입장료는 병원 수입의 적지 않은 부분을 차지하였고, 이러한 반인륜적 행태들이 비판 없이 오랜 기간 유지되었다.

조현병의 치료는 보통 수천 명 혹은 많게는 수만 명을 수용하는 대형 정신병원에서 이루어졌으며, 신체적 속박이나 충격 요법이 대부분이었다. 상류계층이나 부유층 시민을 위해서는 '건강의 집'이라는 소규모 진료소가 존재했으며, 목욕, 독서 그리고 가정집과 같은 분위기로 소수의 정신질환자만 돌보기도 했다. 정신병원에 수용된 대부분은 빈곤 계층이나 지배 계층에서 탈락한 사람들이었다. 또한 심각한 조현병을 지닌 사람은 정신병원 수용 이외의 다른 방법이 없다고 보았으며, 이러한 경향은 오늘에도 그대로 이어지고 있다.

19세기, 20세기 초에 이르러서야 정신병원에 조현병을 포함한 정신질환자만을 입원시키기 위해 노력하였다(Shorter, 1997). 그 이전까지 정신병원에는 정신질환자, 범죄자, 성격장애자 그리고 중독자들이 함께 수용되어 있었다. 이는 정신질환자도 사회 진화론(Social Darwinism) 관점으로 사회적 기여가 부족하거나 없는 사람의 부류에 포함시켜 인간 개조를 실행해야 하는 대상으로 보았다는 증거이다. 지금도 그러하지만 정신병원의 조현병 환자는 다른 성격장애자나 알코올중독자들과 함께 생활하면서 억압받거나 이용당하고 심지어 폭력을 당하기도 하였다.

이 시기의 정신병원들은 도시와 떨어진 산속에 위치하거나 절벽 위에 지어졌으며, 보통 'ㄷ'자형 병동들로 구성되었고, 거기에서 환자들은 닫힌 마당을 청회색 옷을 입고 원을 그리며 돌고 있었을 것이다(Foucault, 1965). 또한 특별한 치료나 활동이 없었기 때문에 하루 종일 병실에 누워있거나 잠을 자고 또 자고 했을 것이다. 이는 오늘날 대형 정신병원에 있는 정신질환자의 모습과 흡사함을 보여준다. 한국의 정신병원에는 수년 이상 어떤 경우에는 10년, 20년 동안 회전문식으로 입원하고 있는 정신질환자들이 많이 있으며, 그들은 식사 3번, 약 복용 3번 그리고 취침하는 패턴을 수백 년 전과 유사하게 반복하고 있다.

20세기부터 정신질환, 그중에서 특히 조현병은 뇌의 문제로 보는 생물학적 원인론이 대세로 자리 잡고 있다. 크레펠린(Kraepelin)은 조현병을 내인성 질환으로 보고, 점차 진행되다가 결국 바보가 된다고 생각하여 조발성 치매(dementia praecox)라고 명명하였다. 그러나 이후 브로일러(Bleuler)는 조현병은 바보가 되는 병이 아니라 정신이 분열된다는 정신병리적 해석을 통해 정신분열병(schizophrenia, 현재 우리나라에서는 낙인과 편견을 가져온다고 조현병이라는 용어로 변경함)으로 명명하였으며, 오늘날까지 그대로 사용하고 있다(엄태완, 2025).

생물학적 원인에 기인한 조현병 치료의 핵심은 항정신병 약물과 관련이 있다. 정신의학자를 비롯한 일부 과학자들은 약물의 발견이 정신질환자에게 획기적인 사건이라고 생각한다. 항생물질의 발견이나 보급과 같은 정도로 혁명적이라고 할 수 있는지에 대한 역사적 평가가 내려지지는 않았다고 보기도 한다(Nakai, 1982). 하지만 항정신병 약물의 발견은 정신질환자를 정신병원에서 지역사회로 복귀하도록 만든 획기적 사건임은 분명하다. 현재 조현병을 지닌 사람은 항정신병 약물을 복용하면서 다양한 정신재활서비스와 주거, 직업 및 일상생활과 관련된 지원을 받으며 살아가고 있다.

3) 치료 방법

조현병은 다양하고 복잡한 원인에 의해 발병하므로 통합적이고 포괄적인 치료가 필요하다. 조현병에 대한 접근은 생물학적 원인에 따른 개입 방법인 약물치료, 스트레스-취약성 모델에 근거한 정신사회재활 그리고 지역사회를 중심으로 하는 사례관리 등을 통합적으로 활용해야 한다. 또한 조현병을 지닌 사람에 대한 주거서비스와 직업재활, 그리고 지역사회에서 삶을 지속할 수 있는 다양한 자원을 제공해야 한다.

(1) 입원 및 약물치료

조현병의 증상이 심각하여 자·타의 위해 가능성이 높을 때는 단기 입원치료를 필요로 한다. 약물치료는 주로 양성증상의 완화를 위해서 적용되며 최근에는 음성증상의 개선에 도움이 되는 약물도 개발되어 사용되고 있다. 조현병의 치료를 위해서는 항정신병약물이 처방되는데, 보통 3가지 종류로 나뉜다(박원명 · 김찬형, 2014). 첫째는 진정성 항정신병약물로서 흥분과 초조감 등의 흥분성 증상을 진정시키는 약물이며, 둘째는 항결핍성 항정신병약물로서 자폐적 위축이나 흥미결여 등의 증상을 호전시키는 약물이며, 셋째는 항생산성 항정신병약물로서 망상이나 환각 등의 양성증상을 억제하는 약물이다.

그러나 항정신병약물은 대부분 도파민 억제제로서 여러 가지 부작용을 동반한다(권준수 외, 2023). 그중에서도 가장 대표적이고 심각한 문제는 추체외로 부작용(extrapyramidal side-effect)이다. 이 부작용은 근육이 긴장되어 행동이 어색하고 부자연스럽거나 안절부절못하는 좌불안석이 나타나며 이상한 자세, 손떨림, 무표정, 침흘림, 입맛 다시기, 혀의 지속적 움직임 등이다. 이 외에도 구강건조증, 식욕이나 성욕 저하, 비만, 구토, 변비 등의 부작용이 나타날 수 있다. 따라서 약물 치료에서는 개인의 특성에 따른 조현병 증상을 최대한 억제하는 동시에 약물의 부작용을 최소화하여 환자의 긍정적 적응기능을 최대한 유지하도록 하는 적절한 약물을 선택하여 적당한 용량을 처방해야 치료 효과를 높일 수 있다.

항정신병약물의 사용에 대한 다음과 같은 비판을 모두 해결했다고 할 수는 없다. 그것은 외과의사의 메스처럼 약물을 활용하지 않는지, 뚜렷하지 않은 약물 효과, 약물의 부작용 그리고 서구 다국적 제약업계의 사익 추구의 대상물로 전락한 것 등이다. 19세기 정신병원에서는 정신질환자에게 모르핀을 물에 타서 먹이면서 극적인 효과를 보기도 하였고, 정신분석학자인 프로이트도 코카인을 치료제로 처방하다가 정신질환자를 마약중독자로 만든 적도 있다(하지현, 2016). 항정신병약물은 아직까지 항생제만큼 역사적으로 획기적인 발명품이라고 인정받았다고 할 수는 없다(Lieberman, 1996).

(2) 정신사회재활

정신사회재활은 스트레스-취약성 모델에 근거하여 약물치료와 동시에 다양한 심리사회적 개입의 필요성을 강조하는 접근법이다(김기태 외, 2016). 정신사회재활의 목표는 조현병을 지닌 사람의 대처능력을 강화시킴으로써 독립적 사회생활기술을 향상하는 데 있다. 정신사회재활에는 환경치료를 포함하여 개인정신치료, 집단치료, 가족상담 및 치료, 가족교육, 정신건강교육, 사회기술훈련, 인지행동 및 행동치료 방법, 직업재활, 자조모임, 가족자조모임 등이 포함된다.

(3) 사례관리

사례관리는 조현병과 같은 만성 정신장애인의 재활과 사회복귀서비스 프로그램에서 효과적인 방법이다(유수현 외, 2010). 사례관리(case management)는 복합적인 욕구를 가진 사람들을 대상으로 지역사회의 다양한 자원을 활용하여 연속적이고 지속적이며 통합적 서비스를 제공하는 방법이다. 조현병을 지닌 사람에 대한 사례관리는 항정신병약물의 개발과 탈원화로 인한 지역사회 중심 정신건강실

천의 확대로 점차 강화되고 있다. 조현병을 지닌 사람에 대한 사례관리도 다른 대상과 마찬가지로 인테이크, 사정, 계획, 개입, 조정, 종결 및 사후관리 등의 과정으로 진행된다.

(4) 치료의 한계

고대 조현병은 신의 저주를 받았거나 귀신 들린 사람이 지닌 현상이라고 보았다. 그 당시 조현병은 신과 관련이 있어 인간이 어떻게 할 수 없는 초자연적 현상이었다. 조현병을 지닌 사람은 토굴에 갇히거나 화형을 당하기도 하였지만 종종 신의 말을 전하는 사람으로 추앙받기도 하였다. 그러나 현대 정신의학에서 환자의 혼잣말이나 비논리적 의사표현에 대해서는 정신병리적 현상으로 설명한다.

근대 이전까지 조현병을 비롯한 인간의 어두운 면에 대한 탐구와 대처는 신부, 사제, 목사들이 감당할 수밖에 없었으나 19세기부터는 의사가 그들의 대리 역할을 맡게 되었다. 이때부터 조현병은 질환으로서의 위치를 차지하게 되었다. 1960년대부터 약물치료를 기본으로 하여 조현병을 지닌 사람도 지역사회 거주가 가능하다는 목소리가 전 세계로 퍼져 나갔다. 미국의 경우에는 수천 병상에서 2만 병상에 이르는 대규모 정신병원들을 해체시키고 지역사회로 조현병 환자들을 내보내었다. 지역으로 돌아온 조현병 환자들은 거주할 곳을 찾지 못하여 거리의 부랑자가 되거나 범죄에 연루되어 감옥으로 가거나 또 다른 정신병원에 입원하기도 하였다.

이는 일상생활이나 사회생활을 자연스럽게 할 수 없는 조현병 환자들에게 충분한 시간적, 공간적, 적응적 조건들을 제공하지 않고 무작정 퇴원만 시켰기 때문에 나타난 결과이었다. 또한 약물치료만으로 조현병을 지닌 사람의 기본적 생활이나 대인관계 및 사회적응까지 보장할 수 없다. 항정신병약물이 조현병 환자의 특정한 증상, 예컨대 망상이나 환청을 감소시킬 수 있지만 사회에서 다른 사람과 어울려 살 수 있도록 만들어 주지는 않는다. 따라서 조현병을 지닌 사람의 치유와 회복을 위해서는 모든 관련된 사람과 조직 및 제도와 서비스를 조화롭게 연결하고 적용해야 한다.

2 양극성장애

1) 특징과 원인

(1) 특징

양극성장애(Bipolar Disorder)는 우울한 기분 상태와 고양된 기분 상태가 교차되어 나타나는 경우를 말하는데 기분이 몹시 고양된 조증 상태만 나타나거나, 기분이 저조한 우울증 상태와 고양된 조증 상태가 번갈아 나타날 때 진단이 된다. 과거에는 조울병으로 불리기도 하였다.

조증삽화의 기분은 과도한 행복감과 '정상에 올라간 느낌'을 나타내며, 짧은 기간 동안 기분 변동이 빠르게 변화하며, 지속적이고 과도한 의욕으로 나타난다. 예를 들면, 공공장소에서 낯선 사람들에게 자연스럽게 스스럼없이 말을 걸 수 있다. 조증삽화 동안에 개인은 어떤 사업들의 내용도 모른 채 시작하고, 무비판적인 자신감과 과대감, 그리고 망상적인 부분도 나타낼 수 있다. 예컨대, 전혀 재능이 없는 상태에서 소설을 쓴다거나, 터무니없는 발명품을 홍보한다거나, 유명인사와 특별한 관계가 있다는 과대망상을 가지기도 한다.

조증삽화 동안 가장 흔한 증상 중 하나가 수면 욕구의 감소이다. 심하면 며칠 동안 전혀 잠을 자지 않고도 피곤하지 않을 수 있다. 조증삽화의 기간 동안 개인은 말의 속도가 빠르고 말장난, 과도한 제스처 등을 보이며, 심하면 호전적인 말투, 공격적이고 장황한 연설 등을 보인다. 사고가 매우 빠르게 진행되어 한 주제에서 다른 주제로 갑자기 전환되거나, 심하면 사고가 너무 복잡하게 꼬여 있어서 언어로 표현하기가 어려운 경우도 있다.

또한 직업적 활동이나 성적 욕구 등이 지나치게 증가하여 부적절한 행동을 하기도 한다. 자신의 경제적 능력에 비해 지나친 소비나 과도한 투자, 비정상적이고 난잡한 성적 행동 등을 보이기도 한다. 조증삽화는 사회적 또는 직업적 기능의 현저한 손상을 초래하거나, 자해나 타해(예 재정적 손실이나 불법 행위, 자해 또는 타해 행동)를 예방하기 위하여 입원이 필요할 정도로 심각해야 한다.

양극성장애는 제 I 형 양극성장애와 제 II 형 양극성장애로 구분할 수 있다. 제 I 형 양극성장애(Bipolar I Disorder)는 기분이 비정상적으로 고양되는 조증 상태를 특징적으로 나타내는 장애를 말한다. 제 I 형 양극성장애는 가장 심한 형태의 양극성장애로 한 번 이상의 조증삽화(manic episode)가 나타나는 모든 경우를 말한다. 하지만 조증삽화의 기준을 모두 만족시키는 대부분의 사람은 평생 다수의 주요우울삽화(major depressive episode)를 경험하게 된다.

즉, 제 I 형 양극성장애를 지닌 사람은 조증 상태만을 나타내는 것이 아니라 어떤 시기에 우울 상태를 보인다는 것이다. 따라서 양극성장애는 현재의 증상뿐만 아니라 과거의 병력을 자세하게 탐색해야 한다. 현재 주요우울삽화를 나타내고 있더라도 과거에 조증삽화를 나타낸 적이 있다면 우울장애가 아니라 제 I 형 양극성장애로 진단된다(이우경, 2016).

조증삽화의 핵심적인 양상은 비정상적으로 들뜨거나, 의기양양하거나, 과민한 기분, 그리고 활동과 에너지의 증가가 적어도 일주일간(만약 입원이 필요한 정도라면 기간과 상관없이), 거의 매일, 하루 중 대부분 지속되는 분명한 기간이 있다. 양극성장애는 〈표 6-3〉의 7가지 증상 중 3가지(의기양양한 것 대신 기분이 과민하기만 하다면 4가지) 이상이 심각한 정도로 나타날 때 진단된다.

〈표 6-3〉 조증삽화의 증상들

① 팽창된 자존심 또는 과장된 자신감
② 수면에 대한 욕구 감소(단 3시간의 수면에도 편안하게 느낌)
③ 평소보다 말이 많아지거나 계속 말을 하게 됨
④ 사고의 비약 또는 사고가 연달아 일어나는 주관적인 경험
⑤ 주의 산만(예 중요하지 않거나 관계없는 외적 자극에 너무 쉽게 주의가 이끌림)
⑥ 목표 지향적 활동의 증가(직장이나 학교 등의 사회적 활동 또는 성적 활동) 또는 정신 운동성 초조
⑦ 피해적 결과를 가져올 확률이 높은 쾌락적 활동에 지나치게 몰두함

출처 : APA(2022), p. 57.

〈표 6-4〉 제 I 형 양극성장애 사례

B 씨는 30대 남성으로 경찰에 의해 정신병원으로 오게 되었다. 그는 말을 빠르게 하고 자신을 '새로운 예수'라고 생각하고 있었으며, 이름을 말하지 않으려 했다. 그는 정신병원에서 왔다 갔다 하며 직원에게 언성을 높이며 화를 내고 말을 빠르게 했다. 정신과의사가 그에게 언제 마지막으로 잠을 잤는지 묻자 더 이상 잘 필요가 없다며, 자신은 "천국에 다녀왔다"고 말했다. 그의 발바닥에는 물집이 잡혀 있었으며, 전자의무기록을 살펴보니 2년 전에도 이런 식으로 행동했던 것을 알게 되었다. 혈액 검사와 약물 검사 결과, 그는 약물이나 알코올을 사용하지 않은 것으로 나타났다. B 씨의 누나는 그가 일주일 전부터 이상했다고 말했다. 그는 명절에 모인 친척들과 밤새도록 종교 문제로 다투었는데, 전에는 없었던 모습이었다. 그의 누나로부터 B 씨가 중학교 수학 교사로 일하고 있고, 이제 막 한 학기를 마친 상태라는 사실을 알 수 있었다. 정신병원에 도착하여 24시간이 지난 후, B 씨는 조금 차분해지기는 했지만 여전히 빠르고 큰 소리로 말했다. 그의 사고는 이 생각에서 저 생각으로 빠르게 건너뛰었다. B 씨는 고도 조증삽화를 동반한 제 I 형 양극성장애로 진단되었고, 그는 전형적인 조증 증상으로 정신병원에 온 사례이다. 즉, 과민한 기분, 과대감, 수면에 대한 욕구 감소, 질주하듯 빠른 속도의 사고, 부산한 움직임이 그것이다. 발에 잡힌 물집으로 보아 그는 아마도 정신병원에 오기 전에 쉬지 않고 걸었을 것이다.

출처 : APA(2015), pp. 81-82 재구성.

제 II 형 양극성장애(Bipolar II Disorder)는 제 I 형 양극성장애와 매우 유사하지만 조증삽화의 증상이 상대적으로 미약한 경조증삽화(hypomanic episode)를 보인다는 점에서 차이가 있다(권준수 외, 2023). 경조증삽화는 평상시의 기분과는 분명히 다른 의기양양하거나 고양된 기분이 적어도 4일간 지속된다. 제 I 형 양극성장애에서 언급된 7가지의 조증 증상 중 3가지 이상이 나타나지만, 이러한 증상들로 인해 사회적·직업적 기능에 현저한 지장을 주지 않으며 정신의료기관에 입원할 정도까지 심각하게 진행되지도 않는다. 제 II 형 양극성장애는 과거에 주요우울장애를 경험한 적이 있으며 동시에 기분이 고양되는 비정상적인 기분상태를 나타내지만 조증삽화보다 그 심각도가 미약한 경조증삽화를 나타내는 경우를 말한다. 또한 현재 주요우울장애를 겪고 있더라도 과거에 경조증삽화를 나타낸 적이 있다면 우울장애가 아니라 제 II 형 양극성장애로 진단된다(이우경, 2016).

〈표 6-5〉 제II형 양극성장애 사례

C 씨는 43세의 기혼 여성이고 도서관에서 일을 하고 있으며 오랜 기간 우울증 때문에 정신건강의학과 외래를 방문하였다. 그녀는 새로운 직장에 들어간 이후 한 달 동안 우울했다고 말했다. 그녀는 새 상사와 동료들이 그녀가 일을 제대로 못하고 굼뜨며 사교적이지도 못하다고 생각할 거라며 걱정했다. 그녀는 기력도 없고 의욕이 사라졌다. 그녀는 자녀들과 함께 놀거나 남편과 대화하는 대신 몇 시간이고 TV만 보거나, 과식을 하거나, 잠을 너무 많이 잤다. 3주 동안 몸무게가 3kg이 늘었고, 자신이 비참하게 느껴졌다. 지난 주 동안은 자주 울었는데, 그녀는 이것이 '우울증이 재발했다'라는 신호라고 이야기했다. 또한 그녀는 죽음에 대해 자주 생각하게 되었는데, 하지만 자살을 시도한 적은 한 번도 없었다.

C 씨는 이전부터 겪어 왔던 우울증에 대해 기억이 희미하다며 남편을 데리고 왔는데, 그는 그녀를 대학생 때부터 알아 왔다. 그들은 그녀가 10대일 때 처음 우울했다고 이야기했고, 성인이 될 때까지 적어도 다섯 번은 각기 다른 우울증의 기간이 있었다고 했다. 매번 우울삽화 때마다 우울한 기분, 기력 저하, 깊은 죄책감, 성관계에 대한 흥미 상실, 살아갈 이유를 모르겠다는 생각들이 있었다. 그러나 C 씨는 때때로 '너무 과한' 에너지, 과민성, 질주하듯 빠르게 떠오르는 생각들이 나타나는 시기도 있었다. 이렇게 과도한 에너지가 있었던 삽화는 수 시간 혹은 수일에서 수 주까지도 지속되었다.

그녀의 남편은 C 씨가 흥이 넘치고 행복하며 자신감에 가득 찼던 것처럼 보이던 시간들에 대해서 말했다. 그녀의 남편은 "마치 다른 사람 같았어요"라고 말하며 그녀가 말도 빨랐고, 에너지 넘치며 기쁨에 사로잡힌 듯 보였으며, 하루 종일 집안일을 하면서도 새로운 일을 시작하려고 했다(종종 마무리 지을 수도 있었다)고 말했다. 그녀는 수면의 필요도 덜 느꼈고 여전히 그녀는 다음날을 준비했다.

C 씨는 제II형 양극성장애로 진단받고 현재 우울증 삽화 상태로 판단되었다. 그녀의 남편이 그녀에게 경조증 증상이 있었던 시기에 대해 이야기를 해준 것이 진단에 도움이 되었다.

출처 : APA(2015), pp. 87-88 재구성.

양극성장애의 발병 연령은 10대 후반에서 20대 중반이다. 제II형 양극성장애가 제I형 양극성장애보다 약간 늦게 발병하는 경향이 있다. 양극성장애는 청소년기부터 어떤 연령에서도 발병할 수 있으며, 60~70대에서도 첫 발병이 일어날 수 있다. 아동·청소년의 경우에 생활연령이 동일하더라도 발달연령이 다를 수 있으므로 진단에 신중을 기해야 한다. 흔히 제II형 양극성장애의 경우 처음에는 주요우울삽화로 시작되고 이후에 경조증삽화가 발생한다. 제II형 양극성장애로 진단되더라도 한 번 이상의 조증삽화가 나타난다면 제I형 양극성장애로 진단이 바뀌게 된다.

(2) 원인

양극성장애의 원인으로는 생물학적 요인과 심리사회적 요인들이 많이 언급되고 있다. 생물학적 원인은 유전적 요인에 대한 연구들이 많은데, 양극성장애로 진단받은 사람들 중에 많은 수가 부모나 형제자매들이 양극성장애나 주요우울장애를 지녔던 것으로 알려지고 있다. 이 밖에도 양극성장애의 생물학적 원인은 뇌구조, 신경전달물질, 신경내분비적 요인, 수면생리적 요인들과 관련이 있다(Comer, 2014).

양극성장애의 원인이 되는 생물학적 요인은 취약성을 제공하지만 발병의 시기나 양상은 심리사회적 요인에 의해서 영향을 받는다. 프로이트는 조증과 우울증의 핵심적 갈등은 동일하다고 보고, 조증은 무의식적 대상의 상실로 인한 분노와 책망의 에너지가 외부로 방출된 것이라고 하였다. 또한 조증은 견디기 힘들 정도로 고통스러운 사실에 대한 방어 능력의 결여나 왜곡을 통해 이를 해결하기 위해 과대망상이 나타나거나 가상적 현실을 구성하는 것이라고 보았다(Cameron, 1963).

인지적 입장에서는 조증도 인지적 왜곡에 의해서 나타난다고 보았다. 조증을 보이는 사람은 사소한 성공적 경험을 통해 무슨 일이든 크게 성공할 것이라는 과잉일반화의 오류, 자신의 행동이나 계획에 대한 잠재적 단점을 보지 못하고 장점만 보려고 하는 선택적 추상화 등의 인지적 오류를 범한다. 조증의 원인도 생물학적, 심리사회적 요인의 복합적 작용이라고 본다.

2) 개입

제 I 형 양극성장애를 가진 사람이 조증삽화를 보일 때는 약물치료를 우선적으로 고려할 필요가 있다. 이 경우에 자신이나 타인에게 큰 손실이나 피해를 줄 우려가 있을 때는 단기 입원도 고려해야 한다. 약물은 항조증약물이 처방되는데, 가장 대표적인 약물이 기분조절제(mood stabilizer)인 리튬(lithium)이지만 최근에는 다양한 약물들이 사용되고 있다. 양극성장애는 약물치료뿐만 아니라 인지행동치료를 통하여 인지와 행동을 수정하도록 돕는 방법들이 시도되고 있다.

양극성장애에 대한 치료는 대인관계의 안정과 사회적 일상생활의 규칙성이 재발을 막는 데 효과적이라는 연구결과에 따라 대인관계 및 사회적 리듬 치료(interpersonal and social rhythm therapy)도 실행하고 있다. 대인관계 및 사회적 리듬 치료는 양극성장애에 대한 교육과 환자의 일상생활을 요일과 시간대별로 기록하는 사회적 리듬 차트(social rhythm chart)를 통해 일상적 안정화를 도모하는 방법이다(권석만, 2013). 또한 가족을 대상으로 이러한 장애에 대한 정확한 지식을 제공하여 가족의 태도를 변화시켜서 양극성장애의 재발을 예방하고 회복을 앞당기도록 할 수 있다. 가족교육은 양극성장애의 치료에서 중요하다.

3 주요우울장애

1) 우울의 개관

(1) 우울의 역사

인간은 언제부터 우울, 특히 병적이라고 할 수 있는 우울증을 보였는가? 동양의 경우를 보면 기원전 3세기 진한시대의 황제내경(黃帝內經)에서 현재의 우울에 해당하는 울증(鬱症)을 언급하고 있다. 오늘날 흔히 사용하고 있는 우울증이란 서구의 용어로 고대 그리스·로마 시대의 멜랑콜리아(melancholia)[2]라는 말에서 비롯되었다. 고대로부터 시작된 멜랑콜리아가 우울증으로 언급되기 시작한 것은 불과 200년 정도밖에 되지 않는다(엄태완, 2020a). 그러나 인간에게 우울이라는 특성이 언제부터 있어 왔는지를 알 수는 없다. 우울이 태초의 인간부터 존재했는지, 아니면 어떤 특정 시기나 상황부터 인간에게 우울증적 특성이 나타났는지를 정확하게 추정할 수 없다.

2 멜랑콜리아란 두려움이나 슬픔이 지속되는 경우를 의미한다. 플라톤과 아리스토텔레스는 위대한 철학자, 정치가 그리고 시인과 예술가들이 대부분 멜랑콜리아를 가지고 있다고 주장하였다. 그 당시 대중은 멜랑콜리아를 지닌 환자인 동시에 위대한 사상가 혹은 예술가라는 이중성을 지닌 존재들에게 더 크게 호응하였다(엄태완, 2020a).

19세기 초부터 멜랑콜리아를 대체하기 시작한 우울증은 이후 정신의학의 발전에 따라 점차로 질병으로 인식되었고 다양한 하위 유형들로 분류되고 있다. 우울증은 양극성장애 및 조현병과 함께 가장 다루기 어려운 정신질환으로 부각되고 있다. 오늘날 질병으로서 우울증은 사회환경적 요인보다는 뇌 자체에 초점을 맞춘 생물학적 차원에서 그 원인을 찾고 있다. 하지만 인간의 우울은 단일 원인이 아니라 복합적인 원인에 의해 개인에 따라 다르게 나타난다는 것도 분명한 사실이다(김청송, 2016).

한편 한 번 우울장애를 경험한 사람 중에 약 50~60%는 두 번째 우울장애를 경험한다고 하였으며, 두 번의 우울장애를 경험한 사람은 세 번째 우울장애를 경험할 가능성이 70%, 그리고 세 번째 우울장애를 경험한 사람이 네 번째 우울장애를 경험할 가능성은 90%에 이른다(Simons, et al., 1986). 가족 중에 심각한 우울장애를 경험한 사람이 있는 경우, 그렇지 않은 사람에 비해 1.5~3배 정도 발병 가능성이 높다.

(2) 병적 우울이란

우울증 여부를 어떻게 알 수 있을까? 물론 정신의학적 진단으로 확인할 수 있지만 신체 질병처럼 객관적으로 드러나는 근거로 판단할 수는 없다. 왜냐하면 신체적 질병과 같이 체온, 혈압 그리고 분명하게 드러나는 염증이나 비정상적으로 작동하는 신체 기관을 파악할 수 없기 때문이다. 또 다르게 인간은 어떤 시간이나 상황에 따라 우울하거나 슬프거나 상실감, 무기력감 그리고 절망감을 느낄 수 있다. 아마도 이런 기준에 의하면 모든 사람은 어떤 시기 혹은 어느 정도의 우울증 환자라고 할 수 있다. 하지만 질병으로서의 우울은 다음의 특징을 지닌다(권석만, 2013; Morrison, 2014).

첫째, 우울의 심각한 정도이다. 병적인 우울은 저하된 기분의 강도가 매우 강하고 그에 따르는 다양한 우울 증상들이 나타난다. 일상생활을 할 수 있는 에너지가 거의 바닥이고 삶에 대한 의욕이나 흥미가 사라지며, 음식을 먹기가 싫고 잠도 잘 수가 없으며 끊임없이 죽고 싶다는 생각만 들다가 죽는 것이 사는 것보다 고통이 덜하다는 생각으로 이어지고 자살시도를 할 수도 있다.

둘째, 우울의 지속기간이다. 어떤 부정적 사건은 개인으로 하여금 우울 상태에 빠지도록 만든다. 동서양을 막론하고 인간사의 가장 부정적 사건은 자녀의 사망이다(김기태 · 김 건, 2023). 이렇게 극단적 스트레스 상황에서도 이론적으로는 6개월 이상 우울 상태가 지속된다면 병적인 우울로 간주해야 한다. 또한 개인이 의식적으로 인식하지 못하는 우울이 찾아올 수도 있는데 이 경우에도 지나치게 길어지면 병적인 우울로 간주한다.

셋째, 우울로 인한 파괴적 결과이다. 병적인 우울 상태를 겪는 개인은 이전까지의 일상생활, 즉 학업, 직업, 가정일, 대인관계, 심지어 자기 돌봄 등을 소홀히 할 수밖에 없다. 병적 수준이 아닌 우울을 경험하는 사람들은 성취의 정도나 낮아지고 심리적 고통도 동반되면서 상당히 위축된 삶을 살지만 최소한의 일상적 업무를 수행한다. 병적 우울을 겪고 있는 사람들은 학생이라면 무단결석이나 급격하게 성적이 저하되고, 직장인이라면 결근이나 업무의 불성실로 경고나 면직이 되거나, 가족을 돌보지 않거나 관계가 파탄이 나고, 대인관계가 거의 없어져서 외톨이가 되거나, 심리적 고통을 참지 못하여 자신의 신체를 훼손하기도 한다.

2) 특징과 원인

(1) 특징

우울장애는 DSM-5-TR의 기준에 따르면 주요우울장애(Major Depressive Disorder), 지속성 우울장애(Persistent Depressive Disorder), 월경전불쾌감장애(Premenstrual Dysphoric Disorder), 파괴적 기분조절장애(Disruptive Mood Dysregulation Disorder) 등으로 구분된다. 이 중에서 주요우울장애가 가장 심각하고 개인의 삶에 큰 고통을 가져다준다.

주요우울장애를 지닌 사람은 다음과 같은 특징을 나타낸다(권준수 외, 2023; 엄태완, 2025; APA, 2015). 주요우울장애를 겪는 사람의 기분은 일상생활 전체에 영향을 미친다. 그들은 정신적 고통을 호소하며 우울하고, 희망이 없으며, 기운이 없다고 말한다. 어떤 경우에는 울음조차도 나오지 않는다고 하소연한다. 주요우울장애가 있는 대부분의 사람은 불안을 경험하는데 이것은 두려움, 공포, 위험에 따른 내적 고통이다. 이런 불안은 자율 신경계의 신체증상으로 나타나기도 한다. 기분의 저하는 아침에 심하고 저녁이면 다소 가벼워지는 하루 중의 변화를 보이기도 한다.

주요우울장애를 겪는 사람은 우울하고 슬픈 감정뿐만 아니라 좌절감, 죄책감, 고독감, 무가치감, 허무감, 절망감 등의 정서상태가 지속된다. 흥미나 즐거움의 상실이 거의 항상 나타난다. 이전에 흥미를 가졌던 활동이나 가족 및 친구들과의 관계를 멀리하고 에너지가 없어 업무를 끝내지도 못하고 새로운 일은 시작조차 하지 못한다.

또한 생활 전반에 걸쳐 의욕이 전혀 없고 행동이 느리고 침체되어 있어 식욕장애, 정력 감퇴, 정신운동의 지연, 초조 등을 보인다. 심하면 숨 쉬는 일 이외에는 아무런 동작도 없고 외부 자극에 반응이 없는 우울성 혼수(depressed stupor)를 보이기도 한다. 하루하루를 산다는 것이 매우 힘겹고 버거운 일로 여겨지며, 미래는 비관적이고 절망적이라고 생각한다.

주요우울장애를 겪는 사람은 활력과 생기가 저하되어 있기 때문에 해야 할 일을 지연시키고 사회적 활동을 회피하여 위축되는 생활을 한다. 또한 주요우울장애를 지닌 사람은 수면장애를 나타낸다. 이들은 아침에 잘 일어나지 못하고 쉽게 지치거나 피로해지며 밤에는 불면증이 나타나서 잠을 이루지 못한다. 불면증 이외에도 식욕부진, 체중감소, 소화불량, 변비, 두통, 피로감, 오심 및 구토, 월경불순, 성욕 감퇴 등이 나타나기도 한다. 간혹 비전형적으로 식욕 · 체중 · 수면이 증가하기도 한다.

주요우울장애를 지닌 사람의 사고는 자신이나 세상에 대한 부정적 견해를 특징으로 한다. 자신에 대한 무가치감 또는 죄책감이 동반되어 사소하게 과거에 실패하였던 일에 집착하거나 비현실적 부정적 평가를 하고 이것들이 망상적 수준까지 이를 수 있다. 사고의 흐름에 문제가 있어 생각이 잘 떠오르지 않는다고 하거나 머리 회전이 잘 안 된다고 표현한다. 이들은 상실감, 죄책감, 그리고 자살이나 죽음에 대한 계속적인 생각을 하거나 심하면 건강염려증, 신체망상, 빈곤망상, 허무망상, 죄책망상, 그리고 피해망상까지 나타날 수 있다.

가장 위험한 것은 자살사고와 자살행동으로, 우울증을 가진 사람의 약 2/3는 자살사고를 가지고 있으며, 10~15%는 자살시도를 한다(Williams, et al., 1970). 심한 우울증의 경우에는 자살을 시도할 동기와 기력조차도 가지지 못하기 때문에 주로 회복기에 자살을 계획하고 시도하게 된다. 왜냐하면 자살을 시도하려면 인지적으로 결정하고 방법을 찾고 도구들을 준비해야 하는데 우울증이 심한 시기에는 이러한 힘조차도 없기 때문이다. 우울의 회복기가 되면 또다시 그러한 고통스러운 우울이 자신에게 찾아올까 너무 두려워서 자살을 시도하기도 한다. 또한 아침에 눈을 뜨면 하루를 또 살아야 한다는 고통스러운 생각 때문에 새벽에 자살시도가 많다.

행동과 사고가 느린 특성을 가지는 지체성 우울증의 자살은 죄업망상 때문에, 그리고 걱정, 불안, 그리고 흥분의 특성을 가지는 초조성 우울증의 자살은 자신의 정신적이고 신체적인 고통이 괴로워서 자살을 시도하기도 한다. 우울증으로 인한 자살시도는 긴급한 위기 상황이므로 가능한 모든 임시적 조처, 즉 입원이나 약물치료 등을 적극적으로 시도해야 한다. 그러나 이러한 대응은 일시적이며 평생 자존심과 행복을 유지하는 삶을 살도록 하는 방편이 되지는 못한다.

(2) 진단 기준

주요우울장애는 가장 심한 증상을 나타내는 우울장애의 하위 유형이다. DSM-5-TR의 진단기준에 의하면 〈표 6-6〉에서 제시하는 9가지의 증상 중 5개 이상의 증상이 거의 매일 연속적으로 2주 이상 나타나야 한다. 이러한 5개 증상 중 적어도 하나는 ①항의 지속적인 우울한 기분과 ②항에 제시된 흥미나 즐거움의 현저한 저하가 반드시 포함되어야 한다. 또한 주요우울장애로 진단 내리기 위해서는 이러한 우울증상에 기인한 심각한 고통이나 사회적, 직업적, 기타 중요한 기능 영역의 손상이 초래되어야 한다. 그리고 이러한 우울증상이 물질남용이나 일반적 의학적 상태에 의한 것이 아니어야 하며, 양극성장애의 삽화로 나타나는 것이 아닐 뿐만 아니라 다른 정신장애로 더 잘 설명되지 않아야 한다.

〈표 6-6〉 주요우울장애 진단 기준

① 하루의 대부분, 그리고 거의 매일 지속되는 우울한 기분이 주관적 보고나 객관적 관찰을 통해 나타난다. ② 거의 모든 일상활동에 대한 흥미나 즐거움이 하루의 대부분 또는 거의 매일같이 뚜렷하게 저하되어 있다. ③ 체중조절을 하고 있지 않은 상태에서 현저한 체중감소나 체중증가가 나타난다. 또는 현저한 식욕 감소나 증가가 거의 매일 나타난다. ④ 거의 매일 나타나는 불면이나 과다수면이 나타난다. ⑤ 거의 매일 나타나는 정신운동성 초조나 지체를 보인다. 즉, 좌불안석이나 처져 있는 느낌이 주관적 보고나 관찰을 통해 나타난다. ⑥ 거의 매일 피로감이나 활력상실을 나타낸다. ⑦ 거의 매일 무가치감이나 과도하고 부적절한 죄책감을 느낀다. ⑧ 거의 매일 사고력이나 집중력의 감소, 또는 우유부단함이 주관적 호소나 관찰에서 나타난다. ⑨ 죽음에 대한 반복적인 생각이나 특정한 계획 없이 반복적으로 자살에 대한 생각이나 자살 기도를 하거나 자살하기 위한 구체적 계획을 세운다.

출처 : APA(2022), p. 63.

〈표 6-7〉 주요우울장애 사례

E 씨는 51세 여성으로, 남편이 정신병원으로 데리고 왔다. 그녀는 "나 자신을 죽이고 싶어요"라고 말했다. 그녀는 4개월 전부터 삶에 대한 의욕을 상실했다. 그동안 거의 매일 하루 대부분 동안 우울했다고 한다. 그녀의 증상은 시간이 지날수록 더욱 악화되었다. 그녀는 먹고 싶은 생각이 사라져 버리고 다이어트를 하지도 않았는데 몸무게가 6kg이나 빠졌다. E 씨는 거의 매일 밤마다 잠들기가 어렵고 한 주 동안에도 여러 번 새벽 3시면 잠에서 깼다(이전에는 보통 아침 6시 30분에 일어났다). 그녀는 기력도 떨어지고, 집중하기 어려웠으며, 개 사료 조제 공장에서 사무직으로 일하는데 일도 감당하기 힘들었다. 그녀는 자신이 수천 마리의 개들이 죽게 될 실수를 했다고 확신했다. 그녀는 곧 체포가 될 것이고, 감옥에 가느니 차라리 자살하는 게 낫겠다고 생각했다. E 씨는 지난 2주 이상의 시간 동안 주요우울장애에 해당하는 아홉 가지 증상들을 나타내었다. 즉, 우울한 기분, 흥미나 즐거움의 상실, 체중 감소, 불면, 초조, 에너지 상실, 극도의 죄책감, 집중해 있기 어려움, 자살 생각이 그것이다. 담당의사는 그녀에게 주요우울장애를 진단했다.

출처 : APA(2015), p. 99 재구성.

(3) 원인

① 생물학적 원인

우울장애의 생물학적 원인으로는 유전적 요인, 신경전달물질, 뇌 구조 및 기능, 내분비계통의 이상과 관련 있는 것으로 알려져 있다. 유전적 요인에 관한 연구는 가계연구를 통해 확인하고 있다. 우울장애에 관여하는 신경전달물질은 노르에피네프린(norepinephrine), 에피네프린(epinephrine), 도파민(dopamine) 등이며, 신경전달물질이 결핍되면 우울장애가 생기고 반대로 과다하면 조증이 생긴다고 본다(박원명 · 김찬형, 2014).

그러나 신경전달물질이 우울장애에 영향을 미치는 기제를 완전하게 밝혀내지는 못하고 있다. 또한 우울장애가 시상하부(hypothalamus)의 기능장애로 인해 생긴다는 주장도 있는데, 이는 뇌하수체 호르몬이나 부신선 또는 갑상선의 기능장애로 우울증상이 동반된다고 보는 것이다. 내분비 호르몬인 코르티솔(cortisol)의 상승이 우울장애와 관련이 있다는 주장도 있다. 특정한 계절에 주기적으로 우울장애가 나타난다면 이는 생체리듬과 관련이 있다고 본다.

② 심리적 원인

우울증의 심리학적 요인은 정신분석이론, 행동주의 이론, 인지이론 등에서 다양한 차원으로 다루고 있다(엄태완, 2025). 프로이트의 정신분석이론에서는 우울장애를 분노가 무의식적으로 자기에게 향해진 현상이라고 본다. 프로이트는 우울장애를 기본적으로 사랑하던 대상의 무의식적 상실에 대한 반응이라고 보았다.

행동주의 이론에서는 우울장애가 긍정적 강화의 상실, 강화유발 행동의 감소, 우울행동의 강화에 의해서 발생하고 유지된다고 본다. 사랑하는 사람의 사망이나 파산 등과 같이 우울장애를 유발하는 사건들은 긍정적 강화의 원천을 상실하는 것이기 때문에 즐거운 경험이 감소하고 불쾌한 경험이 증가한다. 이러한 사람들은 다른 사람으로부터 강화를 얻을 수 있는 사회적 기술이 부족하거나 불쾌한 상황에 대처하는 기술이 부족하게 되면 긍정적 강화의 결핍상태가 지속되어 우울증상이 나타난다. 무기력과 사회적 고립 등과 같은 우울증상이 다른 사람으로부터 관심, 위로, 걱정 등과 같은 강화를 얻어 낼 수도 있는데, 이는 일시적으로는 우울증상을 완화시킬 수 있지만 장기적으로 역효과를 나타낼 수 있다.

인지이론에서는 우울장애의 일차적인 원인을 개인의 부정적이고 비관적인 생각이라고 본다. 우울한 사람들은 자기 자신, 자신의 미래, 주변 환경을 부정적으로 평가하는 독특한 사고방식을 가진다는 것이다. 이들은 자신과 관련된 생활사건의 의미를 잘못 해석하는 인지적 오류(cognitive error)를 통해 현실을 부정적인 방향으로 왜곡한다. 일상생활에서 겪게 되는 크고 작은 생활사건들의 의미를 해석할 때 이러한 인지적 오류를 자주 범하게 되면, 부정적인 생각을 많이 지닐 수밖에 없고 그 결과 심리적 고통이 가중되어 우울장애로 발전하게 되는 것이다(권석만, 2013).

우울장애에 대한 심리학적 원인은 우울의 경과와 해결을 위한 다양한 이해를 심화시킬 수 있지만 주요우울장애와 같은 심각한 우울의 문제를 모두 설명하지는 못한다. 행동주의 이론과 인지이론은 우울장애의 재발과 사회적 기능을 향상시키는 데 기여할 수 있다.

③ 사회적 원인

우울장애는 개인을 둘러싼 부정적 생활사건이 영향을 미친다. 즉, 상실과 실패를 의미하는 부정적 생활사건이 우울장애를 촉발한다는 것이다. 부정적 생활사건은 가족의 사망이나 심각한 질병, 경제적 파산이나 실직, 직업에서의 해고나 학업의 심각한 부진 등이다. 또한 사소한 부정적인 사건, 예를 들면 가족이나 친구와의 다툼, 사소한 비난, 낯선 사람으로부터 불쾌한 일을 당함, 게임에서 지는 것 등이 오랜 기간 지속된다면 우울장애의 촉발요인으로 작용할 수 있다.

개인에게 이러한 부정적 생활사건이 있다고 하더라도 가족, 친지, 이웃 그리고 국가를 통해서 심리적 또는 물질적 지원을 충분히 받는다면 우울장애를 예방하거나 완화시킬 수 있다. 이러한 사회적 지원은 심리적이고 정서적인 지지도 중요하지만 개인의 생활 문제를 실제적으로 해결할 수 있는 경제적 지원도 필요하다. 즉, 우울장애는 생활사건이나 경제적 곤란 등의 사회적 원인이 촉발요인으로 작용할 수 있다는 의미이다.

3) 임상적 대처

(1) 상담

대부분 우울증을 지닌 사람은 불안도 경험하는데, 이것은 두려움, 공포, 위험에 따른 내적 고통이다(박원명 · 김문두, 2023). 이러한 불안은 자율신경계의 신체증상으로 나타나기도 한다. 우울증을 지닌 사람은 하루 종일 우울하고 희망이 없으며 기운이 없거나 심지어 울음조차도 나오지 않는다고 하소연한다. 우울증을 겪고 있는 사람이 어떤 상황에 있는지를 다른 사람이 이해하는 것은 거의 불가능하겠지만 '죽지 못해서 사는 삶'이라는 표현 이외의 문장을 찾기란 쉽지 않다.

우울증만큼 많이 언급되는 사회적 용어도 없을 것이며, 그만큼 다양한 대응들이 개인적으로나 사회적으로 존재한다. 하지만 대처 방법의 대부분, 아마도 전부는 확실하게 우울증을 제거하여 다시는 그 개인에게 나타나지 않도록 할 수는 없다. 왜냐하면 우울증이란 현상이 눈에 보이거나 객관적으로 파악될 수 없고, 한두 가지의 원인으로 단정할 수도 없으며, 만약 하나의 원인을 찾더라도 확실하게 사라지게 만들기도 어렵기 때문이다. 오늘날 우울증에 대한 대처는 크게 상담과 약물치료로 구분할 수 있다.

우울증의 가장 심각한 상태로는 의학적으로 코마(coma)처럼 보이면서 꼼짝하지 못하고 누워있는 경우이다. 이때는 당연히 식사를 하지 못하며 기본적인 일상생활도 유지하지 못하기 때문에 정신병원 입원이나 약물치료를 시행할 필요가 있다.

대부분의 우울한 사람은 적극적으로 우울에서 벗어나기 위한 노력을 하지 않는 것처럼 보인다. 왜냐하면 우울증을 지닌 사람은 미래를 비관적으로 보기 때문에 현재의 노력이나 활동들이 무의미하다고 생각한다. 그들은 기본적으로 활동할 수 있는 에너지가 부족하며, 가족이나 가까운 사람을 회피한다. 우울증을 지닌 사람에 대한 상담은 효과가 있으며 다양하지만 몇 가지를 살펴보면 다음과 같다(오윤선, 2023; Alexander & French, 1980; Corey, 2001; Mearns & Thorne, 2007).

첫째, 인지상담(cognitive therapy)이다. 인지이론에 의하면 우울한 사람은 자신을 그렇게 만드는 부정적인 믿음을 가지고 있기 때문에 이러한 부정적 사고체계를 합리적으로 바꾸어 주는 훈련을 지속적으로 하면 우울에서 벗어날 수 있다고 본다. 그들은 자기 자신과 관련된 상황을 어떻게든지 비관적으로 해석하기 때문에 우울한 감정에 사로잡힐 수밖에 없다.

인지상담은 우울증을 지닌 사람들에게 있는 부정적이고 비관적인 인식을 현실적으로 해석하여 우울로부터 벗어나도록 도와준다. 하지만 이는 크게 세 가지 전제 조건이 필요한데, 하나는 우울을 지닌 사람이 적극적으로 참여해야 하고, 다른 하나는 인지치료에 적합한 대상을 발견하고 정확한 평가와 방법들이 수행되어야 하며, 마지막은 상당한 기간 동안 반복해서 사고체계를 변화시키기 위한 노력이 필요하다.

둘째, 정신역동적 상담이다. 이는 프로이트의 정신분석을 포함하여 무의식적인 심리적 차원을 중요시하는 다양한 상담 방법들을 말한다. 주로 심리이론을 근거로 치료를 하기 때문에 우울에 기여하는 생물학적 그리고 사회문화적 원인과 대처를 소홀히 다룰 수 있다. 또한 장기간의 치료 시간이 필요하고 전문 치료자를 찾기도 쉽지 않다. 정신역동적 상담은 대화를 유지하거나 이어가기 어려운 사람들에게는 크게 효과를 보지 못한다.

셋째, 행동주의 상담이다. 행동주의 상담은 우울한 사람이 일상생활에서 어떻게 즐거움과 긍정적 경험을 잃어버리게 되었는지를 세밀하게 찾고, 이러한 분석을 바탕으로 다시 행복과 즐거움을 찾을 수 있도록 구체적인 행동의 지침들을 구성하여 실행하도록 하는 것이다. 우울한 사람의 적극적인 참여가 필요하며 장기간 변화를 위한 자발적 노력이 필요하다. 현재에는 인지상담과 병행하는 인지행동상담(cognitive-behavior therapy)으로 우울 문제를 해결하려고 노력한다.

넷째, 인간중심상담이다. 이는 우울한 사람에게 특별한 치료 방법을 제시하기보다는 그들의 체험과 생각에 대한 수용적인 이해와 공감을 우선시한다. 우울한 사람이 느끼는 감정을 진실한 것으로 받아들이면서 스스로 내면을 탐색하도록 지지한다. 인간중심상담에서는 치료자의 가치관을 개입시키거나 어떤 특정한 방향으로 우울한 사람의 변화를 유도하지 않는다. 인간중심상담에서 상담가는 모든 인간은 선하며 스스로 긍정적으로 성장할 수 있다는 믿음으로 기다려 주고 공감한다. 공감과 무조건적 긍정적 관심을 통해 개인이 우울로부터 회복할 수 있다는 믿음으로 기다리는 것을 중요하게 생각한다.

(2) 약물치료

우울은 유전적 요인, 신경생화학적 요인, 환경적 요인 등 다양한 원인에 의해 나타나므로 단일한 대처보다는 통합적 방법으로 접근할 필요가 있다. 약물치료는 우울의 원인을 신경생화학적 요인에서 주로 찾는 대처 방안이다. 약물치료는 상담과 같은 심리적 치료의 효과가 없거나, 개인의 고통이 매우 크고 자살을 시도하는 등의 위기 상황에 활용된다.

오늘날 다소 인식이 달라지기는 하였지만 정신과를 방문한다는 것, 그리고 더 나아가 정신과 약물을 복용한다는 사실에 대한 사회적 편견이 여전히 존재한다. 그럼에도 불구하고 정신과를 방문하고 약물치료를 받는다는 것은 그만큼 그 개인이 심각한 어려움에 있다는 방증이다. 하지만 우울에 대한 약물치료가 주는 이득이 있지만 그에 따른 손실이나 문제도 있다.

우울의 생화화적 가설은 간뇌, 뇌간 및 변연계 등 기분을 조절하는 두뇌의 중추에서 신경전달물질의 대사가 장애를 받거나 전달체계에 장애가 있기 때문이라고 추정한다. 특히 세로토닌(serotonin), 노르에피네프린(norepinephrine) 그리고 도파민(dopamine) 등의 신경전달물질 교란이 우울의 주요 원인으로 받아들여지고 있으며 우울 치료약물 개발의 근간이 되고 있다(한규만, 2022).

우울의 치료를 위한 약물은 크게 삼환계 항우울제(tricyclic antidepressants), MAO 억제제(monoamine oxidase inhibitor) 그리고 제2세대 항우울제(the second-generation heterocyclic antidepressants)로 구분할 수 있으며, 최근에는 치료의 효과가 빠르고 부작용이 적은 약물들이 계속해서 개발되고 있다(박원명 · 김찬형, 2014).

우울에 대한 약물치료는 효과가 있지만 몇 가지 한계도 있다(권석만, 2016). 첫째, 대부분의 약물은 여러 가지 부작용을 지니고 있다. 이러한 부작용에는 입 마름, 초조, 불안, 불면, 체중 감소나 증가, 변비, 근육 경련, 과다 진정, 인지기능이나 정신기능의 저하 등이 있다. 또한 약물을 복용하다가 중단하면 감기 유사 증상, 불면, 구역, 두통, 불안, 어지러움, 감각이상이나 과예민성 등이 나타날 수 있다. 어떤 사람들은 약물의 부작용이 크게 두드러져서 거부하기도 한다.

둘째, 우울을 겪고 있다고 하더라도 약물치료를 거부하는 사람들이 많다. 이는 사회적 편견이나 낙인도 영향을 미치지만 외부의 약물을 통해 자신의 심리적 문제를 해결하는 것을 원하지 않기 때문이다.

셋째, 일반적으로 약물치료가 우울에 대체로 효과를 나타내지만 그렇지 않은 사람도 있으며, 장기 복용 시에는 그 효과가 감소하기도 한다. 약물치료를 장기간 한다고 하더라도 우울의 재발을 예방할 수 있는 것도 아니다.

넷째, 약물치료는 우울 증상을 어느 정도 감소시킬 수는 있지만 근본적인 해결책이 되지 못한다. 우울에 대한 사회구조적이고 문화적인 대응책이 필요한 이유이기도 하다. 만약 우울을 일으키는 개인적 혹은 사회적 압박감을 그대로 두고 약물만 복용한다면 언젠가는 다시 심각한 우울을 일으킬 수밖에 없으며, 약물에 의존된 신체 반응으로 인해 또 다른 고통을 경험할 수도 있다.

CHAPTER 07

노년기 정신건강과 치매

1 정신건강 및 우울

1) 노년기 정신건강

노년기에는 노화(aging)와 관련된 생물학적 변화가 나타난다. 노화를 설명하는 대표적인 이론은 계획된 노화이론과 마멸이론이다(Papalia, Olds, & Feldman, 2004). 계획된 노화이론은 인간을 포함한 모든 유기체 내에 미리 형성된 발달 특성이 있기 때문에 일정한 기간이 지나면 신체가 노화된다는 주장이다. 마멸이론은 오랜 기간 신체를 사용하였기 때문에 노화가 온다는 주장이다. 즉, 노화는 장기간 신체에 축적된 피로의 결과라는 것이다.

노년기에는 계획된 노화이론 또는 마멸이론에 근거하든지 간에 신체적 활력이 떨어지고 신체적 질병이 발생할 가능성이 높다(강지숙 · 신미경, 2011). 노인의 80% 정도가 적어도 하나의 만성질환을 앓고 있으며, 보편적으로 복합적 질환을 가진다. 노년기에 흔히 나타나는 일반적인 질병은 관절염, 고혈압, 심장질환, 청력장애, 백내장과 다리, 둔부, 척추 등의 이상이다(엄태완, 2020b). 노년기에는 암과 같이 치명적인 질병의 발병률도 다른 시기에 비해 훨씬 높아진다. 이러한 신체적 변화는 정서적인 고통과 연결된다.

노년기에 가장 흔한 정신건강 문제는 우울, 인지, 공포, 알코올성 장애이며, 그 외에 자살사고나 약물로 인한 정신 증상도 흔하다. 노년기의 정신장애 유발인자로는 사회적 역할 상실, 자발성 상실, 친구 및 친지의 죽음, 건강 약화, 고립, 경제적 압박, 인지기능 저하 등이 있다.

우울은 노인 중에서 약 15% 정도 나타난다. 특히 혼자가 되거나 만성적인 내과 질환을 앓게 될 때 우울증이 발생하기 쉽고, 노년기에 발병된 우울증은 재발률이 높다(대한신경정신의학회, 1997). 노년기 우울증의 흔한 징후와 증상은 에너지와 집중력 저하, 이른 새벽이나 밤중에 자주 깨는 수면장애, 식욕 저하, 체중 감소나 신체 증상 등이다. 노인들은 훨씬 더 신체 증상을 호소하고 강조하기 때문에 젊은 사람들에게서 나타나는 증상과 다르다.

망상장애의 발병 연령은 대개 40~55세이지만 노년기에도 언제든지 발병할 수 있다. 감시당하고, 쫓기고, 독살당한다는 피해망상이 가장 흔하며, 상상의 박해자에게 폭력을 휘두를 수 있고, 자신이 죽을 병에 걸렸다고 생각하는 신체망상도 흔하다(민성길, 2006). 망상은 치매, 알코올장애, 조현병, 우울증, 양극성장애 등에서도 나타날 수 있으므로 감별하는 것이 필요하다.

노년기에 나타나는 신체형 장애는 내과적 질환과 유사한 신체적 증상을 가지므로 중요하다. 노인의 80% 이상이 관절염이나 심혈관계 질환 같은 만성질병을 한 가지 이상 호소한다. 약 10% 정도의 노인이 술이나 그 밖의 수면제, 신경안정제, 마약에 중독되어 있고, 니코틴이나 카페인, 진통제 등도 흔히 남용된다(민성길, 2006). 알코올의존은 이혼이나 사별 및 독신인 남자의 경우에서 많다. 또한 노인들은 만성적인 불안을 경감시키거나 수면장애 때문에 신경안정제를 남용할 때가 많고, 노인에게 나타나는 갑작스러운 섬망은 알코올 금단에 의한 경우가 흔하다.

2) 노년기 우울

노년기에는 다양한 형태로 우울이 나타난다. 청소년기나 성인 초기부터 시작된 우울증이 노년기에도 이어질 수도 있지만 노인의 신체적, 심리적, 사회적 특성에 따른 우울증이 발생할 수 있다. A 씨의 사례가 노년기의 심리사회적 특성에 따른 우울이라고 할 수 있다. A 씨의 경우에는 항우울제를 복용하게 되면 수면장애나 이유 없이 눈물을 쏟는 증상이 사라질 수 있다. 그러나 A 씨가 겪는 흥미의 결여와 삶의 의욕 상실의 문제는 계속해서 지속될 가능성이 있다.

〈표 7-1〉 노년기의 일상적 우울 사례

A 씨는 남편과 살고 있는 72세 여성이다. 그녀는 이전까지 해왔던 모든 흥미와 삶의 의욕을 상실했다고 말했다. 그녀는 심각하지는 않았지만 여러 가지 일상적 활동에 제약을 가지기 시작했다. 이전까지 즐거웠던 일들도 하기 싫어졌으며, 손자들이 집에 오더라도 예전과 다르게 기쁘지 않고 불안해졌다. 그녀는 이제 경제적으로 안정되었고 가족문제도 해결되어 겉으로 드러난 어려움은 없었다. 그녀는 집 앞을 산책하거나 친구 집을 방문하는 일을 중단하였고, 가끔 몇 분 동안 한곳을 멍하니 응시하다가 정신이 오락가락해지기도 했다. 그녀는 잠을 잘 자기 어렵고 아침에도 일찍 깬다고 했다. 또한 식욕도 떨어지고 몸무게가 4개월 만에 4kg이 빠졌으며, 가끔 아무런 이유도 없이 울기도 했다. 그녀에게 주어진 일은 힘들게 수행하지만 어떠한 즐거움과 흥미도 없으며 과도한 책임을 완수하는 과제에 불과할 뿐이었다.

B 씨의 사례는 정신병적 우울이라고 할 수 있는 주요우울장애로 진단될 수 있다. B 씨의 경우에는 청년기나 중년기에 우울증을 경험했는지를 확인할 필요가 있다. 대개 우울증은 반복되어 발생하는 경향이 있기 때문에 과거 병력을 조사해야 한다. B 씨의 경우에는 음식을 거부하기 때문에 홀로 집안에서 생활하도록 하는 것은 위험하며 단기입원이 필요하고 퇴원 후에도 적절한 시기까지 약물치료가 필요해 보인다. B 씨는 정신병원 퇴원 후에도 일정 기간 가족의 돌봄이 필요하며 정신의학과 의사의 도움을 받아야 한다.

〈표 7-2〉 노년기의 정신병적 우울 사례

B 씨는 2개월 전에 오랜 투병 후 남편이 사망한 71세의 여성이다. 그녀는 남편의 장례식 이후부터 음식을 먹지 않으려 했으며, 자녀들이 지켜볼 때만 억지로 음식을 먹었다. 이후부터 그녀는 하루 종일 잠옷만 입고 지내고 혼자서 옷을 갈아입거나 목욕을 하려고 하지 않았다. 누군가 말을 걸어도 대답하지 않았고, 하루 내내 멍하니 한곳을 응시하고 앉아 있었다. 자녀가 그녀와 대화를 시도했지만 이상한 소리를 내며 제대로 된 의사소통을 하지 못했다. 그녀는 남편이 사망하기 전까지 모든 집안일과 남편의 간호를 대부분 혼자서 도맡아 해왔기 때문에 자녀들은 그녀의 이상 행동에 놀라움을 보이며 큰 걱정을 하게 되었다. 자녀들은 어머니가 정신의학적 진단과 치료가 필요하다는 사실을 느꼈다. 그 결과 그녀는 주요우울장애로 진단을 받았으며 식사를 하지 않는 등 증상이 심각하여 입원치료와 약물치료를 시작하였다.

C 씨의 사례는 신체적인 질병에 적응하는 과정에서 나타난 우울의 문제이다. C 씨의 사례는 심각한 만성질환을 겪고 있는 노인에게서 나타나는 흔한 경우이다. C 씨의 사례에서 항우울제는 적응장애를 회복하는 데 별 효과가 없으며 오히려 신체의 문제를 악화시킬 수도 있다. C 씨는 자신의 질병과 관련하여 자신의 좌절감을 자유롭게 표출하도록 할 필요가 있다. C 씨는 기회가 된다면 미술치료와 같은 심리치료의 방법으로 우울의 문제를 감소시킬 수 있다.

〈표 7-3〉 노년기의 만성질환으로 인한 우울 사례

C 씨는 만성 폐원성 심장질환으로 수년째 치료받고 있는 75세의 남성이다. 그는 증상을 완화하는 약물치료를 시행하고 있지만 가벼운 산책이나 집안일을 하더라도 숨쉬기가 힘들고 쉽게 피로가 찾아왔다. C 씨는 모든 일에서 예외가 되어 부인이 가족과 관련된 일들을 수행하여 자신이 무용지물이라 느꼈다. 그는 의욕이 없었고 다시는 예전으로 돌아갈 수 없다는 사실 때문에 화가 나 있었다. 그러나 그는 자신이 도움을 받아야 할 정도로 우울증이 심각하지 않다고 생각했다. 그는 자주 부인이나 멀리 떨어져 살고 있는 자녀들에게 화를 표출하였고 삶의 의미를 상실했다고 느끼고 있었다.

노년기의 우울증도 다른 시기와 마찬가지로 유전, 기질, 뇌의 신경전달물질 불균형, 신체적 질병, 수면장애, 사별, 경제적 어려움과 같은 스트레스 등의 복합적인 요인으로 발생한다. 똑같은 스트레스를 겪게 되더라도 기질적 특성으로 인해 다르게 반응할 수 있으며, 특별한 외부 상황이 없더라도 유전적 요인에 의해 우울증이 발생할 수 있다. 또한 노년기에는 배우자나 친지 혹은 친구 등 사랑하는 사람과 사별하는 빈도가 높아질 수 있기 때문에 적절한 애도 반응이 필요하며, 이 과정에서 우울이 나타날 수 있다. 그러나 애도 과정의 우울은 정상적인 것으로 본다.

노년기의 우울증 치료도 다른 시기와 마찬가지로 약물치료, 심리치료 그리고 가족개입이 상호 보완적으로 이루어진다. 대상 노인의 우울증이 생물학적인 요인이 클 경우에는 약물치료를 시행할 필요가 있다(한규만, 2022). 항우울제는 보통 복용하기에 큰 부담이 없지만 일상적으로 사용되는 약물이 아니다. 항우울제는 부작용으로 졸음을 유발하는데 이는 우울로 수면장애를 겪고 있는 노인에게 도움이 된다(권준수 외, 2023).

심리치료는 교육을 병행해야 한다. 일반적으로 우울증은 의욕 감소와 자기비하를 유발한다. 노인은 자기 자신 때문에 우울증이 생겼다고 믿거나 치료를 받게 되면 가족에게 부담이 된다고 생각한다. 노년기의 우울증이라고 하더라도 인지치료가 도움이 된다. 우울증이 있는 노인은 전혀 움직이고 싶지 않다는 생각을 자주 하게 된다. 이러한 노인은 아침에 일어나면 옷도 갈아입지 않고 하루 종일 의자에 앉아 있거나 TV만 멍하니 쳐다본다. 적극적인 심리치료를 시행하지 않더라도 규칙적으로 식사하고 움직일 수 있는 일상 계획을 마련해야 한다. 즉, 친구나 친지를 만나러 외출을 하거나 우울증의 주기를 깨뜨리기 위해 1~2주 정도 여행을 하는 것도 효과적이다.

가족개입은 우울증이 있는 노인의 배우자나 자녀들을 대상으로 한다. 가족은 우울증 노인의 약물치료나 다른 상담에 함께 동행하여 의견을 제시할 수도 있으며, 우울에 대한 교육을 받고 안심하거나 치료 과정을 함께 할 수 있다. 특히 자살 위험이 있는 우울증 노인의 경우에는 가족에게 주의 깊은 관찰을 요청해야 한다. 그러나 가족에게 너무 많은 책임을 부과하지 않도록 신중할 필요가 있다. 심각하게 자살의 위험이 있으면 단기 입원에 대해서도 고려해야 한다.

가족 중 누군가는 우울증 노인이 파괴적인 행동을 보일 가능성이 높더라도 사랑하는 부모의 의도에 반하여 행동하기를 주저할 수 있다. 그러나 심각한 우울증 노인에 대한 적극적 치료는 노인의 존엄성을 저해하지 않는다. 오히려 효과적인 치료는 많은 경우 노인의 존엄성을 되찾아 준다(권석만, 2016). 우울증 노인이라고 하더라도 지나치게 가족에게 의존하지 않도록 도와줄 필요가 있다. 예컨대, 치매와 우울증을 동시에 지닌 노인은 가족의 지속적인 관심을 요청할 수 있지만 우울증만 있는 경우에는 혼자 있기를 원하기도 한다.

2 망상장애, 건강염려증 및 물질중독

1) 노년기 망상장애

노년기의 망상장애는 조현병이나 치매의 증상과는 다르게 나타난다. 노년기의 망상장애는 혼자 거주하는 노인에게 흔히 발생하며, 일상적인 활동이나 공공요금을 납부하는 일 등을 수행할 수 있다. 그러나 망상장애를 지닌 노인은 이웃이나 낯선 사람에게 공격을 받고 있다고 경찰이나 가족에게 지속적으로 호소할 수 있다.

또 다르게 가족이나 친구에게 학대받고 있다는 망상을 가질 수 있다. 예컨대, 어떤 남성 노인은 자신의 배우자가 사망하자 아들이 어머니(자신의 배우자)의 죽음을 기뻐한다고 확신한다. 이렇게 되면 이 노인은 아들을 용서하기 어려우며 부자간의 접촉이나 사회적인 관계도 단절한다. 치매 노인도 망상장애를 가진 경우가 빈번하다. 다음의 사례는 남편의 사망 후 유산분배 과정에서 시댁 식구들이 자신을 공격하거나 해치려고 하는 망상을 가진 경우이다.

〈표 7-4〉 노년기의 망상장애 사례

D 씨는 20년 전 남편이 사망하고 혼자 살고 있는 75세의 여성 노인이다. 그녀는 자녀가 없었기 때문에 남편의 사망 후 시댁과 유산분배의 문제를 수년간 겪었다. 그 과정에서 그녀와 시댁 식구 사이에는 험한 말들이 오고 갔으며 법적 다툼으로까지 이어졌다. 그러나 10여 년 전 유산분배가 모두 결정이 났으며, 그 이후 시댁과의 연락은 단절되었다. 최근 그녀는 수면장애가 있었고 시대 식구들이 자신과의 유산분배에 화가 나서 자신을 보복하려 한다는 공포에 시달렸다. 그녀에게 수면장애가 있는 이유는 시댁 식구들이 밤에 방문을 쾅쾅 두드리면서 찾아오곤 했기 때문이라고 말했다. 그래서 그녀는 자신의 자매들과 경찰에게 그들의 횡포를 막아 달라고 호소하면서 시댁 식구가 나를 미치게 하고 있다고 불안해했다. D 씨는 시댁 식구들이 그녀가 남편을 사랑하지도 않으면서 단지 돈 때문에 함께 살았다고 비난하고 있다고 말했다. 그녀의 반복된 호소와 불안으로 그녀의 동생에 의해 정신과 상담을 받았다. 정신과의사의 진단에 의하면 망상과 환청 이외에는 판단력도 정확하며 기억력과 집중력에도 아무 문제가 없다고 하였다. 의사와의 상담 과정에서 밤에 시댁 식구를 본 적이 없다고 했지만 그들이 분명히 문을 쾅쾅 두드리며 자신을 비난하면서 소리쳤다는 사실에 대해서는 주장을 굽히지 않았다. 그녀는 혼자서도 잘 생활하고 있었으며 정신상태 검사 결과 치매 징후도 발견할 수 없었다.

과도한 의심을 특징으로 하는 편집증적 망상을 지닌 노인은 의심으로 인해 긴장이 고조되어 폭력적 행동을 할 가능성이 높다. 이러한 노인을 상대하는 사람은 다음과 같은 폭력 예방법을 알 필요가 있다(Morton, 1986).

첫째, 염려하는 마음을 표현하여 험악해진 노인을 심리적으로 진정시킨다. 예를 들면, "정말 대단히 화가 나신 것 같군요. 제가 도와드릴 수 있습니다" 등의 말을 한다. 또한 분노를 말로 표현할 수 있도록 돕는다.

둘째, 흥분한 노인의 주의를 단순화시킨다. 신체적 또는 정신적 영향에 의한 스트레스가 심각한 노인은 환경과 자신에게 영향을 미치는 여러 자극을 구별할 수 없게 된다. 한 사람이 통일되게 단순한 방식의 의사소통을 할 필요가 있다. 예컨대, 정신적으로 흥분한 노인의 이름을 반복해서 부르면 행동을 더 잘 통제할 수 있다.

셋째, 간단한 행동도 분명한 방향을 제시해 준다. 의심증이 있고 흥분한 노인은 복잡한 결정을 내리고 적절한 반응을 하는 데 어려움이 있다. 예컨대, 전문가는 "팔을 내리세요. 자, 의자에 앉으세요. 이제 우리 이야기를 나눠 봅시다"와 같이 구체적이고 세부적으로 말할 필요가 있다.

넷째, 명확하고 간결하게 대화한다. 정보를 받아들이고 조직하는 능력이 저하된 노인과의 의사소통은 짧고 간단한 대화로 해야 쉽게 반응할 수 있다.

다섯째, 기대하는 바를 명확하게 이야기해야 한다. 예를 들면, "앉으세요. 물건을 더 이상 던지지 마세요. 방을 떠나면 안 됩니다. 원하는 게 있으면 말씀하세요. 그러면 제가 가져다 드릴게요"와 같은 방식의 표현이다.

여섯째, 언쟁을 하거나 화내지 않아야 한다. 편집증적 노인은 자신이 전문가를 놀라게 하거나 화나게 했다는 생각을 하면 몹시 불안해하고 방어적인 태도를 취한다.

일곱째, 위협적인 신체언어를 피해야 한다. 전문가는 노인의 감정이 고조된 상황에서 빠르게 움직이거나 공격적 자세를 취하고 싶어진다. 그러나 천천히 움직이면서 안정감 있는 자세를 통해 흥분된 노인의 모델이 될 필요가 있다.

여덟째, 개인적인 공간을 존중한다. 편집증이 심하고 공격적인 노인에게는 가까이 다가가지 말아야 한다. 가능하다면 노인이 진정할 때까지 적당한 거리를 유지할 필요가 있다.

2) 노년기 건강염려증

건강염려증은 DSM-5에서 질병불안장애(illness anxiety disorder)로 명명된 정신건강의 문제이며, 노년기에 가장 일반적으로 나타나는 신체증상 관련 장애이다. 질병불안장애는 실제로 건강에 문제가 없는데도, 자신의 몸에 심각한 질병이 있다는 생각에 집착하며 과도한 공포와 불안을 6개월 이상 지속적으로 나타내는 경우를 말한다(권준수 외, 2023). 질병불안장애는 고의적으로 꾸며낸 꾀병과는 구별된다. 질병불안장애를 지닌 사람은 자신의 증상이 정서적인 문제 때문에 생겨난다는 것을 의식하지 못한다.

질병불안장애를 겪는 노인은 아무리 병력을 살피고 철저히 신체검사를 하더라도 노인이 말하는 의료적 질병으로 진단되지 않는다. 그들은 밝혀지지 않거나 소홀히 취급되고 있는 질병에 걸렸을지도 모른다는 두려움으로 여기저기 의사를 찾아다닌다. 질병불안장애는 20~30세 사이에 처음으로 시작되지만 중년기에 더 심각해지고 노년기까지 지속된다. 그러나 노년기에는 복잡하고 다양하고 이유를 알 수 없는 증상을 호소하더라도 질병불안장애로 진단하지 않아야 한다. 예컨대, 다발성 경화증의 경우 원인이 없어서 흔히 무시되는 신체적 증상에 대한 호소로 시작되었다가 말기에 가서야 심각한 신경학적 질환으로 밝혀지는 경우가 종종 있다.

따라서 노년기의 질병불안장애는 병력을 조사하여 청년기나 성인기부터 시작되었는지를 확인할 필요가 있다. 또한 노년기에 특징적으로 나타나는 질병불안장애인지 아니면 다른 신체적 질환의 증상을 호소하는지를 세심히 구별해야 한다. 다음은 노년기의 전형적인 질병불안장애 사례이다.

〈표 7-5〉 노년기의 건강염려증 사례

ㅇㅇ 씨는 75세의 여성이며, 남편과 사별하고 여동생과 함께 거주하고 있다. 그녀는 빈번하게 심각한 요통, 두통 그리고 관절통으로 고통받고 있다고 하소연하였다. 그녀가 여동생과 함께 의사를 찾았는데 신체적 건강의 문제를 끊임없이 장황하게 말했다. 그녀는 식욕이 없어서 식사를 억지로 하고 있으며, 음식은 식도에 걸려 삼킬 수가 없고, 식사 후 변의를 느꼈지만 변비가 심하여 치질이 악화되었다고 했다. 또한 백내장으로 시력이 매년 저하되고 있고 3년 전 대상포진을 앓았는데 완전히 회복되지 않았다고 믿고 있다. 그녀는 젊었을 때부터 신체적 문제를 자주 호소했다. 그녀는 외동아들이 외국에 출장을 갈 때마다 신체적 증상 호소가 더욱 심하였다. 그녀는 자신의 심각한 건강문제 때문에 아들을 다시는 볼 수 없을 것이라는 공포에 시달렸다. 여동생은 그녀를 희생적으로 간호를 하다가도 어떤 때에는 몹시 화를 내기도 했다. 그녀가 이야기만 하면 온통 건강문제뿐이었기 때문이다. 의사의 검진 결과, 그녀는 신체건상상 객관적으로 비정상적이라고 판단될 만한 점을 발견할 수 없었다. 그녀는 우울증도 없었고 자살에 대한 생각도 없었다. 그녀는 노년기의 전형적인 질병불안장애 사례였다.

3) 노년기 알코올 및 약물 남용

알코올이나 약물의 남용 문제는 노년기뿐만 아니라 다른 시기에도 나타난다. 그러나 노년기에는 알코올이나 약물의 남용이 장기간 진행되었을 가능성이 높고 신체적 또는 정신적으로 대처 능력이 떨어질 수 있다. 노년기에는 이전에 알코올이나 약물을 사용하지 않던 사람도 스트레스로 인해 시작하거나 중독이 되기도 한다. 노년기에는 수면제나 진정제와 같은 향정신성 약물의 장기 남용에 따른 문제도 나타난다.

알코올 남용은 세 가지의 전형적인 패턴으로 나누어진다(Goodwin & Guzes, 1989). 첫째, 매일 다량의 알코올 섭취, 둘째, 모임이나 주말 등에 편중된 형태의 폭음, 셋째, 수일 혹은 수주 간의 폭음 후 장시간의 금주이다. 그리고 일반적으로 알코올 중독을 확인하는 네 가지 질문이 있다(Bernadt, et al., 1982). 첫째, 음주량을 줄여야겠다는 생각을 해 보았는가? 둘째, 누군가가 당신의 음주 패턴에 대해 충고하는 것을 성가시게 느껴 본 적이 있는가? 셋째, 자신의 음주에 대해 죄책감을 느껴 본 적이 있는가? 넷째, 음주 다음 날 해장술을 마셔 본 경험이 있는가?

노인은 음주에 대한 죄의식 때문에 음주로 야기된 문제를 감추려고 한다. 하지만 반복되는 신체적, 심리적, 가족적, 사회적 문제들로 인해 외부에 알려지게 된다. 어떤 노인은 수면장애를 해결하기 위해 수년간 음주를 하다가 자신도 모르게 알코올중독에 이르게 되기도 한다. 다른 연령대도 마찬가지지만 노인은 알코올 섭취 후 교통사고, 난폭한 행동, 추락사고, 자학적인 행동을 동반할 수 있다. 알코올중독인 노인이 금주를 하게 되면 발작, 신체기능 저하, 발한, 혈압상승, 심박수 증가, 우울증, 두통, 구강건조증, 수면장애 등의 금단현상이 나타난다(권준수 외, 2023). 알코올중독인 노인은 기억력 감퇴가 동반되거나 알코올성 치매로 이어지기도 한다.

노년기에는 알코올을 해독하는 기능이 약해지기 때문에 음주량을 줄여야 하지만 대부분의 노인은 젊은 시절의 음주량을 그대로 유지하려고 한다. 그렇게 되면 신체적으로나 심리적으로 부작용이 일어난다. 예컨대, 어떤 알코올중독자는 한두 잔의 술로 취하거나 기억력을 상실하기도 한다. 또한 노인의 불안과 같은 심리적 문제도 알코올을 섭취하도록 만드는 요인이 된다. 노년기에도 다양한 스트레스 사건이 발생할 가능성이 높다. 예컨대, 은퇴, 배우자나 친지의 죽음, 가정 내 불화, 건강문제 등이다.

〈표 7-6〉 노년기 알코올중독의 사례

ㅇㅇ 씨는 성공한 전문직으로 어느 정도의 재산을 형성하였으며 부인과 함께 거주하는 74세의 남성이다. 그는 사교적인 성격으로 젊었을 때부터 일주일에 두세 번 정도 친구들이나 사교 모임에서 음주를 했다. 그는 평일 저녁식사에서 와인 한두 잔이나 맥주 한 병 정도를 마셨다. 그의 아내는 60대 중반 이후부터 ㅇㅇ 씨의 기억력이 나빠지는 것에 대해 걱정을 많이 하였다. ㅇㅇ 씨도 자신의 기억력에 문제가 있음을 인지하고 여러 사람에게 해로운 영향을 미칠 수도 있는 정교하고 논리적인 업무를 하지 않았다. 친구나 부인과 대화에는 어려움이 없었으며 충분한 자산을 가지고 있었지만 그는 항상 가난해질 것을 두려워했다.

부인과 함께 병원을 방문한 그는 기억력 테스트를 받았는데 일상적인 기억평가에서는 문제가 없었지만 최근 기억력 회상에서 문제가 발견되었다. 그리고 기억력 감퇴의 주원인은 만성적인 알코올 섭취로 인한 전형적인 인지장애로 나타났다. 그러나 ㅇㅇ 씨는 알코올이 원인이라는 사실을 받아들일 수 없었다. 왜냐하면 그의 즐거움은 하루의 일과를 끝내고 와인이나 맥주를 마시는 것이었기 때문이다. 또한 최소한 일주일에 한두 차례 친구나 지인들과 함께 술을 마시며 즐거운 시간을 보내 왔기 때문이다.

그는 의사와 아내의 술을 마시지 않아야 한다는 권고를 무시하였다. 이후 그는 교통사고로 입원하게 되었는데 48시간 동안 헛것을 보는 등 심각한 섬망을 겪게 되었다. 그는 같은 병원의 정신과로 가서 약물치료와 상담을 받고 금주하기로 했다. ○○ 씨는 6개월 이상의 금주 이후 기억력도 어느 정도 회복이 되었으며 일상생활을 하는 데 어려움이 없게 되었다. 그러나 그는 자신의 삶에서 가장 귀하게 여겼던 저녁 후의 음주와 친구 및 지인과 술을 마실 수 있는 기쁨을 잃었다는 사실에 크게 상심하고 있다.

3 치 매

1) 개관

1970년대 이전에 시골 마을에는 이른바 '노망(老妄)났다'고 불리던 노인들이 한두 명씩은 있었다. 그들은 마을 사람들에게 두려움 혹은 회피의 대상이었으며 돌봄은 오롯이 가족들, 특히 여성의 몫이었다. 돌보는 가족 입장에서는 아마도 당사자가 대소변을 가릴 수 없는 상황에서 가장 큰 고통을 겪었을지도 모른다. 오늘날의 치매는 '노망났다'라는 사회의 혐오적 메시지를 질병의 범주로 바꾸어 만든 용어이다.

치매의 영어 표현은 'dementia'로 그 어원은 라틴어의 'demens', 즉 정신이 상실된 상태라는 의미이다. 치매의 한자 표현은 어리석을 치(痴)와 어리석을 매(呆)를 써서 일상적인 생활에 심한 어려움이 있는 상태를 함축한다. 미국의 질병 분류 기준인 DSM-5-TR에서는 신경인지장애(Neurocognitive Disorder)로 명명하고 있으며, 뇌의 손상으로 인해 의식, 기억, 언어, 판단 등의 인지적 기능에 심각한 문제가 나타나는 장애라고 설명한다(권준수 외, 2023).

일상적 언어로 표현하면 치매는 인간이 동물과 다른 중요한 특성인 사고의 기능이 제대로 작동하지 않아 나타나는 복잡하고 혼란스러운 현상이라 할 수 있다. 구체적으로 예를 들면, 숫자를 잘 셀 수도 없고, 날짜도 잘 모르고, 조금 전에 했던 말을 반복하거나 '누가 돈을 훔쳐 갔다', '부인이나 남편이 바람을 피운다' 등의 남을 의심하는 말을 하거나 밥 먹고, 씻고, 대소변 보는 것과 같은 기본적인 일상생활을 잘 수행하지 못하기도 한다.

치매는 매우 다양한 원인, 종류 그리고 증상들을 포함한다(엄태완, 2020a). 치매는 의학적으로 뇌세포가 서서히 파괴되면서 기억을 점차로 잃는 것을 의미하여, 현대 의학으로는 발병 이전의 기능 상태로 되돌리기가 어려워서 치매의 진행 속도를 늦추는 것에 초점을 두고 있다. 치매는 원인 질환에 따라 적절한 치료가 가능한 가역성 치매와 치료가 잘 되지 않고 점차 악화되는 비가역성 치매로 구분할 수 있는데, 대부분의 치매는 비가역적 특성을 보인다.

치매의 종류는 다양하지만 전체 치매 중 50~60%를 차지하는 알츠하이머성 치매의 경우와 같이 뇌신경의 퇴행성 변화에 의해 일어나는 치매, 혈관성 치매, 감염이나 독성물질에 의한 치매 그리고 다양한 뇌손상에 의한 치매로 구분할 수 있다(APA, 2022). 치매의 유형에 따라 나타나는 증상은 다르지만 대부분은 기억력 감퇴를 동반한다. 치매는 연령이 증가하면 발생할 확률이 높아지기 때문에 초기 증상으로 나타나는 기억의 문제를 나이 탓으로 여기고 지나치기 쉽다. 어떤 개인을 대상으로 치매를 정확하게 예측하기도 어렵고, 치매를 지닌 사람이라고 하더라도 어느 정도의 속도로 어떻게 진행될지에 대한 판단도 쉽지 않다.

2) 특징

(1) 초기 증상

치매 초기에는 연령에 따른 기억력 감퇴, 건망증, 일시적 우울증 등과 구분이 어려운 경우가 많다. 치매가 의심되는 초기의 증상들은 다음과 같다(최낙원, 2018).

첫째, 최근에 본인이 무엇을 했는지 잘 기억나지 않는다.

둘째, 물건이나 사람의 이름이 떠오르지 않아 단어 표현이 어렵다.

셋째, 이유 없이 화가 나거나 갑자기 우울해진다.

넷째, 움직이거나 속옷을 갈아입는 것조차 싫을 정도로 매사가 귀찮고 힘들다.

다섯째, 냄새를 잘 못 맡거나, 다른 사람의 말이 잘 안 들린다.

여섯째, 주변에서 "요즘 무슨 일 있느냐"는 얘기를 들을 정도로 멍해질 때가 많다.

일곱째, 거스름돈 같은 간단한 물건값 계산이 안 돼 장보기가 힘들고, 지갑에는 잔돈이 쌓인다.

여덟째, 잠이 안 올 정도로 불안하고 잠꼬대가 심하다.

아홉째, 늘 다니던 길이 낯설거나 길을 잃고 헤매기도 한다.

열째, 이유 없이 체중이 빠진다.

(2) 인지적 장애

일반 대중은 치매가 한참 진행되어 누가 보더라도 치매로 진단할 수 있을 정도가 되어야 전문기관을 찾는다. 치매의 증상은 인지적 장애와 정신행동 장애로 구분된다(최낙원, 2018; APA, 2022). 인지적 장애는 기억, 상황 파악, 언어 등에서 두드러진다. 기억 장애는 최근의 어떤 일에 대한 기억력이 현저하게 떨어지고 점차 오래된 과거의 기억도 손상되는 순으로 나타난다. 언어 능력도 처음에는 단어가 기억나지 않아 표현력이 감퇴하는 것처럼 보이지만 점차 다른 사람의 말도 잘 이해하지 못하고 이후에는 횡설수설하는 수준까지 진행되다가 아예 말을 하지 않는 상태로 진행된다.

또 다른 인지 장애로는 시간, 장소, 사람에 대한 파악력과 관련이 있다. 시간에 대한 혼란이 생겨서 날짜에 대한 개념이 정확하지 않고 점차 계절이나 밤낮도 구분할 수 없게 된다. 장소에 대한 분별력도 저하되어 늘 다니던 길을 잘 못 찾거나 나중에는 집 안에서도 방이나 화장실을 구분해서 찾아가지 못한다. 치매가 상당히 진행되면 사람에 대한 파악도 흐려지는데, 초기에는 가끔 만나는 사람을 알아보지 못하다가 종국에는 자신의 자녀나 배우자와 같이 가까운 사람도 모를 수 있다.

(3) 정신행동 장애

정신행동 장애는 다양하지만 주로 우울을 동반하는데, 일시적인 우울부터 심각한 허무감, 비관적 사고, 죽음에 대한 생각, 의욕이나 즐거움 상실, 식욕 상실,

초조감, 울음, 죄책감 등을 나타낸다. 또한 성격이 급격하게 변화된 것처럼 보이기도 하는데, 행동이 위축되고 소극적이고 수동적인 자세를 보이거나 쉽게 짜증이나 화를 내거나 이기적인 모습을 보이기도 한다. 수면 주기가 변하여 심한 불면증과 이에 동반되는 초조행동, 착란 상태 등을 나타내며 밤에 자지 않아 돌보는 가족을 지치게 만든다.

정신병적 증상으로는 망상과 환각을 보이기도 한다. 망상 중에 흔한 것은 누군가 자신의 물건을 훔쳐 갔다거나, 누군가 자신을 해치려 한다거나, 간병인이 사기꾼이라거나, 배우자가 부정한 짓을 했다는 것 등이다. 환각 중에는 실제로 없는 사물을 보는 환시와 실제로 들리지 않는 것을 듣는 환청이 가장 많으며, 이것으로 인해 치매를 지닌 사람이 난폭행동이나 초조행동을 하기도 한다.

인지적 및 정신행동적 장애는 그대로 일상생활과 연결된다(엄태완, 2020a). 치매를 지닌 사람은 기본적인 일상의 생활, 즉 일어나고, 세수하고, 밥 먹고, 대소변 가리고, 산책하고, 잠을 자고, 물건을 사고, 이야기하고, 시장을 보는 것 등에서 서서히 그리고 나중에는 완전히 기능을 상실한다. 이러한 기능 수준을 통해 다른 사람의 돌봄을 받으면서 집에서 거주할 수 있는지를 판단한다. 만약 일상생활의 기능을 거의 상실하게 된다면 자신이 살던 집에서 돌봄을 받으면서 생활하기에 어려움이 있을 수 있다. 오늘날은 심각한 치매의 상태에 있더라도 돌봄 전문직의 도움을 받으면서 생을 마감할 때까지 자신의 집에서 생활하는 것을 원칙으로 한다.

〈표 7-7〉 노년기 치매 사례

ㅇㅇ 씨는 82세의 나이로 사망한 여성이다. 그녀는 67세 때 처음으로 정신과를 방문하였다. 당시 그녀는 통증과 신경과민 그리고 수면장애를 호소했다. 그녀는 몇 년 동안 수면장애와 신경과민을 치료하기 위해 정신과 약물을 복용했다. 그녀의 담당 정신과의사는 기억력의 문제를 의심했지만 그녀는 자기가 누구인지 어디에 사는지를 정확하게 판단했다. 하지만 수면장애와 불안이 점점 심해졌다. 그리고 그녀는 남편이 다른 여자와 바람을 피운다고 남편을 비난하기 시작했다. 이후 그녀는 검사결과 인지와 기억력이 심하게 손상되었으며, MRI 검사 결과 다발성 뇌경색 치매로 판정되었다.

그녀의 남편은 집에서 그녀를 돌보기로 했으며 그녀는 치매 치료약과 항정신병약을 동시에 복용했다. 그러나 점점 그녀의 남편에 대한 의심은 증가했으며 여러 차례 집을 나가 방황하다가 동네

주민이나 경찰이 발견해 집으로 데려왔다. 그녀는 남편이 자신을 때리고 독약을 먹이려 한다고 호소하기도 했다. 남편은 부인의 폭행으로 멍이 들고 다른 상해를 입을지도 모른다는 두려움이 있었지만 부인과의 약속을 지키기 위해 집에서 돌보았다. 그녀는 사망하기 6개월 전에 자녀들이 아버지의 안전을 염려하여 치매 요양시설로 보내졌다. 그녀의 남편과 자녀들은 매주 번갈아 가며 부인과 어머니를 면회하며 마지막 6개월을 함께하였다.

3) 대처

치매는 연령과 밀접한 상관이 있기 때문에 고령사회로 진입한 현대에 이르러 급속하게 증가하고 있다. 한국의 치매 인구는 2022년 기준으로 65세 이상 노인의 약 10%인 100만 명이며, 2039년에는 200만 명 이상이 될 것으로 예측하고 있다(중앙치매센터, 2024). 한국은 2017년부터 '치매 국가 책임제'를 모토로 치매안심센터를 설치하고 국가 치매연구 개발 10개년 계획 등을 마련하고 있다.

치매에 대한 사회적 관심은 크게 두 가지이다. 하나는 사회적 비용의 문제이고, 또 다른 하나는 치매를 지닌 사람과 그 가족의 삶의 질과 행복이다. 국가 정책과 제도 및 서비스는 이 두 가지 모두 해결하려는 데 목적이 있지만 실제로 사회적 비용의 문제를 우선하는 경우도 많다.[1] 사회 전체가 치매에 대해 많은 관심과 재정을 투입하고 있기는 하지만 치매를 지닌 사람과 가족들이 겪는 고통은 쉽게 해결되지 않고 있다.

현재 알려진 치매에 대한 최상의 대처는 가능한 한 모든 방법을 동원하여 당사자에게 나타나는 부정적 결과들을 최대한 늦추는 데에 있다. 즉, 치매 치료는 근본 원인을 해결하는 것이라기보다는 증상이 더 이상 나빠지지 않도록 관리하는 것에 가깝다. 치매 치료의 목표는 치매를 완치하는 것이 아니라 치매를 지닌 사람과 가족의 행복과 삶의 질에 초점을 둔다. 대부분의 치매는 불가역적 특성을 띠고 있으므로 인간다운 삶을 유지하는 데 어려움을 주는 현상들이 최대한 천천히 개인에게 오도록 하는 데에 치료의 초점을 두고 있다.

1 한국의 경우, 중앙치매센터의 추정 내용을 보면 치매로 인한 경제적 비용은 2022년 약 20조 원이었으며, 2030년 38조 원, 2050년에는 138조 원에 이를 것이라고 하였다(중앙치매센터, 2024).

치매 증상과 유사한 정신적 문제는 우울증인데, 치매 환자 중 20~25% 정도는 우울증이 잘못 진단된 경우라고 한다. 물론 치매와 우울증은 동반되어 나타나는 경우도 있지만 노년기 우울증은 약물치료를 통해 어느 정도 효과를 볼 수 있다(이강준, 2015). 치매를 지닌 사람의 우울은 다양한 형태로 나타나는데 '죽고 싶다'를 반복하거나 '자주 눈물을 흘리거나 미래가 없다'고 말하며, 쉽게 흥분하거나 갑자기 화를 내거나 욕하며 폭력을 행사하고 물건을 부수기도 한다.

치매를 지닌 사람은 불안도 심하게 보이는데 굉장히 예민하고 자주 호흡곤란 증상을 보이거나 보호자와 잠시도 떨어지지 않으려고 한다. 치매를 지닌 사람은 가족 간의 의사소통에도 어려움이 있다. 이러한 치매의 특성을 이해하지 못하면 치매를 지닌 사람과 가족 간의 다툼이나 갈등만 반복하게 된다.

치매를 지닌 사람은 단지 인지능력과 감정조절의 어려움이 있는 것이지 지금 당장 보고 듣는 기능이 떨어진 것은 아니다. 치매를 지닌 사람이 보이는 우울, 분노, 공격성, 불안 등에도 불구하고 그들의 말에 집중하고 대화를 시도하면서 진정으로 내가 사랑받고 존중받고 있다는 생각이 들도록 한다면 보다 나은 의사소통을 할 수 있다.

가족 중에 치매를 의심할 만한 사람이 있다면 우선 전문가로부터 정확한 진단과 기능 수준 등을 평가받아야 한다. 이를 바탕으로 다양한 방법들을 개인이나 가족 상황에 따라 적용할 수 있다. 이때 치매를 지닌 사람에 대한 돌봄은 지나치게 한두 명의 희생을 강요하지 않아야 한다. 예를 들면, 집에서 살림하는 며느리, 결혼하지 않은 자녀, 혼자 살고 있는 딸 등이 치매를 지닌 사람에 대한 돌봄을 전적으로 하는 것을 말한다. 오늘날 자신의 희생으로 가족이 안정되게 살도록 하려는 사람도 거의 없을 뿐만 아니라 가족 간의 갈등과 혼란이 극에 달할 수밖에 없다. 따라서 치매를 지닌 사람이 가족 중에 있다면 정확한 진단과 가능한 대처 방안들을 중심으로 가족 모두가 역할 분담을 할 필요가 있다.

치매를 지닌 사람에 대한 치료는 약물치료, 수술, 운동치료, 현실치료, 인지훈련 및 자극치료, 회상치료 등이 있는데 현재는 주로 약물치료에 의존한다. 치매 가족을 위한 가족교육, 가족지지 프로그램이나 자조집단 등이 있으며, 경증 치매를 지닌 사람들은 거주지에서 장기요양서비스를 받을 수 있다. 치매 치료의 궁극적 목적은 최대한 개인의 독립적 생활 기간을 늘리면서 최후까지 인간 존엄성을 유지하는 것이라고 할 수 있다.

4) 치매의 실제

치매를 지닌 개인을 돌보거나 함께 생활하는 사람들은 치매를 정확하게 이해하지 못해서 혼란스럽거나 분노를 표출할 수 있다. 여기서는 치매를 지닌 사람이 보이는 부적응적 행동의 배경을 열두 가지로 구분하여 살펴보려고 한다(Kakei, 2021).

(1) 치매는 건망증이 아니라 기억 장애의 문제이다

건망증은 약속이나 사실을 잊어버린 것이지만 나중에 잊은 내용을 확인할 수 있다. 그러나 기억 장애는 모든 상황이나 사실 자체를 떠올릴 수 없다. 예컨대, 친구와 저녁 7시에 약속을 한 두 사람이 모두 약속 시간을 잊어버렸다고 생각해 보자. 건망증이 있는 사람은 상대방이 전화로 7시 약속을 상기시키면 곧바로 자신의 실수를 인지할 수 있다. 그러나 기억 장애가 있는 사람은 7시 약속 자체를 생각하지 못한다.

치매를 지닌 사람은 기억 장애, 즉 기억을 입력하고 저장하여 인출하는 과정에 문제를 나타낸다. 예를 들면, 치매를 지닌 사람이 버스나 전철에서 정확하게 내리지 못한 경우를 가정해 보자. 첫째는 목적지 정보를 정확하게 '입력'하지 못한 장애의 문제이다. 친구와 전화로 "시청 앞에서 만나자"는 말을 듣고서도 단순히 소리의 나열로, 머릿속으로 들어가지 않는다. 둘째, 필요한 정보를 '저장'할 수 없는 장애이다. 버스 번호나 전철역 출구 번호를 기억하지 못한다. 셋째, 상황이 발생해도 정보를 '인출'할 수 없는 장애이다. 내릴 곳이 시청 앞이지만 안내방송을 듣고도 단순히 '음 시청 앞이네'라고만 생각한다.

치매를 지닌 사람은 자주 귀중품이나 돈을 도둑맞았다고 생각한다. 왜냐하면 자신이 귀중품을 팔았거나 물건을 사기 위해 돈을 쓴 것을 기억하지 못하고 단지 귀중품이나 돈이 있었던 그 기억만 존재하기 때문이다. 그들의 기억으로는 당연히 옳은 소리이다. 그래서 그들은 누군가 귀중품이나 돈을 훔쳐 갔다고 의심할 수밖에 없다.

(2) 치매는 보고 듣고 생각한 것을 순식간에 기억에서 사라지도록 한다

인간의 시각과 인지 그리고 기억은 밀접한 관계가 있다. 치매를 지닌 사람은 눈에 보이지 않는 것은 머릿속에서 상상하지 못한다. 예컨대, 화장실 휴지가 필요하다고 생각해서 구입하여 수납장을 열면 그 속에 엄청난 휴지가 있는 경우이다. 또 다른 날에도 그 사실을 잊고 화장실 휴지를 산다.

치매를 지닌 사람은 순간적으로 냉장고에 뭘 넣었는지, 냉장고에 뭐가 있는지 생각이 나지 않는다. 더 심해지면 밤에 화장실에 가고 싶어서 일어났는데 화장실이 어딘지 기억이 나지 않는다. 너무나 익숙한 자신의 집이지만 문을 봐도 문 너머에 뭐가 있는지 이미지가 떠오르지 않는다. 따라서 문을 하나하나 열어보고 나서야 화장실을 찾을 수 있다.

(3) 치매는 과거의 추억을 현재 일어나고 있는 일처럼 느끼고 행동하도록 만든다

치매를 지닌 사람은 지난 경험이나 현상을 진행 중인 사실로 착각한다. 예컨대, 20년 전에 다녔던 회사에 출근하는 경우를 말한다. 치매를 지닌 사람이 이유 없이 여기저기 돌아다니는 것이 아니다. 집 밖으로 나갈 때는 반드시 이유가 있다(Kakei, 2021). 예를 들면, 치매를 지닌 사람은 집주인에게 “이만 가 보겠습니다” 라고 말하지만 그 집주인이 자신의 아들이다. 왜냐하면 중년이 된 아들을 잊어버리고 어릴 때의 모습만 기억하기 때문이다.

(4) 치매는 의사소통의 언어나 기호가 사라지도록 만든다

치매를 지닌 사람은 어릴 때부터 경험하거나 학습한 의사소통을 위한 언어와 기호를 잊어버린다. 예컨대, 저녁식사를 준비하기 위해 밥솥을 사용하려고 하지만 버튼의 기호인 '취사'가 무엇을 뜻하는지 생각이 나지 않는다. 그들은 익숙한 일상의 단어를 생각하지 못하고 자신의 뜻을 언어로 표현하지 못한다. 그들은 자신이 말하고 싶은 내용을 떠올리지 못한다. 예컨대, "나는 수박이 먹고 싶다"를 표현하고 싶지만 '수박'이라는 단어가 생각나지 않고 문장을 순서대로 조합하지 못한다.

(5) 치매는 사람의 얼굴을 구분할 수 없도록 만든다

얼굴을 보고 사람을 인식하는 것이 쉽고 자연스러운 현상이라고 생각하지만 이는 고도의 인지 능력이다. 치매를 지닌 사람은 눈, 코, 입 각각의 부분을 인식할 수는 있어도 그것을 통합해서 하나의 얼굴로 파악하기 어렵다. 따라서 그들은 사람을 못 알아보는 존재로만 부각된다. 예컨대, 단골 고객의 얼굴이 그때마다 달라 보이고, 지나가는 사람이 아는 사람으로 보이거나, 시간이 지나면서 오래된 지인이나 같이 살아온 가족 얼굴도 생각나지 않게 된다.

(6) 치매는 모양이나 크기를 제대로 인식할 수 없도록 만든다

치매를 지닌 사람은 오감에 이상이 없는데도 실제와 다르게 보이거나 느껴질 수 있다. 예컨대, 전철에서 내리려고 하는데 승강장과 전철 사이가 너무 넓게 보이거나 끝없이 아래로 이어지는 거대한 틈이 있는 것처럼 보인다. 또는 길을 걸을 때 지면이 꿈틀꿈틀 움직이거나, 벽과 바닥을 구분할 수 없거나, 미세한 색의 차이를 알아차리지 못해 새하얀 화장실에서 변기를 찾아 앉지 못할 수도 있다.

(7) 치매는 몸의 감각을 변하게 만든다

치매를 지닌 사람은 감각이 둔하고 없어지거나 문제가 생기게 된다. 예컨대, 목욕물이 너무 끈적거려 불쾌하거나 너무 뜨겁거나 반대로 너무 차갑게 느껴지기도 한다. 치매를 지닌 사람은 이러한 감각의 변화로 목욕을 하지 않으려고 한다. 물론 목욕을 하지 않으려는 이유는 공간 인식이나 신체 기능의 문제로 옷을 벗고 입기 어렵다거나 시간 감각의 차이로 목욕한 지 얼마 되지 않았다고 생각하기 때문일 수도 있다.

그들은 신체 감각에 문제가 생긴다. 예를 들면, 커피를 마셔도 아무 맛도 나지 않는다든지, 남들은 더운데 혼자만 춥다든지, 땀을 많이 흘려도 갈증을 느끼지 않는다든지, 화장실을 제때 가지 못하는 경우 등이다.

(8) 치매는 환각이나 착각을 일으키도록 만든다

환각은 실제로 없는데 보이고 들리고 느껴지는 것을 말하고, 착각은 사실이나 현상이 있지만 다르거나 왜곡되게 전달되는 것이다. 예컨대, 환각 중 환시는 사람이 없는데 사람이 있는 것으로 인식되고, 착각은 바람 소리가 자신을 욕하는 내용으로 들리는 것을 말한다.

치매를 지닌 사람은 환각이나 착각을 경험할 수도 있다. 예를 들면, 길을 가다가 실제로 없는 강아지를 본다거나, 본 적도 없는 벌레가 날아드는 경우이다. 또한 벽 무늬가 사람의 얼굴로 보이거나 이불이 낯선 사람으로 보이는 현상이다. 또 다르게 옆방에서 나는 말소리가 또렷하게 들리거나, 자신이 주차한 차가 갑자기 움직이기 시작하는 것처럼 느껴지기도 한다.

(9) 치매는 시간 감각을 왜곡하도록 만든다

치매를 지닌 사람은 뇌와 신체의 다양한 감각기관의 장애로 인하여 시간 감각이 흐트러지거나 상실한다. 예컨대, 조리 시간을 가늠하지 못해서 음식을 태우거나 설익게 요리하거나, 식사 시간을 알지 못하거나, 아침, 점심, 저녁 시간 감각이 사라져서 밤에도 두뇌가 활동하는 느낌이 들어 잠을 잘 수가 없거나, 오늘이 무슨 요일인지, 몇 월 며칠인지를 모르는 경우를 말한다.

(10) 치매는 자신의 의지에 따른 신체의 움직임을 할 수 없도록 만든다

치매를 지닌 사람은 자신의 손발 위치나 움직이는 방향을 알 수 없거나 공간을 인식하는 능력에 문제가 생기고 일상적인 신체 동작 순서를 잊어버린다. 이러한 이유로 인하여 그들은 옷을 갈아입는 것을 싫어하거나 힘들어한다. 또한 그들은 양말을 제대로 신을 수 없거나 컵에 손을 내밀어도 잘 잡히지 않을 수도 있다.

(11) 치매는 공간이나 위치를 파악할 수 없도록 만든다

치매를 지닌 사람은 전후좌우 방향감각을 상실하고 보이지 않는 건물이나 길을 상상하기 어렵고 시야가 좁아진다. 따라서 그들은 늘 다니던 길에서 길을 잃는다. 또한 그들은 출입구를 찾지 못하고, 원래 있던 자리나 왔던 곳으로 되돌아가지도 못한다. 심하면 자신의 방을 찾을 수도 없다. 그들은 시야가 좁아져서 옆에서 걷는 사람이 보이지 않거나 눈앞의 물컵이 보이지 않아 떨어뜨리기도 한다.

(12) 치매는 집중하도록 만드는 힘을 빼앗는다

치매를 지닌 사람은 오감에서 들어온 대량의 정보 중에서 주의할 것과 주의하지 않아도 되는 것을 선택할 능력을 상실한다(Kakei, 2021). 즉, 그들은 주의집중해야 할 내용이 아니라 엉뚱하고 불필요하고 혼란스러운 현상들이 떠오른다. 예컨대, 집안에서 바깥의 웃음소리, TV 소리 등이 한꺼번에 귀에 들어와 배우자의 말이 전혀 귀에 들어오지 않거나 음식점에서 음악 소리나 주위의 대화가 극단적으로 시끄럽게 느껴지는 경우이다.

그들은 여러 가지 일을 동시에 실행하지 못한다. 예를 들면, 횡단보도의 신호가 초록색으로 바뀌어도 잘 건너가지 못한다. 왜냐하면 신호가 바뀌어도 바로 발을 내딛지 못하고 마주 오는 사람을 피하는 것이 어렵고 언제 빨간색으로 바뀔지 몰라 초조하기 때문이다. 또한 치매를 지닌 사람은 잠깐만 작업을 해도 쉽게 피곤해진다. 왜냐하면 주의집중하기 위해 너무 많은 에너지를 쓰기 때문이다.

PART 03

현대 사회의 정신건강 이슈

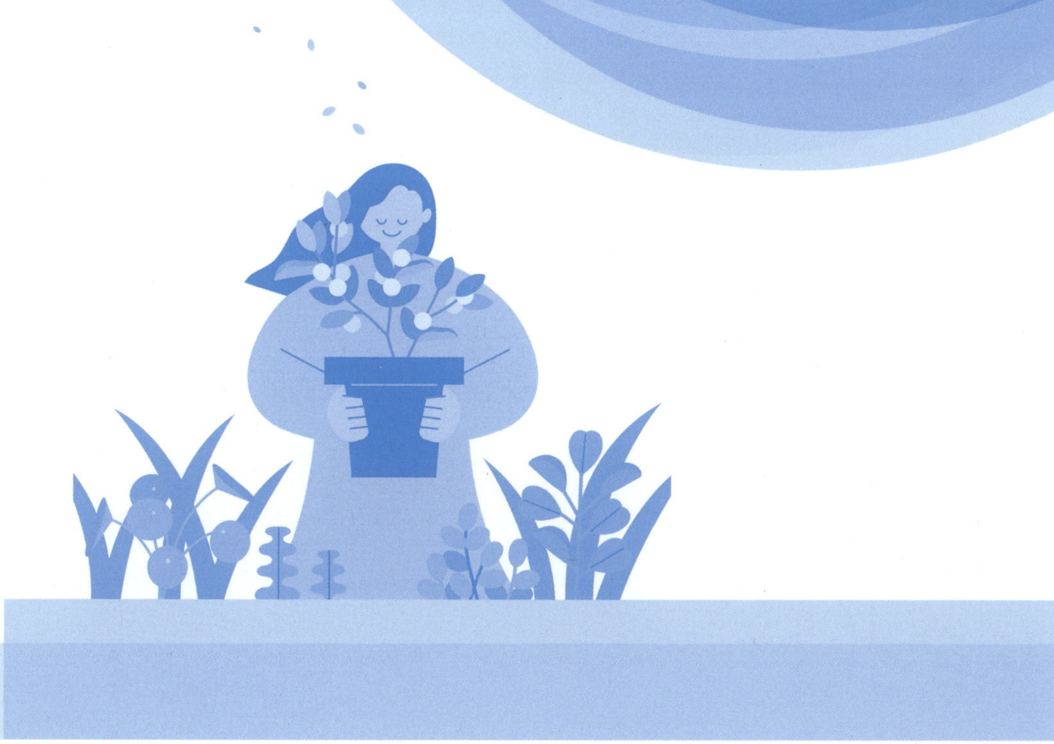

CHAPTER 08

중 독

1 중독의 개념 및 특징

1) 일반적 정의

중독(中毒)이란 사전적으로 크게 세 가지 의미를 가진다. 첫 번째는 알코올이나 마약과 같은 약물을 계속적으로 지나치게 복용하여 그것이 없이는 생활이나 활동이 어려운 상태를 말한다. 두 번째는 음식물이나 약물 등의 독으로 지칭되는 유해물질로 인해 신체에 이상이 생기거나 목숨이 위태롭게 되는 현상을 말한다. 마지막으로 어떤 사상이나 대상에 너무 심취하여 현실 판단을 제대로 할 수 없는 상태로, 최근 심각한 사회문제로 대두되고 있는 인터넷중독 등의 경우이다.

두 번째의 중독은 독성 물질에 의한 신체적 중독(intoxication)을 일컫는 것이고, 첫 번째와 세 번째의 경우는 심리적인 중독(addiction)을 말한다. 심리적 의존을 포함하는 중독은 알코올, 마약과 같은 물질중독(substance addiction)과 인터넷, 도박, 쇼핑과 같은 행위중독(behavioral addiction)으로 구분된다(Grant, Brewer, & Potenza, 2006). 중독의 일반적 정의는 다음과 같다.

〈표 8-1〉 중독의 일반적 특성과 개념

<table>
<tr><td rowspan="7">중독 특성</td><td rowspan="2">지나친 몰두</td><td>정의</td><td>어떤 즐거운 활동에 지나치게 몰두하는 경향</td></tr>
<tr><td>내용</td><td>쾌락의 추구가 그 본질. 특별한 경험에의 강박적 의존</td></tr>
<tr><td rowspan="2">의존</td><td>정의</td><td>① 중단하면 심한 감정적, 정신적, 심리적 반응을 초래할 정도로 어떤 물질이나 습관, 행위에의 통제 불가능한 의존
② 알코올, 마약, 니코틴, 기타 물질에 대한 심리적 의존이나 생리적 의존</td></tr>
<tr><td>내용</td><td>① 계속 사용하지 않을 수 없는 강박적 갈구
② 내성(tolerance)의 증가에 따르는 용량 증가의 필요성
③ 약물의 공급이 갑자기 단절되거나 양이 감소되었을 때 나타나는 금단 증상</td></tr>
<tr><td rowspan="2">조절 능력 상실</td><td>정의</td><td>알코올이나 약물의 사용을 개인의 의지에 따라 통제할 수 없는 상태</td></tr>
<tr><td>내용</td><td>① 중독물질을 조절하여 사용할 수 없음
② 집착
③ 강박적 사용
④ 재발</td></tr>
</table>

출처 : 이현아(2004), p. 29.

알코올중독과 인터넷중독은 개인에 따라 중독으로 이어지는 양상이 다양하지만 마약중독의 경우에는 대부분 동일한 과정을 겪는다. 예를 들면, 알코올을 자주 마신다고 모두 중독자가 되지는 않으며 인터넷에 과몰입하는 사람들을 전부 인터넷중독자로 규정할 수는 없지만 마약은 한두 번 사용에도 중독자가 될 수 있다.

여기서는 알코올과 다른 약물의 중독 기준이나 치료 과정이 유사하기 때문에 일상에서 흔히 접할 수 있는 알코올중독을 구체적으로 살펴보고자 한다. 또한 행위중독에서는 사회적으로 크게 이슈가 되고 있는 인터넷중독에 대해 알아보고자 한다.

2) 정신의학적 정의

미국정신의학회(APA)의 정신장애 분류 기준인 DSM-5-TR에서는 중독과 관련된 문제를 물질관련 및 중독장애(Substance-Related and Addictive Disorders)의 범주에 포함하고 있다. 여기에서 말하는 중독 물질은 알코올, 카페인, 대마, 환각제, 흡입제, 아편계, 진정제, 수면제 또는 항불안제, 자극제, 니코틴 그리고 기타 물질의 10가지 서로 다른 종류의 물질(불법 약물 포함)을 제시하고 있다. 이러한 10가지 종류의 물질은 완전히 구별되지 않으며, 모든 물질은 공통적으로 과량 복용할 때 뇌 보상 체계를 직접 활성화한다.

DSM-5-TR에서 규정한 10가지 중독 물질들은 정상적으로 일어나는 뇌 활성화 신호들을 무시하게 만들고 남용 물질을 통해 직접적으로 뇌 보상 회로를 활성화한다. 즉, 이러한 물질을 남용하는 사람들은 다른 활동이나 취미 등을 통해 느낄 수 있는 성취감, 행복감 등과 같은 보상이 점차로 무시되고 오직 물질을 통해 이러한 감정들을 보상받으려 한다. DSM-5-TR에서 물질관련 및 중독장애는 '물질사용장애'와 '물질로 유발된 장애'의 두 그룹으로 나뉜다.

(1) 물질사용장애

물질사용장애(Substance Use Disorders)는 물질 관련 문제들이 있음에도 불구하고 개인이 지속적으로 물질을 사용하여 나타나는 인지적, 행동적 그리고 생리적 증상군을 특징으로 한다. 물질사용장애의 진단은 조절 능력의 상실, 사회적 손상, 위험한 사용, 그리고 약물학적 기준에 의한다(권준수 외, 2023).

첫째, 조절 능력의 상실이란 물질(예 알코올 혹은 아편 등)을 사용하는 개인이 조절하거나 끊으려고 노력해도 계속 실패하는 것이다. 그들은 점차로 하루 대부분의 생활을 물질 중심으로 보내게 된다. 물질을 사용하고자 하는 강력한 욕구인 갈망으로부터 벗어나기가 어렵다.

둘째, 사회적 손상은 물질의 반복적 사용으로 인해 대인관계, 학교, 직장 혹은 가정에서 해야 할 중요한 역할 수행에 실패해도 물질을 중단할 수 없는 경우를 말한다. 그들은 점차로 가족 활동이나 취미 활동과 같은 여가활동이나 사회적, 직업적 활동을 줄이거나 포기하게 된다.

셋째, 위험한 사용이란 물질의 사용으로 인해 신체적, 심리적, 대인관계적으로 심각한 해가 되는 상황에서도 반복적으로 물질을 사용하면서 중단하지 못하는 경우를 말한다. 예를 들면, 알코올로 인한 간암 진단을 받고도 술을 끊지 못하는 것을 말한다.

넷째, 약물학적 기준으로는 내성과 금단이 있다. 내성(tolerance)이란 원하는 효과를 얻기 위해 현저히 많은 용량의 물질이 필요한 경우를 말한다. 예를 들면, 예전에 소주 한 병으로 느꼈던 기분을 점차로 두 병, 세 병 마셔야 비슷한 효과가 나타나는 것을 말한다. 금단(withdrawal)이란 오랫동안 과다하게 물질을 사용한 개인이 혈액이나 조직에 물질 농도가 저하되었을 때 나타나는 이상 증후군이다. 보통 이를 해소하기 위해 물질을 섭취한다. 예를 들면, 아침에 일어났을 때 손 떨림 등의 증상을 해소하기 위해 해장술을 마시는 경우에 해당한다. 단지 내성과 금단만으로 물질사용장애로 진단하지는 않는다.

(2) 물질로 유발된 장애

① 물질 중독

물질로 유발된 장애(Substance-Induced Disorders)는 물질 중독, 물질 금단 그리고 물질로 유발된 정신장애가 있다. 물질 중독(substance intoxication)은 흔히 신체적 중독을 의미하는 것이며, 최근 물질 섭취로 인해 가역적인 물질 특이 증후군이 발생한 경우를 말한다. 가장 흔한 변화에는 지각, 각성, 집중, 생각, 판단, 정신운동 그리고 대인관계상의 행동 장애를 포함한다. 중독에 동반하는 심각한 문제적 행동 변화 및 심리적 변화(예 공격성, 기분 가변성, 판단력 손상 등)는 물질이 중추신경계에 작용한 생리적 효과 때문이다(APA, 2015).

중독은 물질을 사용하는 동안 혹은 사용 직후에 발생하며, 급성 중독과 만성 중독은 다른 증상과 징후를 나타낸다. 예를 들면, 중등도 양의 코카인을 사용했을 때 처음에는 사교적인 상태가 되지만 이 용량을 자주 반복적으로 며칠 혹은 몇 주에 걸쳐 사용했을 때는 사회적 위축이 일어나게 된다.

② 물질 금단

물질 금단(substance withdrawal)은 각 물질의 특성에 따라 다양하게 나타난다. 물질 금단은 과도하게 장기간 사용해 온 물질의 중단이나 감소로 인해 생리적, 인지적 장애와 더불어 물질 특유의 부적응적 행동변화가 나타나는 것이다. 이러한 물질 특유의 증후군은 사회적, 직업적, 또는 다른 중요한 기능영역에서 임상적으로 심각한 고통이나 장애를 일으킨다. 금단을 겪는 대부분의 사람은 증상을 줄이기 위해 물질을 다시 사용하고 싶은 충동을 느낀다.

〈표 8-2〉 약물에 대한 중독 증상과 금단 증상

물 질	중독 증상	금단 증상
알코올	어눌한 발음, 협동운동 상실, 불안정한 보행, 빠른 안구 운동	발한 혹은 빈맥, 손떨림 증가, 수면 문제, 오심 혹은 구토, 환각, 불안
카페인	좌불안석, 예민함, 흥분, 수면 문제, 안면 홍조, 소화불량, 빈뇨	두통, 피로감 혹은 졸음, 쉽게 짜증이 나거나 화가 남, 슬픈 기분, 집중력 저하
대 마	안구 충혈, 식욕 증가, 입마름, 빈맥	쉽게 짜증이 나거나 화가 남, 예민함, 수면 문제, 식욕 감소, 좌불안석
환각제	펜시클리딘(PCP) : 빠른 상호 혹은 양측성 안구운동, 빈맥, 근육 협동운동 상실 다른 환각제 : 동공 확대, 빈맥, 발한, 흐릿한 시야, 떨림	없음
흡입제	현기증, 빠른 안구운동, 협동운동 상실, 어눌한 발음, 불안정한 보행, 둔화된 반응, 흐릿한 시야	없음
아편계	동공 축소 혹은 확대, 졸음 혹은 의식 소실, 어눌한 발음, 집중력 혹은 기억력 손상	슬픈 기분, 오심 혹은 구토, 근육통, 동공 확대
진정제	어눌한 발음, 협동운동 상실, 불안정한 보행, 빠른 안구운동, 집중력 혹은 기억력 손상	발한 혹은 빈맥, 손떨림, 수면 문제, 오심 혹은 구토, 환각, 불안, 경련
자극제	빈맥 혹은 서맥, 동공 확대, 고혈압 혹은 저혈압, 발한 혹은 오한, 오심, 혹은 구토	피로감, 수면 문제, 생생한 악몽, 식욕 증가
담배	없음	쉽게 짜증이 나거나 화가 남, 생각을 집중하는 데 어려움, 식욕 증가, 좌불안석, 슬픈 기분, 수면 문제

출처 : APA(2015), p. 301.

③ 물질로 유발된 정신장애

물질로 유발된 정신장애(substance-induced mental disorders)는 남용물질로 인해 발생하는 일시적 혹은 지속적으로 나타나는 정신장애를 뜻한다. 물질로 유발된 정신장애는 정신병적 장애, 양극성장애, 우울장애, 수면장애, 성기능부전, 강박장애, 신경인지장애 등이 흔하게 나타난다.

일반적으로 진정 작용이 있는 약물이나 물질(진정제, 수면제 또는 항불안제, 알코올)은 중독 상태에서 우울장애를 유발하고, 금단 상태에서는 불안이 관찰되는 편이다. 암페타민이나 코카인 등의 흥분 작용이 있는 물질들은 중독 상태에서 정신병적 장애와 불안장애가 동반되기 쉬우며, 금단 상태에서 우울장애가 유발될 수 있다. 진정 작용과 흥분작용을 둘 다 가진 약물들은 일시적이지만 현저한 수면 곤란과 성적 문제를 유발하기 쉽다. 그러나 대부분 물질로 유발된 정신장애는 물질 사용을 중단한 지 1개월 이내에 회복되는 편이다.

3) 불법 중독 약물

중독 약물들은 중추신경계에 작용하는 방식에 따라 억제제(depressants), 흥분제(stimulants), 환각제(hallucinogens) 세 가지로 구분할 수 있다. 이와 같은 분류에 근거하여 불법적 약물들을 살펴보면 다음과 같다(신태용, 2014).

(1) 마약

마약(narcotics)에는 아편, 모르핀, 헤로인, 코데인 등이 있다. 마약은 중추신경 흥분제 또는 억제제이다. 아편(opium)은 양귀비의 열매에서 추출되는 약물로 마취제나 진통제로 사용되며, 모르핀(morphine)은 아편에서 추출되는 가장 정통적인 마약이다. 헤로인(heroin)은 불법적인 약물로 많이 남용되는 약물이며, 코데인(codeine)은 기침을 진정시키는 진해제로 사용되는데 구입이 쉬워 남용된다. 이들 마약이 신체에 미치는 영향은 동공 축소, 통증 감소, 가려움, 졸림, 혈압 저하, 호흡 억제, 혼수 등이다. 정신에 미치는 영향은 집중력 상실, 추리력 상실, 무관심, 불안, 공포 등이 나타난다. 마약은 신체와 정신에 심각한 손상을 일으키는 약물이다.

(2) 대마

대마는 마리화나(marijuana)와 해쉬쉬(hashish)로 구분한다. 마리화나와 해쉬쉬 모두 대마에서 추출하는 물질이지만 해쉬쉬가 마리화나보다 훨씬 강력한 효과를 낸다. 미국의 경우, 마리화나는 주에 따라 합법적으로 허용되는 곳도 상당히 많으며, 특히 젊은 층에서 상당히 많은 상용자가 있다. 미국에서 마리화나가 합법적인 주도 있지만 한국에서는 대마관리법에 의해 불법 약물로 관리하고 있다.

마리화나를 장기간 남용하게 되면 간장 장애, 뇌기능 손실, 유전적 결손 등의 신체적 문제가 발생한다. 또한 정신적으로는 억제력 감소, 충동적 행동, 집중력 감소, 자신과 신체가 분리된 느낌, 환각 증상 등의 부작용이 나타나게 된다. 대마는 중추신경 억제제 및 흥분제이다.

(3) 필로폰

일본어 히로뽕으로도 알려져 있으며, 암페타민(amphetamine)의 일종으로서 중추신경계에 자극을 주어 신체 및 기분에 변화를 일으키는 중추신경 흥분제이다. 필로폰은 기면증이나 아동의 과잉행동 등 의학적으로 사용되기도 한다. 초기에 필로폰은 청소년에게 정신을 집중시켜 주는 약으로, 가정주부에게는 살 빼는 약으로, 일반인들에게는 피로회복제로 인식되어 남용되기도 했다. 필로폰은 일시적으로 정신기능을 증진시키는 것처럼 보이지만 혈압 상승, 식욕 저하, 불면증, 경련, 불안, 환각 등의 신체적, 정신적 문제들이 나타나게 된다.

(4) 진정제

진정제(sedatives)는 중추신경계를 억제하는 약물로서 불안을 감소시키고 수면을 유도하는 효과가 있다. 의학적 처방에 의해 치료제로 사용되고 있지만 불법적으로 남용하면 약물중독에 빠지고 심각한 부작용으로 신체적, 정신적 문제를 일으키게 된다.

(5) 흡입제

흡입제(inhalants)는 중추신경 억제제로 코나 입을 통해 흡입하는 약물을 말한다. 흡입제로 남용되고 있는 유기용제(organic solvent)에는 본드, 시너, 부탄가스, 아세톤, 아교 등이 있다. 이러한 흡입제들은 대부분 환각과 정신적 이상행동을 유발하게 된다. 흡입제는 주로 청소년들이 사용하여 비행과 같은 사회문제를 일으킨다.

흡입제를 사용하게 되면 신체적으로는 근육조절 곤란, 오심과 구토, 어눌한 발음, 이중시야, 이명, 경련, 혼수 등을 일으키게 된다. 또한 정신적으로는 흥분, 어지러움, 판단곤란, 혼돈, 환각, 기억상실 등의 이상 증상을 나타낸다. 장기간 흡입제를 사용하게 되면 신체적 기능 손상은 물론 뇌손상을 가져와서 이상행동을 하거나 정상적인 사회생활에 어려움을 겪게 된다.

2 알코올중독

1) 알코올중독의 개념 및 원인

(1) 알코올중독의 정의

① 알코올남용

알코올중독은 전통적으로 알코올남용과 알코올의존으로 구분하여 설명한다. 알코올남용(alcohol abuse)은 행동, 지각, 그리고 감정을 인위적으로 변화시키고자 스스로 부적응적으로 알코올을 반복 사용하여 심각하게 해로운 결과를 가져오는 것을 말한다. 남용의 지속은 심각한 의존의 상태로 진행하도록 만든다. 알코올남용의 기준은 다음과 같다(김기태 외, 2016).

첫째, 반복해서 알코올을 사용한 결과로 직장, 학교 및 가정에서의 중요한 역할이나 의무를 수행하지 못한다.

둘째, 신체적으로 해를 주는 상황에서 반복해서 알코올을 사용한다.

셋째, 반복해서 알코올 사용과 연관된 법적 문제를 야기한다.

넷째, 알코올의 사용으로 반복적으로 문제가 발생하여도 계속 알코올을 사용하여 배우자와 다투거나 신체적으로 싸움을 한다.

② 알코올의존

알코올의존(alcohol dependence)은 알코올을 지속적, 주기적으로 사용한 결과, 사용자에게 인지적, 행동적, 신체적 변화를 일으켜 해로운 결과가 있음에도 불구하고 스스로 알코올 사용을 중단하거나 조절하지 못하고 강박적으로 사용하는 상태를 말한다. 이러한 상태를 보통 중독(addiction)이라고 한다. 알코올의존의 기준은 다음과 같다(김기태 외, 2016).

첫째, 내성이 있다.

둘째, 금단 증상이 있으며, 알코올이 금단 증상을 완화하거나 피할 수 있게 해준다.

셋째, 원래 의도했던 것보다 알코올을 대량 사용하거나 또는 장기간 사용한다.

넷째, 알코올 사용을 중단하거나 조절하려고 계속 노력하지만 뜻대로 안 된다.

다섯째, 알코올을 구하거나 사용하기 위하여 많은 시간을 보낸다.

여섯째, 알코올의 사용 때문에 중요한 사회적, 직업적 및 여가활동을 포기하거나 감소한다.

일곱째, 알코올 사용으로 인해 지속적 및 반복적으로 육체적, 정신적인 문제가 생기거나 악화된다는 사실을 알면서도 계속 음주를 한다.

알코올남용과 알코올의존의 기준을 충족한다면 알코올중독이라고 할 수 있다. 즉, 알코올중독이란 지속적인 음주로 인해 심리적, 신체적, 사회적, 직업적인 문제가 생기거나 악화되어도 중단하거나 조절할 수 없고 내성과 금단 증상이 동반되는 상태를 의미한다.

(2) 알코올중독의 진단

알코올중독은 DSM-5-TR의 알코올사용장애(Alcohol Use Disorders)를 의미하는 일반적 용어라고 할 수 있다. 알코올사용장애는 알코올 남용이나 의존의 상태에서도 알코올의 사용을 포기하지 못하고 반복적으로 알코올을 섭취할 때 진단된다. 알코올사용장애, 즉 알코올중독의 진단기준은 〈표 8-3〉과 같다.

〈표 8-3〉 알코올사용장애의 진단기준

임상적으로 현저한 손상이나 고통을 일으키는 문제적 알코올 사용 양상이 지난 12개월 사이에 다음의 항목 중 최소한 2개 이상으로 나타난다. 1. 알코올을 종종 의도했던 것보다 많은 양 또는 더 오랜 기간 사용함 2. 알코올 사용을 줄이거나 조절하려는 지속적인 욕구가 있지만 매번 실패함 3. 알코올을 구하거나 사용하거나 그 효과에서 벗어나기 위한 활동에 많은 시간을 보냄 4. 알코올에 대한 강한 갈망이나 강렬한 욕구가 있음 5. 반복적인 알코올 사용으로 인해 직장, 학교 혹은 가정에서의 중요한 역할 책임 수행에 실패함 6. 알코올 사용의 효과에 의해 나타나거나 악화되는 사회적 또는 대인관계적 문제가 반복됨에도 불구하고 지속적으로 알코올을 사용함 7. 알코올 사용으로 인해 중요한 사회적, 직업적 혹은 여가 활동을 포기하거나 줄임 8. 신체적으로 해가 되는 상황에서도 알코올을 반복적으로 사용함 9. 알코올 사용으로 인해 나타나거나 악화될 수 있는 지속적인 신체적 · 심리적 문제가 있음을 알면서도 알코올 사용을 계속함 10. 내성이 다음 중 하나의 방식으로 나타남 a. 중독(intoxication)이 되거나 원하는 효과를 얻기 위해 뚜렷하게 증가된 양의 알코올이 필요함 b. 동일한 용량의 알코올을 계속 사용할 경우 효과가 현저히 감소함 11. 금단이 다음 중 하나의 방식으로 나타남 a. 알코올의 특징적인 금단 증후군이 나타남 b. 금단증상을 감소하거나 피하기 위해 알코올(또는 관련 물질)을 사용함

출처 : APA(2022), pp. 192-193.

한편 다양한 알코올중독의 자가진단 도구들이 활용되고 있다. 하나의 예는 〈표 8-4〉의 4문항 중에서 3문항 이상에서 "그렇다"는 대답이 나오면 알코올중독의 가능성이 높다(Cooney, Zweben, & Fleming, 1995). 하지만 진단은 알코올중독의 복잡한 원인과 형태로 인하여 쉽게 내려지는 것이 아니며, 전문가라고 하더라도 여러 가지 다양한 상황들을 종합하여 신중하게 결정한다.

〈표 8-4〉 알코올중독 자가진단 질문

① 스스로 술의 양을 줄여야만 한다고 느끼고 있는가?
② 음주에 대해 누군가 잔소리를 하면 매우 심하게 화를 내는가?
③ 술을 마신 것에 대해 죄책감이나 자책감을 느끼고 있는가?
④ 술 마시고 아침에 일어나면 기분이 나쁘거나 괴로워서 해장술을 마시는가?

(3) 알코올중독의 원인

① 생물학적 차원

생물학적 관점에서 알코올중독은 하나의 질병이다. 알코올을 중단하지 못하는 이유가 중독자의 의지 때문이 아니라 유전적, 생화학적 요인에 의해 나타나는 신체적 반응의 결과라고 본다. 알코올중독에 대한 유전이론에서는 개인의 유전적 요소가 중독에 영향을 미친다는 것이다. 예를 들면, 술을 마시면 개인에 따라 고통이나 쾌감의 정도가 다르고, 신체가 술에 반응하는 수준도 차이가 있다. 따라서 유전이론에서는 알코올의 지속적 사용에 영향을 주는 유전적 차이가 알코올중독에 크게 영향을 미친다고 본다.

알코올에 대한 생화학적 이론에서는 신체가 술에 반복적으로 노출되면 알코올에 대해 점진적으로 적응하게 되며, 인간의 신체는 너무나 적응적이어서 알코올이 신체에 꼭 필요한 요인이 된다. 이는 당뇨병 환자가 인슐린을 갈망하는 것과 같이 몸에서 알코올을 갈망하게 되는 패턴이다. 술을 반복적으로 마시면 신체적으로 알코올을 원하는 신진대사 주기가 생기고, 심하면 금단 증상이 나타나게 된다. 이러한 금단 증상으로부터 벗어나기 위해 신체는 일종의 안정제로서 알코올을 갈망하게 된다.

② 심리학적 차원

알코올중독의 원인에 대한 심리학적 가설은 여러 가지가 있지만 여기서는 정신분석이론과 성격이론을 중심으로 살펴보고자 한다(엄태완, 2025). 정신분석이론에서 개인이 알코올을 반복적으로 사용하는 것은 영 · 유아기 시절의 해결하지 못한 갈등의 산물이라고 본다. 즉, 지나치게 엄격한 초자아를 가지고 있어 자기 징벌적인 개인은 이러한 스트레스를 해소하기 위해 알코올을 사용하거나, 구강기(oral stage)의 문제를 제대로 해결하지 못한 사람은 이러한 좌절감을 해소하기 위해 알코올을 마신다는 것이다.

정신분석이론에서는 알코올중독을 두 가지 차원에서 설명하고 있다. 일단 알코올이 자신에게 쾌감을 준다는 효과를 본 개인은 결과가 파괴적이라도 쾌감을 잊을 수가 없어 반복적으로 사용한다. 이런 쾌감은 알코올에 대한 직접적 만족보다는 자신의 불안과 갈등에서 벗어나는 것과 관련이 있다. 다음은 알코올중독의 고통스러운 결과를 피하는 능력이 부족한 개인들이 알코올을 지속적으로 사용한다는 것이다(최은영, 2008). 정신분석이론에서는 알코올중독의 개인 내적 갈등만을 강조하여 환경적 요인에 대해 고려하지 않은 한계가 있다.

알코올중독의 원인을 개인의 성격 차원에서 찾으려는 연구들이 있다. 알코올을 반복적, 지속적으로 사용하는 개인들은 수줍음이 많고, 소외되어 있으며, 참을성이 부족하고, 지나치게 예민하여 좌절, 불안, 의기소침하는 경향이 있다는 것이다. 또한 그들은 다른 사람과 관계를 맺는 것을 힘들어하며, 자존감이 낮고, 강한 권력욕구는 있으나 이를 현실적으로 성취하지 못하며 권위에 반감을 가지고 있다.

알코올은 이러한 성격적 특성을 지닌 개인에게 편안함, 권력감, 성취감 등을 제공해 준다는 것이다. 알코올을 남용하는 사람은 현실 도피적 수단으로 술을 사용하기도 하며, 이는 결국 현실에 대한 무관심이나 은둔적 삶으로 이어지기도 한다. 이를 지지하는 이론가들은 알코올의 지속적 사용을 현실로부터 도피하는 미성숙하고 부적절한 적응기제의 발현이라고 본다.

③ 사회학적 차원

알코올중독의 사회학적 차원에서는 다음과 같이 설명하고 있다(엄태완, 2025). 긴장이론(strain theory)에 의하면 개인들은 사회구조적 상황에 의해 스트레스를 갖게 되며, 이러한 스트레스는 사회적 규범을 위반하도록 동기화시킨다. 알코올의 반복적 사용도 사회적 압력과 갈등의 개인적 표현이며 사회적 부적응의 결과물이라고 본다.

사회화이론(socialization theory)에 의하면 알코올중독의 문제는 술을 마시는 행동이 어떻게 차별적으로 강화되었느냐에 달려 있다. 그러므로 이 이론에서 술을 마시는 행동은 직접적인 사회화의 과정에서 나타난다고 가정한다. 즉, 알코올의 반복적, 지속적인 사용자는 집단 상호작용 속에서 알코올의 사용에 대해 격려와 보상을 받는다는 것이다.

사회통제이론(social control theory)에서는 알코올중독의 원인을 알코올 사용에 대한 충동을 억제하는 사회통제력의 부족에 기인한다고 본다. 통제이론에 의하면 인간은 좌절된 소망과 충족되지 못한 욕구를 가지고 있기 때문에 대부분 압력을 받고 있는 상태라고 가정된다. 그러므로 통제이론에서는 행동을 규제하여 알코올남용에 대한 자연적 충동을 억제하는 사회통제력에 관심을 가진다. 이러한 통제는 행동의 결과에 대한 처벌과 보상으로 가능하며, 이는 자신에 의해 내면적으로 일어날 수도 있고, 타인에 의해 사회적으로도 일어난다고 본다.

대부분의 사람이 일탈이나 범죄행위를 하지 않는 것은 주류사회의 관습적 제도와의 강한 연결 때문이라고 본다. 이는 한국에서의 음주 허용 문화라든지 술을 권하는 사회적 요인들과 알코올중독의 관계를 설명할 때 유용하다. 즉, 한국에서는 알코올에 대한 통제가 비교적 느슨하며, 이로 인한 과한 음주, 그리고 알코올중독으로 이어질 수 있다.

하위문화이론(subculture theory)에서는 알코올 사용에 우호적인 태도를 가진 특정 사회집단과 관련이 있으면 술을 마시게 되고, 알코올 사용에 부정적인 집단과 밀접한 관계를 맺고 있으면 술과 접하는 기회가 감소된다고 본다. 이는 술을 마시는 사람의 대인관계 및 사회환경 요인이 중요하다는 것을 말한다. 알코올 사용으로 어떤 집단에서는 환영받지만 또 다른 집단에서는 그렇지 않기 때문이다.

이와 같이 알코올중독은 생물학적, 심리학적, 사회학적으로 다양한 원인에 의해 발생한다고 보고 있으며, 단일한 원인으로 설명하기는 어렵다. 알코올에 대한 기질적, 가족적 취약성이 있는 개인은 환경적 요인과 복합적으로 상호작용하여 알코올중독에 노출될 위험이 더욱 많다. 개인적 취약성이 없다고 하더라도 사회적 스트레스, 사회적 학습, 그리고 문화적 요인에 의해 알코올중독으로 진행될 수 있다.

2) 알코올중독의 단계

알코올중독은 다양한 원인에 의해서 결과도 다르게 나타난다. 술을 지나치게 장기간 섭취하여 알코올중독을 초래하기도 하며, 다른 문제, 즉 우울증이나 성격장애와 같은 문제가 있어 술을 마시다가 알코올중독으로 이어지기도 한다. 보통 20대부터 사소한 음주 문제가 발생하기 시작하여 40~50대에 이르면 병원에 입원하거나 심각한 개인적 · 가족적 · 직업적 문제들을 동반하게 된다. 알코올중독의 유전적 취약성을 가지고 있다거나 음주 문제를 전혀 자각하지 않는다면 알코올중독이 훨씬 빨리, 그리고 심각하게 나타날 수 있다. 알코올중독의 과정은 사회적 음주 단계, 문제성 음주 단계, 중독 단계, 그리고 중독 말기 단계로 진행되어 나아간다(Brown, 1994).

(1) 사회적 음주 단계

이 단계는 술을 통해 고민을 해결하고 마음을 진정시키며, 스트레스와 불안감의 일시적인 대응을 위해 음주를 효과적인 수단으로 여기게 된다. 점차 술 이외에 긴장을 풀거나 기분을 좋게 만들 다른 방법을 찾지 못한다. 술을 마실 기회가 기다려지며 술자리가 잦아지고 양과 횟수가 증가하면서 자주 폭음을 하지만 다른 음주자와 크게 구분되지 않는다. 내성이 생기기 시작하지만 음주행위에 대한 자기조절능력이 있다.

(2) 문제성 음주 단계

술을 이용하여 기분의 변화를 일으키는 단계이다. 이 단계의 음주자는 유쾌함이나 기분전환을 위해 술을 사용하면 된다고 확신하면서 술이 필요해서 마시는 것이다. 음주에 대해 비난이나 질문을 받게 되고, 덜 마시도록 압박을 받으며 금주하려는 노력을 하거나 술 문제를 감추려고 부정(denial)이라는 방어기제를 사용하기도 한다.

〈표 8-5〉 문제성 음주 단계의 특징적 증상과 행동

- 몸이 술에 점점 더 의존되는 신호인 내성이 증가함
- 단순히 마시기보다는 긴장, 피로, 실망, 걱정으로 벗어나는 효과를 얻기 위해 마심. 중독자는 술을 마시면 기분이 좋아진다는 것이 습관화되어 기분이 나쁘면 자동적으로 술을 마심
- 술 생각에 사로잡혀 있으며, 술을 마시지 못하게 될까 봐 걱정하고 술을 준비함
- 모임의 전후에 술을 마심
- 술을 다른 사람보다 빨리 많이 마심
- 술 마시는 것에 대해 변명을 함
- 술을 마신 후에 성격에 변화가 와서 이성을 잃거나 분별력이 없어짐
- 숨어서 몰래 마심

(3) 중독 단계

이 단계의 음주자는 자신의 음주 사실을 숨기거나 마신 술의 양과 횟수를 줄여서 말한다. 술 이외의 다른 문제는 점차 흥미를 잃어가면서 음주가 일상생활의 중심이 되고, 술 문제로 인하여 사회적 압력이나 직장에서 문제가 발생한다. 음주조절능력이 상실되어 가족이나 친구들을 회피하고 자기과장적인 행동을 하며, 성격변화도 점점 심해져 안절부절못하고 화를 잘 내며, 공격적이고 무책임하게 된다. 신경과민과 우울감이 흔하게 나타나게 되고 점점 더 자기혐오, 죄책감, 혼돈, 분노를 느끼고 자존감이 매우 낮아지는 상태가 된다. 한국의 경우에는 중독 단계가 되어야 병원 입원이나 알코올중독 치료를 시작하게 된다.

〈표 8-6〉 중독 단계의 특징적 증상과 행동

- 술 마신 이후에 자주 기억상실, 즉 필름이 끊기는 현상을 경험함
- 한번 술을 마시면 의도와 상관없이 만취할 때까지 마시게 되어 술에 대한 조절능력이 상실됨. 그러나 가끔 자신이나 다른 사람에게 중독이 아니라는 것을 보여주기 위해 일정 기간 힘들게 조절해서 마시기도 함
- 혼자서 술을 마시게 됨

- 술을 마시지 못하는 상황은 상상할 수 없어 술을 숨겨둠(심리적 의존성)
- 아침에 일어나서 술기운이 빠지면 손이 떨림(신체적 의존성)
- 해장술을 마심
- 성격이 변하여 화를 잘 내고, 짜증을 부리거나 공격적이며, 열등감이 생겨 큰소리치거나 다른 사람을 의심하고 조그마한 자극에도 감정을 폭발함
- 성적 능력이 떨어지거나 의부증이나 의처증이 생기기도 함
- 위장장애, 발한, 불면, 고혈압 등의 신체 합병증이 생기기도 함
- 술 마시지 않는 사람과 잘 만나지 않음
- 술을 조절하기 위해 노력함. 술을 줄이기 위해 직장을 옮기거나 이사를 하기도 하며, 술의 종류를 바꾸거나 술 마시는 시간과 횟수를 정하기도 하지만 대부분 실패함

(4) 중독 말기 단계

알코올중독의 말기 단계는 다른 사람뿐만 아니라 자신도 알코올중독이라는 사실을 부정하지 않는다. 막연한 두려움과 강박적인 음주로 인해 사회의 가장 밑바닥에서 기능을 하게 되며, 신체적, 정서적, 사회적, 영적인 모든 영역에서 황폐화가 일어난다. 알코올중독에서 회복되고 싶지만 자신의 힘으로는 불가능하다고 생각하며 어떤 절대적 힘에 의해 벗어나고 싶어 한다. 알코올중독자의 내성은 떨어지고 몇 잔의 술로 혼미 상태에 빠지게 되거나, 마지막 결과는 뇌손상이나 알코올성 정신병, 죽음에 이르게 된다. 그러나 알코올중독자라고 해서 모두 중독 말기 단계로 이어지는 것은 아니며 개입을 통해서 중지시킬 수 있다.

〈표 8-7〉 중독 말기 단계의 특징적 증상과 행동

- 내성의 감소로 조금만 마셔도 취하게 됨
- 직업을 상실하거나 가정의 붕괴를 가져옴
- 간경화, 당뇨병, 말초 신경염, 뇌손상 등과 같은 심각한 신체합병증이 나타남
- 환각이나 피해망상과 같은 알코올성 정신병이나 기억력장애가 나타남
- 술을 마시지 않으면 심각한 고통을 수반하는 금단 증상이 뒤따름
- 책임감과 수치심이 없어지기도 하며, 죄책감, 절망감, 자살충동 등이 일어남
- 막연한 공포와 종교적 열망이 공존함
- 자신은 술에 완전히 패배하였음을 인정함

3) 알코올중독에 대한 대처

한국은 전국 60곳의 '중독관리통합지원센터'를 설치하여 알코올중독을 포함한 중독의 예방 및 재활을 위해 노력하고 있다. 알코올중독에 대한 구체적 개입 방법으로는 약물치료, 입원치료, 단주친목모임, 가족개입 등이 있다.

알코올중독을 치료하는 약물은 없으며, 단지 술을 마시고 싶은 충동을 억제시키는 약물들이 있다. 또한 우울증 등으로 인한 알코올중독의 경우에는 향정신성 약물을 통해 우울 증상을 회복하여 중독으로부터 벗어나도록 돕는다.

입원치료가 필요한 알코올중독자는 정신의료기관에 입원할 수 있으며, 이 경우에는 가족과 협력적 분위기에서 치료를 받는 것이 중요하다. 또한 입원치료를 통해 자신의 알코올 문제에 대한 통찰력을 가지고 적극적으로 단주하려는 동기를 찾는 데 중점을 둘 필요가 있다.

단주친목모임은 술을 조절할 수 없고, 음주의 결과로 여러 가지 문제에 있는 자신을 발견한 사람들의 자조모임이며, 단주동맹 혹은 AA 등으로 불린다. 단주친목모임의 참여 자격은 알코올중독으로 진단받은 사람 중에서 술을 끊겠다는 열망만 있으면 된다.

알코올중독자가 속해 있는 가족은 알코올중독자의 치료를 위한 자원이기도 하지만 동시에 지원을 받아야 하는 대상이기도 하다. 알코올중독자의 언어적·신체적 학대, 성격의 변화, 의사소통의 장애뿐만 아니라 경제적 무능력까지 동반되면 가족들은 상당한 고통을 경험하게 된다. 이러한 가족들에게는 알코올중독과 관련된 교육, 부부 및 가족 상담 등이 필요하다.

3 인터넷중독

1) 인터넷중독의 개념

인터넷중독이라는 용어는 골드버그(Goldberg)가 최초로 제안하였으며, 병리적이고 강박적인 인터넷 사용을 중독으로 규정하였다. 그는 처음에는 기존의 약물중독에서 사용하던 내성, 금단, 집착 및 의존성, 기분 변화, 갈등, 그리고 재발 등의 요소를 그대로 원용하여 기준을 마련하려고 하였으나 이후 수정하였다. 골드버그는 이를 병적 컴퓨터 사용 장애(pathological computer use disorder)라고 하였다. 이는 인터넷을 사용하는 사람들이 병적 사용으로 인해 어떤 장애를 일으키는 경우, 신체적, 심리적, 대인관계적, 결혼생활, 경제적, 사회적 기능에 손해나 지장이 생기는 경우를 말한다(Goldberg, 1996).

그러나 인터넷중독이라는 용어는 처음부터 논란이 되어 왔다. 현대인의 생활에서 인터넷이 차지하는 비율이 점차 커지고 있기 때문에 과다 사용의 문제를 병적으로 보아서는 안 된다는 반론이다. 인터넷중독이라는 용어보다는 문제적 인터넷 사용(problematic internet use), 인터넷 과몰입(excessive internet use), 강박적 인터넷 사용(compulsive internet use) 등으로 불리기도 한다(Acier & Kern, 2011).

현대인의 인터넷 사용은 뉴스를 포함하여 각종 정보검색, 영화나 TV 시청, 쇼핑, 채팅, 그리고 게임 등의 생활로 자리 잡고 있다. 따라서 인터넷을 통해 쇼핑, 도박, 게임, 음란물 중독이 되었다면 어떻게 정의해야 하는지 불분명할 수 있다. 예를 들면, 인터넷 도박중독의 경우에 이를 도박중독으로 볼 것인지 아니면 인터넷중독으로 볼 것인지 판단하기 쉽지 않다. 인터넷 게임의 경우도 마찬가지이다. 이러한 논란이 있지만 여기서는 골드버그의 병적 컴퓨터 사용 장애를 근거로 인터넷중독을 살펴보기로 한다.

2) 인터넷중독의 유형

(1) 게임중독

게임중독은 대부분 청소년과 관련이 있다. 비디오 게임과 같은 오프라인 게임도 있지만 대부분의 심각성은 개인용 컴퓨터를 매개하여 인터넷이나 통신망을 통해 복수의 이용자가 서버에 접속하여 플레이하는 게임에서 나타난다. 특히 폭력적 인터넷 게임은 일상생활에서 폭력적 구성을 중심으로 관련된 정보를 처리하며, 나아가 고정적인 개인의 성격으로 자리 잡을 수 있다.

청소년의 경우, 인지구조가 성숙되어 있지 않기 때문에 빈번한 폭력적 게임의 반복적인 접촉으로 말미암아 사회인지적 발달에 심각하게 부정적 영향을 미칠 가능성이 높다. 또한 자극적이며, 가상의 세계에 지나치게 몰입시키는 게임은 청소년들에게 현실 도피 수단으로 이용되며, 심리적 의존성을 일으킬 수 있다. 한국의 청소년들은 학업 스트레스가 높고 다양한 활동 공간의 부족 등으로 게임에 더욱 몰입하는 경우가 흔하다.

(2) SNS(Social Network Service) 중독

SNS(소셜미디어) 중독은 페이스북, 인스타그램, 틱톡, 엑스(구 트위터), 유튜브 등과 같은 소셜미디어 플랫폼을 과도하게 사용하여 금단 및 내성이 나타나며 일상생활, 대인관계, 학업 또는 직장 생활에 부정적인 영향을 받는 상태를 말한다(정소영 · 김종남, 2014). SNS의 일반적 사용과 중독의 차이는 다른 중독과 마찬가지로 신체적, 심리적 의존과 조절 능력의 상실이다(하정은 · 김경미, 2023). 중독 사용자는 사용 시간을 조절하지 못하고 SNS를 사용하지 못하면 불안하거나 초조해지는 증상이 나타난다. 또한 SNS상의 비교를 통해 자신의 처지를 비관하거나 수면 장애, 주의력 결핍과 신체 건강의 문제가 발생하기도 한다.

SNS 중독자는 SNS 확인을 강박적으로 끊임없이 하거나 스마트폰을 항상 손에 들고 있는다. 또한 일상보다 온라인 평판에 더 집착하여 현실 대인관계보다 SNS

상의 소통을 더욱 선호하고 오프라인에서의 대화나 관계 유지에 어려움을 겪는다. 학업이나 일보다 SNS를 우선적으로 사용하기 때문에 학교나 직장에서의 과업을 충실히 할 수 없게 된다.

이러한 SNS 중독의 원인은 다양하게 있다(김대경 · 유재성 · 김위근, 2023). 다른 중독과 마찬가지로 SNS의 지나친 사용은 정상적으로 일어나는 뇌 활성화 신호들을 무시하게 만들고 SNS의 사용을 통해 직접적으로 뇌 보상 회로를 활성화한다. 즉, SNS를 과도하게 사용하는 사람들은 다른 활동이나 취미 등을 통해 느낄 수 있는 성취감, 행복감 등과 같은 보상이 점차로 무시되고 오직 SNS로만 이러한 감정들을 보상받으려 한다.

또한 FOMO(Fear of Missing Out), 즉 친구와 동료와의 관계가 단절되고 그들이 무엇을 하는지 모르는 상태에서 느끼게 되는 불안감을 중독의 원인으로 설명한다. 이는 SNS에서 친구들의 게시물을 놓치면 소외되는 느낌이 들어 계속 SNS를 확인하는 것을 말한다. 한편 SNS의 알고리즘으로 사용자의 관심을 유도하여 더 오래 머무르게 하도록 하는 시스템도 중독의 원인이 된다.

(3) 사이버 섹스 중독

사이버 섹스 중독은 포르노그라피(pornography)를 모으거나, 채팅을 하면서 성적인 말이 오고 가는 행위를 하거나, 화상 전달을 통해 노출을 실제화하는 경우도 있다. 사이버 섹스 중독은 익명성, 편리함, 현실 탈출이라는 특성으로 인해 더욱 강화되는 측면이 있다. 온라인에서의 성적 행위는 대부분 익명성과 편리성을 전제로 하기 때문에 중독적 반복이 될 가능성이 높다.

인터넷에서의 성적 행위는 현실 탈출을 통해 환상적인 성적 만족에 반복적으로 집착하게 되어 일상의 생활로부터 점차 멀어지게 된다. 특히 청소년들은 인간에 대한 애착과 책임성, 그리고 사랑에 대한 판단이 부족하기 때문에 이러한 쾌락적 충동으로부터 쉽게 유혹을 받을 수 있다.

3) 인터넷중독의 원인과 대처

(1) 이론의 적용

인터넷중독은 개인의 성격적 특성과 환경적 요인이 복합적으로 작용하여 나타난다. 인터넷중독도 중독 위험성을 판단하는 과정에서 내성이라든지 금단 현상을 중요한 기준으로 삼는다는 것에서 볼 때, 일반적인 중독의 특성을 그대로 가진다고 볼 수 있다. 따라서 인터넷중독에 대한 이론적 관점들은 약물중독을 설명하는 이론들을 참고할 필요가 있다.

예컨대, 사회통제이론을 적용하면, 주변 사람들의 통제가 많이 작용하는 현실세계와 달리 인터넷 공간에서는 익명성과 비대면성으로 인해 다른 사람이나 공동체의 통제가 약해서 자신의 정체를 숨기고 하고 싶은 일탈적 행동들을 하기가 쉽다. 특히 자기통제이론의 관점에서 보면, 자기통제력이 낮은 사람은 현실세계에서뿐만 아니라 가상세계에서도 비행이나 범죄를 저지를 확률이 높고 중독에 빠지기도 쉽다고 본다.

긴장이론으로 살펴보면, 인터넷의 중독적 사용은 사회적 압력과 갈등의 개인적 표현이며 사회적 부적응의 결과물이라고 볼 수 있다. 또한 하위문화이론으로 보면, 인터넷을 즐겨하는 하위집단에 머무르는 사람들은 그렇지 않은 사람들보다 훨씬 중독에 빠지기가 쉽다.

(2) 성격, 인지 및 정서적 차원

인터넷중독은 성격적 특성, 보상과 손실의 인지, 부정적 감정의 해소와 밀접한 관련이 있다(권 승 · 김영미 · 조영훈, 2008). 개인의 성격적 차원에서 보면, 인터넷중독의 위험이 있는 사람들은 자존감이 낮고 충동조절의 문제를 가지고 있다. 예컨대, 열등감이 심한 청소년들이 현실로부터 벗어나 사이버 공간에 몰입하거나, 자기통제력이 낮은 청소년들이 자신의 욕구를 지연하지 못하고 인터넷에 과몰입하게 된다.

인터넷을 통해 사람들은 지루하고 스트레스 많은 일상에서 벗어나서 신비스럽고 색다른 만남과 위험하고 스릴 있는 게임도 즐길 수 있다. 이러한 경험은 더욱 반복적인 수행을 원하게 하고, 그러면서 점점 현실세계에 무관심해지면서 인터넷에 지나친 몰입으로 중독 현상이 나타나게 된다.

보상과 손실의 인지 관점에 따르면, 인터넷중독은 단지 개인의 성격이나 주변의 환경 특성에 의해서만 좌우되는 것이 아니라고 본다. 이는 인터넷을 반복적으로 사용함으로써 얻는 이득이 손실보다 적다면 계속한다는 것이다. 즉, 인터넷의 과다 사용으로 인해 발생하는 손실보다는 인터넷을 사용함으로써 재미, 스트레스 해소, 심리적 보상 등이 더욱 크기 때문이라는 의미이다.

이러한 관점은 성인보다는 아직 인생관이나 삶의 목표가 뚜렷하지 않은 청소년들에게 적용 가능하다. 청소년들은 현실에서 자신에게 나타나는 다양한 제한점, 예를 들면 자신 없는 외모, 내성적 성격, 사회성 부족 등이 가상공간에서는 전혀 드러나지 않으며 오히려 자신의 게임 실력이나 글쓰기 등 자신의 다른 능력들이 부각될 수 있다고 생각하여 더욱 인터넷에 몰입하게 된다. 청소년들이 보상보다 손실이 크다고 생각하면 인터넷의 과몰입으로부터 벗어날 수 있다. 그러나 청소년들은 이러한 인식 능력이 부족하기 때문에 인터넷 과몰입으로부터 벗어나기가 더욱 어렵다.

인터넷 공간은 익명성과 비대면성으로 인해 다양한 스트레스 상황에 노출되어 있는 현대인에게 부정적 감정을 해소하기가 수월하다. 이에 사람들은 가상공간에서 게임이나 채팅, 음란물 접속 등을 통해 억제된 욕구와 감정을 해결하고 긴장을 완화하려고 시도한다. 인터넷 사용이 현실에서 직면하는 스트레스를 해결하는 유일한 방법이 되고, 점점 그 횟수와 시간이 증가하게 된다면 중독으로 이어지게 된다.

(3) 과각성 및 중독 차원

인터넷 과몰입은 의사소통의 장애를 가져오며, 특히 일반적 인간성 상태의 초월을 추구하는 시도를 하게 된다. 사회적으로 억압되고 관계의 폭이 좁은 사람들은 인터넷을 통해 관계를 유지하고 평소보다 과각성된 상태로 지내게 된다. 또한 인터넷은 자기 자신에 대한 지각과 타인에 대한 지각을 극대화시키는 요소가 있는데 이를 통해 자기와 타인의 관계가 이전보다 잘 유지되고 있는 것으로 믿게 된다. 인터넷은 친밀성과 협동성을 과각성하게 하는데 이는 현실세계보다는 사이버 공간에서 타인에게 더 우호적이고 협동을 잘하는 경향으로 나타난다. 인터넷은 개방성과 익명성으로 인해 성, 나이, 학력, 사회적 지위를 불문하고 모두 평등한 관계가 성립된다는 것이다. 이런 과각성 상태의 추구가 인터넷중독의 원인이 된다(Young, 1998).

인터넷에 중독된 사람들은 다른 물질에 중독된 사람들과 마찬가지로 내성, 금단, 일상생활의 문제들을 드러낸다. 그렇다고 인터넷중독을 다른 약물중독과 같은 관점으로 바라보는 것은 바람직하지 않다. 하지만 그 심각성을 이해하는 차원에서 보면 유사성이 많다. 예컨대, 인터넷 과몰입으로 인해 시간을 왜곡하는 사람들이 가지는 '1분만 더 증후군(one more minute syndrome)'을 통해 확인할 수 있다. 이는 인터넷 사용을 통제하는 사람에게 '1분 후에 중단할게'라고 말하지만 사용자의 1분은 금방 1~2시간이 되고 그 자신의 시간 감각은 1분의 연속일 뿐이다. 이러한 현상은 알코올중독자가 파티에서 '딱 한 잔만'이라고 말하면서 취할 때까지 마시거나, 흡연자가 잠자러 가기 전에 '딱 한 개비만'이라고 말하는 것과 같고, 상습 도박중독자가 '딱 한 판만 하고' 하면서 카지노에서 나오지 못하는 것과 같은 이치이다(이영호, 2005).

인터넷중독을 다른 중독과 똑같이 취급할 수는 없다. 그러나 어떤 측면에서 보면 중독에서 보이는 내성, 금단 현상이 나타나고, 특히 인터넷의 과다 사용으로 인하여 발생하는 생활상의 심각한 문제는 다른 중독의 부작용과 유사하다. 인터넷중독은 단일 원인으로 설명할 수는 없으며 다양한 개인적, 사회적 상황과 연결되어 발생한다. 인터넷의 과다 사용을 넘어선 중독적 몰입은 개인적, 사회적 일상생활에 심각한 곤란을 가져온다. 이와 같은 전반적 패턴은 다른 중독과 비슷한 특성을 가진다.

그러나 인터넷의 과다 사용을 정신병리적인 질환으로 보아야 하는지에 대해서는 다양한 논쟁이 있다(김지연, 2014). 그리고 미국정신의학회(APA)의 정신질환의 진단 및 통계 편람(DSM-5-TR, 2022)에서도 비물질관련 중독에 도박중독을 포함하고 있지만 인터넷중독은 추가하지 않고 있다. 인터넷 과몰입은 개인적으로나 사회적으로 다양한 문제를 발생시키고 있지만 중독 정신질환의 범주에 포함해야 할지는 논쟁적 결과를 지켜볼 필요가 있다.

CHAPTER 09

트라우마

1 사회적 재난과 트라우마

사회적 재난은 화재, 붕괴(물리적 붕괴뿐만 아니라 사회적 시스템의 붕괴), 폭발 등 일련의 사건이 경제적 피해를 유발하고 대중의 불안과 공분을 일으켜 심리적 트라우마를 남기는 현상을 일컫는다. 사회적 재난은 개인에게 트라우마(trauma) 또는 스트레스(stress) 사건으로 지각된다. 트라우마 사건이란 개인에게 심리적 상처를 깊게 남겨서 사건이 종료된 이후에도 최소한 1개월 이상 장애 후유증을 남기는 극심한 충격적인 사건을 뜻한다(김청송, 2016). 사회적 재난은 직접 경험한 구성원뿐만 아니라 보고 들은 간접 경험자에게도 트라우마를 남길 수 있다.

비교적 최근의 사회적 재난으로 인한 한국인들의 트라우마는 세월호 참사 트라우마, 코로나19 트라우마, 이태원 참사 트라우마 등이라고 할 수 있다. 이와 관련된 한국인의 트라우마와 관련된 수많은 연구가 진행되고 있으며(김도훈, 2022; 배귀숙 · 임해영, 2022), 향후 사회 전반에 미친 영향들이 뚜렷하게 드러나게 될 것이다. 여기서는 역사적 사건이나 상황으로 인하여 오늘날까지 한국인에게 영향을 미치는 사회적 트라우마 중 세 가지, 즉 분단 트라우마, IMF 트라우마, 학벌 트라우마를 살펴보고자 한다(엄태완, 2020a).[1]

1 건국대학교 통일인문학연구단에서는 역사가 우리에게 남긴 9가지 트라우마, 즉 식민 트라우마, 분단 트라우마, 이산 트라우마, 전쟁 트라우마, 국가폭력 트라우마, 경제성장 트라우마, 광주민주항쟁 트라우마, IMF 트라우마, 학벌 트라우마를 제시하였다(김성민 외, 2015).

1) 분단 트라우마

분단 트라우마는 일제 강점기를 지나 한반도의 분단 그리고 한국전쟁의 역사 현장에서 가해진 정신적 충격과 상처를 의미한다(김성민 외, 2015). 분단 트라우마는 분단, 한국전쟁 그리고 또다시 분단으로 이어지는 가운데서 자행된 폭력과 살상 그리고 국가의 통제와 협박 속에서 내재된 구조적 자기검열 상처라고 할 수 있다. 이 트라우마의 근원은 남한의 모든 사회구성원이 전멸할 수 있다는 공포감 그리고 이를 이용하는 정치 엘리트들의 자기 이익 추구의 합작품이다.

분단 트라우마는 레드 콤플렉스, 북한 콤플렉스, 극우세력 콤플렉스를 우리 사회에 광범위하게 조장해 왔다. 레드 콤플렉스(red complex)란 사회주의의 위협에 대한 과장되고 왜곡된 공포심과, 그런 공포심으로 인해 무자비한 인권 탄압을 정당화하거나 용인하는 사회적 심리까지 포함하는 개념이다(김태형, 2013). 레드 콤플렉스는 한국전쟁을 전후해 좌익세력에 의해 직·간접의 피해를 경험한 사람들에게 두드러지게 나타났다. 이후에 피해 당사자뿐만 아니라 권력에 의해 레드 콤플렉스가 작동하도록 만들었으며 이것이 확대되고 재생산되어 이어져 왔다.

북한 콤플렉스란 유럽, 베네수엘라 등의 사회주의 국가에는 별다른 증오나 공포를 느끼지 않지만 북한에 대해서는 극단적이고 무조건적인 공포나 혐오 등이 자연발생적으로 형성되는 것을 말한다. 레드 콤플렉스와 북한 콤플렉스가 유사하다고 할 수도 있지만 레드 콤플렉스가 없는 사람들도 북한 콤플렉스는 강하게 내재되어 있기도 하다. 북한 콤플렉스는 약화되고 있지만 여전히 경험, 교육 그리고 문화로 전수되어 민감하게 개인에게 전달된다.

극우세력 콤플렉스란 극우세력에 대한 한국인들의 피해의식과 공포감을 말한다. 해방 이후부터 김대중 정권이 들어서기 전까지 한국의 극우세력은 사회주의자는 두말할 것도 없고, 사회주의자가 아닌 사람들까지도 사회주의자로 몰아서 가혹하게 탄압하거나 학살해 왔다(김태형, 2013). 김대중 정권 이전까지 한국인들은 극우세력에 의해 정권에 비판적인 사람들이 사회주의자로 몰려 고립되고 죄인이 되며 고통받는 것을 보아왔다. 그 결과 한국인들은 극우세력에게 사회주의

자로 낙인찍히는 것에 대한 두려움을 갖게 되었다.

극우세력들은 극우가 아닌 모든 사람을 빨갱이로 몰아붙이고 사회적인 생매장이나 죽음의 공포를 느끼도록 만들었다. 현재까지도 극우세력들은 공산주의자, 사회주의자, 진보주의자, 이상주의자, 휴머니스트 그리고 미국에 비판적인 사람까지도 빨갱이라고 주장하고 있다(홍세화, 2009). 심지어는 북한과 평화롭게 지내야 한다거나 원조를 긍정적으로 생각하는 사람도 빨갱이 대열에 합류시키고 있다. 빨갱이 논쟁에 휩쓸리기 싫은 한국인들은 남북협력이나 남북평화와 관련된 상황에서는 자기검열을 통해 불안이나 공포를 회피하려고 한다.

2) IMF 트라우마

IMF 트라우마란 1997년 국제통화기금(IMF) 구제금융으로 시작한 외환위기에 의해 수많은 기업이 부도나고 실직률이 급증하여 기업 구조 조정, 경제 시장의 개방, 민영화, 금리 인상 등으로 대부분의 한국인에게 고통과 불안을 심어준 충격을 말한다. IMF 트라우마는 오늘날 한국 사회에서 무한 경쟁, 즉 다른 사람을 짓밟거나 심지어 죽음으로까지 몰고 가도 되는 경쟁의 자기 정당성을 확보하도록 만들었다.

1997년 IMF 외환위기 후 한국은 신자유주의의 영향 아래 시장 만능의 체제에서 개인이 무한 경쟁으로 내몰리며 자본, 즉 돈을 확보하지 못한 사람들을 나락으로 떨어트렸다. 실제로 얼마나 개인들이 고통을 겪었는지는 단 하나의 통계자료로 충분히 확인할 수 있다. 1989년에 한국 사람 중 하루에 자살하는 사람은 8.9명 정도이었는데 1997년 IMF 외환위기를 거치면서 2010년 42.6명, 2023년 37.3명으로 나타났다. 인구 10만 명당 자살률은 1991년 7.3명에서 1996년과 1997년에 각각 12.9명과 13.2명으로 나타났고 1998년에는 18.6명으로 대폭 상승하였다. IMF 외환위기 이후에 국민의 소비를 장려하기 위한 신용카드 활성화 정책의 폐해로 2003년 신용카드 대란이 발생하여 인구 10만 명당 자살률이 2002년 18.0명, 2003년 22.7명, 2005년 24.8명에까지 이르렀다. 2008년 글로벌 금융위기 이후 인구 10만 명당 자살률은 2009년 31명, 2011년 31.7명으로 정점을 찍었고, 현재까지 매년 25~28명 수준으로 OECD 국가 중 자살률 1위를 기록하고 있다(통계청, 2024).

1997년 IMF 트라우마를 겪은 한국인은 끊임없는 돈 공포의 재경험과 이와 관련된 부적절한 감정이나 행동에 갇혀있다. 한국인은 반복적이고 의도하지 않은 금융, 자본 그리고 돈의 부재에 따른 고통을 직간접으로 체험하고 있다. 또한 돈을 잃을 것 같은 단서에 노출되기만 하면 극심하거나 장기적인 심리적 고통을 동반한다. 이러한 개인적 현상은 언어적이고 신체적인 공격성과 분노발작, 무모하거나 자기파괴적인 행동으로 이어진다.

IMF 트라우마를 겪은 한국인은 돈에 대한 과각성 상태가 지속되어 다른 모든 활동이나 이념을 상실하고 있으며, 자신과 다른 사람 그리고 사회에 대한 불신을 구체적으로 드러낸다. 이는 자신과 세상을 믿을 수 없으며 위험하고 파괴적인 공간으로 인식하도록 만든다. 또한 돈과 관련되면 과도한 반응이나 인식을 동반하고 충분한 휴식이나 수면의 어려움을 겪고 있다.

IMF 외환위기 이후에 한국인은 공동체에 심각한 위기가 닥치면 누구에게도 도움을 받을 수 없기 때문에 각자도생할 수밖에 없음을 인식했다. IMF 트라우마를 겪은 한국인은 개인의 생존과 행복을 위해 필수적이고 유일한 수단을 자본의 획득이라고 판단했다. 이러한 믿음은 개인뿐만 아니라 대기업부터 자영업자까지 겉으로 드러내든지 속마음에 품고 있든지 간에 동일하다. 그 결과로 정보, 자원, 권력을 갖춘 사람이나 기업은 더 많은 돈을 획득하기 위해 약육강식의 사회를 만들어 부의 양극화를 초래하고 있다.

IMF 트라우마가 만든 한국 사회의 새로운 가치와 문화는 개인에게 전달되어 무한 경쟁에 참여하여 자본 획득의 노예로 살아가도록 만들고 있다. 한국인은 각자의 기준에 따른 돈을 획득하지 못한다면 살아갈 가치와 의미를 상실한다고 느끼고 있다. 한국인의 돈을 추구하는 무한 경쟁은 유전적으로 전달되고 문화적으로 전승되는 것 같다. IMF 트라우마 이후 대다수 한국인은 무한 경쟁으로 인한 마음의 상처에서 자유롭지 않은 시대에 살고 있다.

3) 학벌 트라우마

한국은 오랜 역사적 전통과 인간 발달의 과정에서 다른 사람보다 우월하거나 열등한 존재로 낙인찍히지 않기 위한 표식을 만들어 왔다. 한국은 공식적으로 신분 제도가 사라졌지만 대신에 학벌이라는 새로운 계급 제도를 만들었다. 여기서 학벌이란 통속적 명문대학 출신이라거나 의대와 같은 특정 학과를 졸업했는지로 판단한다. 한국인은 이른바 우월한 학벌을 쟁취하기 위해서 태어나면서부터 학업 능력을 향상하기 위한 압박으로부터 자유롭지 않다.

왜 한국인은 학벌에 집착할까? 다양한 이유가 있겠지만 그중 하나는 우월적 지위로 심리적, 사회적 인정과 성취를 쉽게 추구할 수 있기 때문이다. 예컨대, 초중고에서 학업 능력이 우수하면 학생과 학부모 모두 상위 계급을 획득하는 것이고, 직장이나 사회 생활에서는 파벌을 형성하거나 정보나 지위를 독점하여 안락하고 풍족한 삶의 접근 기회를 도모할 수 있게 된다. 이러한 학벌 계급에 포함되지 못한 사람은 상대적 박탈감이나 친절하고 공식적인 고립을 당할지도 모른다. 또한 그들은 학벌의 상위 계급으로부터 무시당하고 멸시받는다고 생각한다. 이와 같은 학벌 계급에 의해 파생된 유·무형의 폭력으로 인한 심리적 충격을 겪게 되고, 이후 학벌 트라우마가 생기게 된다.

학벌 트라우마를 지닌 한국인은 자신을 치유하거나 보호하기 위해 몇 가지 방안을 시도하곤 한다. 첫째는 그들의 자녀들이 학벌 트라우마를 겪지 않도록 과도한 교육열을 보이는 것이다. 이는 사교육 열풍을 일으켜서 자녀들을 심적으로 압박하기도 하며 과도한 사교육 비용을 지출하도록 만든다. 어떤 경우에 경제적 자산이 없이 교육열만 유별난 부모는 자녀들을 혹독하게 다그치기만 하여 학업뿐만 아니라 전반적인 성장을 가로막기도 한다.

학벌 트라우마의 극복을 위한 노력은 아파트 열풍, 명품 소비 욕망으로 이어진다. 한국인에게 브랜드 아파트는 신분을 가늠하는 상징자산이고 인생의 미래이며 가족의 꿈과 희망이 걸려 있으며, 노동의 최종 목적일지도 모른다(이동연, 2010). 1970년대에 아파트는 한국에서 계층 간 서열을 가르는 기준이었는데,

즉 아파트에 사는 사람과 그렇지 않은 사람으로 구분하는 것이었다. 이후 더 이상 아파트에 사는 것으로 신분을 가를 수 없게 되었을 때 어떤 아파트에 사는지 그리고 얼마나 넓은 평수에 살고 있는지가 계층 구별의 기준이 되었다. 한국인의 학벌 트라우마는 브랜드 아파트라는 욕망을 채움으로써 그 해결을 시도하고 있다.

명품 소비 욕망은 학벌 트라우마로부터의 회복을 위한 무모하거나 과장된 표현일 수도 있다. 개인은 명품 소비를 통해 학벌로 비롯된 고통스러운 기억이나 느낌 혹은 자신의 무능력에 대한 자기파괴나 혐오에 대한 외형적 치유를 시도한다. 겉으로 드러난 값비싼 자동차, 의류 및 액세서리를 통해 저변의 추상적이고 무형인 학벌 트라우마의 극복을 시도하고 있는지도 모른다.

여기에 더해 자신의 교양과 예술적 취향을 보여주기 위해 고가의 미술품에 관심을 가지거나 권위 있는 클래식이나 공연을 관람한다. 이들 세대를 아티젠(Artygen)이라고 하는데 '예술가인 체하는(arty)'과 '세대(generation)'가 합쳐진 단어이지만 어떤 제품을 고를 때 예술적인 감각을 고려하고 미적인 디자인을 선호하며, 고가의 문화예술 작품이나 문화예술 행사에 적극적으로 참여하는 소비주체를 일컫는다(이동연, 2010). 일반 대중은 학벌 트라우마 극복을 위한 명품 소비 욕망의 충족 과정에서 또 다른 무능력과 미충족의 고통스러운 기억과 감정을 경험할지도 모른다.

학벌 트라우마는 어떤 측면에서 회복을 위한 노력을 통해 개인적이고 사회적 성취물을 만들 수도 있지만 대부분 왜곡되고 파괴적이며 무기력한 태도와 현상으로 이어진다. 학벌 트라우마의 극복은 개인적 차원에서는 큰 효과가 없을 것 같고 공동체 구성원 모두의 혁신적 변화를 통해 가능할 것이다. 학벌 트라우마는 다른 분단 트라우마와 IMF 트라우마와 마찬가지로 세대 간 이어지고 문화적으로 전달되고 있다.

2 개인적 위기와 트라우마

1) 개인적 위기

(1) 개념 및 특징

사회적 재난이 사회구성원 대부분에게 영향을 주는 것을 의미한다면 개인적 위기란 개인적 수준에서 부정적 생활사건 가운데 어느 한 사건이나 연속된 상황을 말한다. 예를 들면, 개인의 생활에서 일상적으로 경험하지 않는 실제적이거나 위협적인 죽음, 심각한 부상, 괴롭힘 또는 경제적 파산이나 실직 등을 말한다.

모든 사람은 삶을 살아가는 동안에 위기를 경험할 수 있다. 위기는 자기 스스로 또는 중요한 타자와의 관계 상실이나, 상실의 위협, 급진적인 변화를 의미하는 것이다(Caplan, 1964 : 40). 그러나 스트레스나 트라우마(trauma)의 응급상황 그 자체가 위기를 구성하는 것이 아니라 욕구 충족과 안정 또는 개인의 실존을 위협하는 것이라고 지각하였을 때 위기가 되는 것이다(Brammer, 1985 : 94).

위기는 단순히 특별한 하나 또는 그 이상의 복합적인 상황에 의해 규정되기보다는 효과적으로 대처해 나갈 수 있는 개인의 능력과 사건에 대한 지각에 의해 다르게 발생하게 된다. 즉, 동일한 상황에서도 각 개인이 느끼는 위기의 정도는 다르다. 위기 발생의 여부는 개인의 한계치(threshold)와 관련이 있다(Dattilio & Freeman, 1994 : 19). 이는 개인이 대처할 수 있는 한계 능력을 0에서 100까지의 범위로 추정하여 예를 들 수 있다. 어떤 개인이 일상생활의 스트레스가 50이고, 그의 한계능력이 70이라면 다른 위기를 조절할 수 있는 20의 여분이 있다. 그러나 20을 뛰어넘는 위기가 연이어 발생한다면 당황스럽고 혼란스러운 상태에 직면하게 될 것이다. 개인의 대처 능력이 낮다면 위기는 자주 나타나게 되고 심각성도 높아질 수 있다.

위기에 따른 개인의 반응은 다양하다. 위기는 개인의 일상적인 문제해결의 방법으로는 해결할 수 없는 특수한 상황이며, 다음과 같은 특징이 있다(Slaiku, 1990 : 15-17).

첫째, 위기는 일시적이지만 그렇지 않을 수도 있다. 위기는 대부분의 개인에게 즉각적이며 순간적이다. 그러나 어떤 사람들에게 위기는 수년간 혼란을 일으켜서 만성화되거나 하나의 생활양식으로 이어질 수도 있다.

둘째, 위기는 개인적 혼란(upset)을 동반한다. 혼란은 위기에 대한 가장 공통적인 반응인 불안과 우울을 포함하는 광범위한 개념이다.

셋째, 위기의 결과는 부정과 긍정을 모두 포함한다. 건강, 재산 혹은 사랑하는 사람의 상실은 신체적, 심리적, 경제적, 사회적, 문화적으로 부정적 결과를 초래한다. 또 다르게 위기를 극복하는 과정에서 개인적 성장이나 삶의 새로운 의미를 발견할 수도 있다.

개인적 위기는 상황이 변하거나 시간이 지남에 따라 자연스럽게 회복될 수 있지만 심각한 트라우마 사건의 경우에는 개인에 따라 외상후 스트레스장애로 이어질 수 있다.

(2) 트라우마 사건

개인이 겪을 수 있는 트라우마 사건으로는 전쟁, 대규모 사건, 교통사고, 산업재해, 성폭력, 아동학대 등이다(김대호 외, 2004).

① 전쟁

어느 시대의 어떤 전쟁이든 결과는 항상 참혹하다. 전쟁의 정치적 승자는 있을지 몰라도 개인적 혹은 정신적 승자는 존재하지 않는다. 전투 중인 군인은 죽음의 공포와 불안을 느끼며 분노, 공격성, 마비, 도망, 무감동, 소외감 등을 겪는다. 군인은 전쟁을 하면서 자신의 신체 손상이나 전우의 죽음, 신체 절단이나 심각한 부상을 목격한다. 대부분의 군인은 자신이 안전하게 살아서 돌아갈 것이라고 기대하지만 '안전에 대한 착각'이 깨어지면서부터는 심각한 불안과 공포를 체험한다. 군인들은 수많은 전우의 죽음과 부상자를 통해 절대적 무력감과 나약함을 깨닫고 자신도 죽음으로부터 피할 수 없음을 느끼게 된다. 이러한 트라우마 사건은 전쟁이 끝나고 민간인이 되더라도 오랜 시간 그들을 고통스럽게 한다.

즉, 외상후 스트레스장애를 장기간, 어쩌면 평생 겪을 수도 있다.

② 대규모 사건

최근의 세월호 참사라든지 이태원 참사와 같은 대규모 사건의 생존자들은 개인차가 있겠지만 트라우마 사건의 체험자들이다. 생존자들은 대체로 3단계의 반응을 보이게 된다(김대호 외, 2004). 첫 번째는 급성기(사고 후 3~7일 이내) 반응이다. 이 단계는 신체적 도움이 최우선시되고 심리적인 피해는 아직 파악되기 어렵다. 생존자는 어떤 상황이 발생했는지 파악하려고 애쓰며, 판단력이나 현실감을 잃을 수 있다.

두 번째는 아급성기(사고 후 1~3개월 이내) 반응이다. 생존자는 외상후 스트레스장애 증상이나 비탄 반응을 보이며 정신적 문제를 드러낸다. 그들은 수면 장애를 호소하고 사소한 자극에도 민감하게 반응한다. 이 시기에는 주위 사람이나 대중매체에 의한 2차 피해가 생기기도 한다.

세 번째는 만성기(3개월 이후) 반응이다. 생존자는 스스로 조절되지 않은 초조와 불안, 쉽게 화내는 증상을 나타낸다. 자신의 증상이 잘 회복되지 않고 '왜 내가 이렇게 되어야만 하는가?'라는 생각으로 분노의 감정을 표출하기도 한다. 이 시기에는 정신건강의 문제가 지속되는 것에 대하여 주위의 사람들에게 이해를 얻기도 힘들어진다. 순조롭게 회복하는 생존자와 그렇지 않은 생존자가 비교가 될 수도 있다. 정신건강의 문제가 장기화되는 사람은 알코올이나 약물 의존의 문제가 발생할 수도 있다.

대규모 사건의 구조자도 정신적 어려움을 겪을 수 있다. 동료나 자기 생명의 위기를 느끼거나 심하게 손상당한 시체를 다루는 상황은 심리적, 정신적으로 큰 혼란을 유발한다. 이러한 상황의 심리적 문제를 '비상사태 스트레스(CIS : Critical Incident Stress)'라고 부른다. 비상사태 스트레스가 생기기 쉬운 상황은 다음과 같다.

〈표 9-1〉 CIS가 생기기 쉬운 상황

① 비참한 상황의 시체를 다룸 : 손상이 심한 시체, 자살자 등
② 자식을 연상시키는 시체를 다룸 : 특히 자기 자식과 같은 나이의 경우
③ 피해자가 본인과 아는 사이의 경우
④ 본인 또는 동료가 활동 중에 부상을 당하거나 또는 순직했을 때
⑤ 구조 활동에도 불구하고 충분한 성과를 얻지 못할 때
⑥ 과거에 경험하지 못했던 구조 상황일 때

출처 : 김대호 외(2004), p. 57.

③ 교통사고

사소한 자동차 접촉 사고는 흔히 발생할 수 있지만 신체나 생명에 치명적인 손상을 입히는 심각한 교통사고는 개인에게는 충격적인 경험이다. 큰 사고를 당한 개인은 일시적인 마비 현상을 겪거나 몸을 덜덜 떨고 말을 더듬게 된다. 또한 손과 발에서 땀을 흘리고 심장박동이 빨라지고 현기증, 호흡 곤란, 구토, 복통, 설사 등이 생긴다. 조금 지나면 심한 공포감이 밀려오고 이후에는 우울증, 불면증, 죄책감, 불안 등의 고통을 겪게 된다. 교통사고 환자의 정신과적 상태 평가 항목은 다음과 같다.

〈표 9-2〉 교통사고 환자의 정신과적 상태 평가 항목

- 이번 사고에서 구조될 때까지 굉장히 길게 느꼈다.
- 이번 사고의 순간 죽는 줄 알았다.
- 사고 후 병원에 실려 오는 동안 죽는 줄 알았다.
- 입원 시 치료받는 동안 죽는 줄 알았다.
- 이번 사고를 당했던 순간 정말 두려웠다.
- 입원 시 치료받는 동안 두려웠다.
- 사고와 그 후의 치료 등에 관계되는 장면과 공포감이 반복해서 떠오른다.
- 그런 일들은 필사적으로 생각나지 않게 노력하고 있다.
- 입원 중 충분한 수면을 할 수 없다.
- 입원 중 별안간에 불안해질 때가 있다.
- 입원 중 아무것도 할 수가 없다.
- 입원 중 면회 오는 것이 귀찮다.
- 이 사고로 죽은 사람이 있다.
- 이 사고로 중상자가 있다.

- 이 사고로 손 또는 발을 쓰지 못할지도 모른다.
- 이 사고의 후유증이 남을지 모른다.
- 현재 회복될 기미가 보이지 않는다.

출처 : 김대호 외(2004), p. 86.

④ 산업재해

산업재해란 노동 과정에서 작업 환경 또는 작업 행동 등 업무상의 사유로 발생하여 노동자의 신체적, 정신적 피해를 일으키는 재해를 일컫는다. 특히 추락과 절단 등의 심각한 사고는 개인에게 신체뿐만 아니라 정신적으로도 큰 고통을 남긴다. 사고로 인한 신체 절단은 손상의 부위가 어디인지에 상관없이 당사자에게 충격과 아픔을 가져다준다. 신체 기관의 상실을 겪은 사람은 절단된 부위가 아직 그대로 있는 것처럼 느끼는 환상감각을 가질 수 있다. 예를 들면, 절단한 신체가 그대로 있는 것으로 느끼는 환상지, 그 환상지가 아파오는 것을 환상통이라고 한다. 대부분의 환상통은 오래 지속되지 않지만 평소 장애인에 대해 좋지 않은 감정을 지닌 사람, 의수족을 하기 싫어하는 사람, 사회생활의 복귀가 쉽지 않은 사람, 평소 적대적이었던 사람에게 의존해야 하는 경우 등에서는 보다 길게 이어질 수 있다(Kolb & Brodie, 1982). 신체 절단 등의 심각한 산업재해를 당한 사람들은 개인차가 있지만 상당한 기간 동안 외상후 스트레스장애 등의 정신적 어려움을 겪을 수 있다.

⑤ 성폭력

성폭력은 상대방의 동의 없이 강제적으로 성과 관련된 폭력을 행사하는 것으로서 성희롱부터 강압적인 성행위까지 모두 포함된다. 성폭력 피해자들은 불안, 우울, 성기능 장애, 수면 장애, 집중력 장애, 신체화 장애 등을 겪는다. 또한 사건에 대한 생각이 반복적이고 침습적으로 떠오르는 증상, 사건과 관련된 사람이나 장소 또는 사물을 피하는 회피 반응이나 과각성 증상이 나타나서 악몽이나 수면 장애로 고통을 겪는다. 성폭력 피해자는 상당한 기간, 혹은 평생 동안 만성불안이나 두려움, 통제감의 결여, 수치심과 자기 비난, 우울감, 적대감 및 고립감에 시달릴 수 있다. 아동이나 청소년은 자살 시도나 자해 행동을 할 수 있다.

⑥ 아동학대

성인기에 반복적인 트라우마를 겪게 되면 이미 형성된 성격 구조가 파괴된다. 그러나 아동기에 반복적인 트라우마를 경험하게 되면 성격이 단지 파괴되는 것만이 아니라 성격을 만들어 낸다(Herman, 1997). 학대를 경험한 아동은 믿을 수 없는 사람들에게서 신뢰감을, 안전하지 않은 상황에서 안전감을, 끔찍하게 예측할 수 없는 상황 속에서 통제감을, 그리고 무기력한 상황에서 자신을 지키는 방법을 찾아야 한다. 이와 같은 병리적 환경 속에서 아동은 다양한 신체적이고 정신적인 증상을 드러낸다. 그들이 보이는 가출, 폭력, 자해 등은 스스로를 방어하는 미성숙한 기제로 설명할 수 있다.

2) 외상후 스트레스장애

(1) 특징

사회적 재난이든지 개인적 위기이든지 간에 트라우마(trauma; 외상) 사건을 겪은 사람은 다양한 반응을 보인다. 그중에서 외상후 스트레스장애(Posttraumatic Stress Disorder; 이하 PTSD)는 심각한 정신적 문제라고 할 수 있다. PTSD란 충격적인 트라우마 사건에 노출된 후 다양한 부적응적 증상이 뒤따라서 나타나는 것을 말한다. 트라우마 사건으로는 실제적이거나 위협적인 죽음이나 심각한 상해, 또는 개인의 신체적 안녕을 위협하는 사건에 대한 직접적 경험, 타인의 죽음, 신체건강을 위협하는 사건의 목격, 가족이나 친지의 예기치 못한 무자비한 죽음이나 심각한 상해 및 이들이 경험한 죽음이나 상해의 위험을 알게 되는 것 등을 포함한다.

PTSD로 진단되려면 실제적인 것이든지 위협을 당한 것이든지 간에 트라우마 사건을 경험해야 한다. 트라우마 사건을 경험한 이후에 다음과 같은 네 가지 유형의 특징적 증상들이 나타나야 한다(권석만, 2013; APA, 2022).

첫째, 다양한 방식으로의 재경험이다. 트라우마 사건의 재경험이란 그 사건 이후에도 당시와 관련된 내용들이 자동적으로 떠오르면서 개인을 고통 속에 빠트리는 것을 말한다. 그들은 자신의 의지와 상관없이 반복해서 자꾸 생각이 나며, 이때 심한 불안과 공포로 호흡곤란이 나타나면서 미치거나 죽을 것 같은 느낌을 갖는다. 트라우마와 관련된 반복되는 악몽도 고통스러운데 사건 이후 수년에서 수십 년 동안 지속되기도 하며 이 때문에 수면장애를 겪기도 한다.

트라우마 사건을 경험한 개인은 그 사건에 대하여 반복적, 불수의적이고 침투적인 증상을 나타낸다. 침투 증상(intrusion symptoms)이란 트라우마 사건과 관련된 기억이나 감정이 끊임없이 의식에 침투하여 재경험되는 것을 뜻한다. 흔한 재경험 증상은 고통스러운 꿈이며, 트라우마 사건과 관련되는 자극을 경험하게 되면 그러한 사건이 실제로 발생하고 있는 것 같은 착각이 몇 초에서 몇 시간 또는 며칠까지도 지속되는데 이를 플래시백(flashback)이라고 한다. 또한 과거의 트라우마 사건이 현재에도 지속된다는 착각 때문에 어려움을 겪거나 비슷한 사건들을 접하면 불안정한 생리적 반응과 함께 심리적 고통을 반복한다. 예를 들면, 성폭행 가해자와 닮은 사람을 목격하면 심리적 고통과 빠른 심장박동 등의 생리적 반응이 나타나는 것 등이다.

둘째, 트라우마와 관련된 자극의 회피와 마비를 지속한다. 회피와 마비란 자신이 겪은 트라우마 사건과 유사한 일들을 피하려는 행동, 그리고 이러한 영향으로 나타나는 일상적인 정서나 행동의 극단적 위축을 의미한다. 트라우마를 경험한 사람은 두려움 때문에 트라우마와 관련되는 생각, 느낌, 대화뿐만 아니라 트라우마가 회상될 만한 장소와 행동 및 사람들을 회피한다. 남성에게 성폭행을 당한 여성은 모든 남성을 회피하기도 한다. 트라우마로 인한 불안을 감소시키기 위해 생각을 멈추면 어떤 경우에는 모든 사고, 지각, 감정, 언어 반응을 멈추는 심리적 마비를 가져오기도 한다.

트라우마를 겪은 많은 사람은 예전에 참여했던 활동들에 흥미를 상실하거나 다른 사람과 정서적으로 가깝게 지내는 것의 어려움을 호소한다. 트라우마로 인해 너무 큰 공포나 슬픔을 겪었기에 일상생활에서 기쁨, 슬픔, 증오, 공포 등의 감정을 느끼면서 살아가기가 힘들기 때문에 차라리 아무런 감정 없이 살아가는 것이 더 편하다고 가정한다. 그리고 인생 전반에 걸친 비관적이고 허무적인 생각, 미래의 또 다른 재앙에 대한 불안을 느끼고, 결혼, 자식을 갖는 것을 포기하기도 한다.

셋째, 트라우마 사건에 노출된 이후 그와 관련된 인지 또는 감정의 부정적 변화가 시작되거나 악화된다. 이는 다양한 형태로 나타나는데, 트라우마 사건의 중요 부분을 기억하지 못하거나 자신, 타인 또는 미래에 대한 지속적이고 과장된 부정적 신념을 가지게 된다. 예를 들면, “아무도 믿을 수 없다”, “나는 나쁜 놈이다”, “내 뇌는 영원히 회복될 수 없다” 등이다.

또한 트라우마 사건의 원인에 대하여 잘못된 인지를 할 수 있으며, 이는 자신 또는 다른 사람에 대한 비난으로 이어지게 된다. 예를 들면, “삼촌이 나를 학대한 것은 모두 내 잘못이다” 등이다. 그리고 공포, 경악, 분노, 죄책감, 수치감 등의 부정적 감정이 트라우마 사건을 경험한 이후 시작되거나 악화된다. 그 이전에 즐거웠던 활동에 대해 현저하게 저하된 흥미 또는 참여를 하거나, 다른 사람들과의 사이가 멀어지거나 소원해지는 느낌을 경험할 수 있다.

넷째, 트라우마 사건과 관련하여 각성과 반응성의 현저한 변화가 나타난다. 각성수준의 증가란 늘 들떠 있고 예민한 상태로 긴장해 있는 것을 말한다. 트라우마를 겪은 사람은 사건 당시의 위험으로부터 도망가거나 방어하기 위해 자신의 의도와 상관없이 과민한 반응을 한다. 가장 힘든 것 중에 하나가 트라우마와 관련된 악몽이나 긴장 상태로 잠을 못 자거나 자주 깨어나는 수면곤란이다. 불면은 장기적으로 심리적인 고통뿐만 아니라 일상생활 자체를 어렵게 만든다.

PTSD를 지닌 개인은 평소에도 자주 화를 내거나 공격적인 행동, 즉 싸움 걸기와 물건 파괴하기 등을 보인다. 또한 이들은 사소한 자극에도 크게 놀라는 반응을 보이거나 집중된 업무에 주의를 기울이는 데 어려움을 지닌다. 어떤 개인은 그들의 신체로부터 분리되는 이인증을 경험하거나, 그들의 세계에서 분리되는 비현실감 같은 증상들을 경험한다. PTSD를 겪는 사람 중 지나친 의심이나 경계가 장기간 체계적으로 지속되면 편집증으로 발전할 수도 있다. 트라우마와 관련된 긴장과 각성은 정작 필요한 업무나 일 등에 집중하지 못하도록 에너지를 빼앗아 간다. 이로 인해 학생의 경우에는 성적이 급격히 떨어지고, 직장인의 경우에는 해야 할 일을 수행하지 못하여 직장을 잃을 수도 있다.

(2) 원인

PTSD는 객관적 트라우마 사건이 선행된 이후에 개인에게 나타나는 주관적인 부정적인 심리적 반응이 나타나는 것이다. 따라서 PTSD의 원인에 대한 연구는 똑같은 트라우마 사건에 대한 개인들의 반응이 왜 다르게 나타나지를 밝히는 데에 초점이 모아지고 있다. 즉, 동일한 트라우마 사건을 경험한 사람들이 어떤 사람들은 잘 극복하여 적응하는 반면에 어떤 사람들은 PTSD를 나타내는지를 밝히는 것이다.

PTSD를 유발할 수 있는 위험요인을 트라우마 전, 중, 후의 세 요인으로 구분하여 제시하고 있다(Davidson & Foa, 1991). 트라우마 전 요인(pretraumatic factors)은 이전의 다른 트라우마 경험, 의존성과 같은 성격 특성, 정신장애의 가족력 등이다. 트라우마 중 요인(peritraumatic factors)은 트라우마의 심각성과 지속 기간 및 다른 사람의 악의에 의한 것 등이다. 트라우마 후 요인(posttraumatic factors)으로는 사회적 지지체계, 다른 생활스트레스 등이다.

생물학적 입장에서 유전적 취약성과 신경전달물질의 관련이 있다는 연구들이 진행되고 있다. 정신분석적 입장에서는 PTSD를 트라우마 사건이 유아기의 미해결된 무의식적 갈등을 다시 불러일으킨 것으로 본다. 인지적 입장의 파괴된 가정 이론(Theory of Shattered Assumptions)에서는 인간의 기본적 세 가지 신념, 즉 세상의 우호성에 대한 신념, 세상의 합리성에 대한 신념, 그리고 자신의 가치에 대한 신념이 트라우마 경험으로 인해 파괴됨으로써 PTSD가 나타난다고 본다(Janoff-Bulman, 1992). 이 밖에도 정서적 처리 이론(Emotional Processing Theory), 이중표상 이론(Dual Representation Theory) 등의 인지적 입장에서 PTSD를 설명하려는 다양한 시도들이 있다.

또 다르게 스트레스 반응 이론(Stress Response Theory)에서는 트라우마 사건을 경험한 사람들이 겪는 5단계의 과정을 제시하기도 한다(Horowitz, 1986, 권석만, 2014 재인용). 첫 번째는 절규(outcry)의 단계로서 트라우마 경험자는 심한 충격 속에서 극심한 고통과 스트레스를 느낀다. 이러한 충격적 내용을 기존의 기억체계에서 통합하려고 하지만 기존의 인지체계에서 수용할 수 없어 고통과 혼란이 가중된다. 두 번째는 회피의 단계로서 트라우마 경험을 떠올리는 모든 자극을 회피하거나 트라우마 사건을 잘 기억하지 못한다. 세 번째 동요의 단계는 새로운 사건의 경험을 기존의 사고체계에 통합하려는 인지적 경향성으로 인해 플래시백이나 악몽 같은 침투 증상이 수시로 나타나는 고통스러운 과정이다. 네 번째는 전이의 단계로서 서서히 트라우마 정보가 인지적으로 처리되어 기존 신념체계에 수용되어 가는 단계이다. 마지막으로 통합의 단계에서는 트라우마 경험이 충분히 탐색되어 기존의 신념체계에 통합된다.

(3) 진단

트라우마 사건을 경험한 개인이 1개월 이상 앞서 언급한 네 가지 유형의 증상들이 나타나면 PTSD로 진단된다. PTSD는 트라우마 사건을 경험한 후 3개월 이내에 시작되는데, 진단기준을 충족하기 전 수개월에서 수년 정도의 지연이 있을 수 있다. PTSD로 진단된 성인의 경우 대개 반수는 3개월 안에 완전히 회복되지만, 어떤 개인에서는 12개월 이상, 그리고 가끔은 50년 이상 증상이 남아 있는 경우도 있다. DSM-5-TR에서 PTSD의 세부적 진단기준은 다음과 같다. 그리고 PTSD는 불안장애, 강박장애, 해리장애와 밀접한 관련이 있다(권준수 외, 2023).

〈표 9-3〉 PTSD 진단 기준

A. 실제적이거나 위협적인 죽음, 심각한 부상, 또는 성폭력의 노출이 다음과 같은 방식 가운데 한 가지(또는 그 이상)에서 나타난다. 1. 외상 사건(들)에 대한 직접적인 경험 2. 외상 사건(들)이 다른 사람들에게 일어난 것을 생생하게 목격함 3. 외상 사건(들)이 가족, 가까운 친척 또는 친한 친구에게 일어난 것을 알게 됨 4. 외상 사건(들)의 혐오스러운 세부 사항에 대한 반복적이거나 지나친 노출의 경험(예 변사체 처리의 최초 대처자, 처참한 교통사고 현장에 반복적으로 노출된 소방관)
B. 외상 사건(들)이 일어난 후에 그 사건과 관련된 침투 증상의 존재가 다음 중 한 가지(또는 그 이상)에서 나타난다. 1. 외상 사건(들)의 반복적, 불수의적이고, 침습적인 고통스러운 기억 2. 외상 사건(들)과 관련되어 반복적으로 나타나는 고통스러운 꿈

3. 외상 사건(들)이 실제로 일어난 것처럼 느끼고 행동하는 해리 반응(예 플래시백)
4. 외상 사건(들)과 유사하거나 그러한 사건을 상징하는 내적 또는 외적 단서에 노출될 때마다 강렬한 심리적 고통의 경험
5. 외상 사건(들)을 상징하거나 그와 유사한 내적 또는 외적 단서에 대한 뚜렷한 생리적 반응

C. 외상 사건(들)이 일어난 후에 시작된, 외상성 사건(들)과 관련이 있는 자극에 대한 지속적인 회피가 다음 중 한 가지 또는 두 가지 모두에서 명백하다.
1. 외상 사건(들)과 밀접히 관련된 고통스러운 기억, 생각, 감정을 회피하거나 회피하려는 노력
2. 외상 사건(들)과 밀접히 관련이 있는 고통스러운 기억, 생각 또는 감정을 불러일으키는 외부적 암시(사람, 장소, 대화, 행동, 사물, 상황)를 회피 또는 회피하려는 노력

D. 외상 사건(들)이 일어난 후에 시작되거나 악화된, 외상 사건(들)과 관련이 있는 인지와 감정의 부정적 변화가 다음 중 두 가지(또는 그 이상)에서 나타난다.
1. 외상 사건(들)의 중요한 부분들을 기억할 수 없음
2. 자신, 타인, 세상에 대한 지속적이고 과장된 부정적인 믿음
3. 외상 사건(들)의 원인 또는 결과에 대하여 지속적으로 왜곡된 인지를 하여 자신 또는 다른 사람을 비난함
4. 지속적으로 부정적인 감정 상태(예 공포, 경악, 분노, 죄책감 또는 수치심)
5. 주요 활동에 대해 현저하게 저하된 흥미 또는 참여
6. 다른 사람과의 사이가 멀어지거나 소원해지는 느낌
7. 긍정적 감정을 경험할 수 없는 지속적인 무능력(예 행복, 만족 또는 사랑의 느낌을 경험할 수 없는 무능력)

E. 외상 사건(들)이 일어난 후에 시작되거나 악화된, 외상 사건(들)과 관련이 있는 각성과 반응성의 뚜렷한 변화가 다음 중 두 가지(또는 그 이상)에서 나타난다.
1. (자극이 없거나 사소한 상태에도) 짜증스러운 행동이나 분노 폭발
2. 무모하거나 자기파괴적 행동
3. 과도한 경계
4. 과장된 놀람 반응
5. 집중의 곤란
6. 수면의 어려움(예 수면을 취하거나 유지하는 데 어려움 또는 불안정한 수면)

F. 장애(진단기준 B, C, D 그리고 E)의 기간이 1개월 이상이어야 한다.

G. 장애가 사회적, 직업적, 또는 다른 중요한 기능 영역에서 임상적으로 현저한 고통이나 손상을 초래한다.

H. 장애가 물질(예 치료약물이나 알코올)의 생리적 효과나 다른 의학적 상태로 인한 것이 아니다.

출처 : APA(2022), pp. 123-125.

트라우마를 겪은 사람은 사건과 직접 관련이 있는 증상뿐만 아니라 동반되는 이차적 증상으로 인한 고통도 겪는다. 대부분 심리적 문제의 기본 증상이라고 할 수 있는 불안과 우울이 동반될 수 있다. 즉, 심장의 두근거림이나 이유 없는 두려움과 같은 불안이나 희망이 없고 살아갈 의욕을 상실하며 만성 피로감과 식욕이나 성욕을 상실하는 우울을 겪을 수 있다. 또 예전과 다르게 무단으로 결근이나 결석을 하거나 충동적으로 어떤 일을 할 수도 있으며, 트라우마로 인한 고통을 줄이기 위해 알코올이나 약물을 남용하기도 한다. 어떤 사례에서는 자신의 무기력한 상황에 대한 통제력을 회복하기 위해 영적 능력이 있다고 믿거나 자신이 예언력을 가졌다고 생각하기도 한다.

참을 수 없는 정신적 고통을 경험한 사람들은 해리(disassociation)라는 방어를 통하여 생존을 계속하지만 심리적 대가는 크게 치룰 수 있다(표 9-2 참고). 개인은 트라우마 사건을 통해 정신을 분리할 수 있으며, 밖으로 드러난 증상들은 끝나는 것 같지만 정신 내면에서는 큰 상처로 남을 수 있다. 만약 개인이 트라우마 사건으로 인한 분노와 공격성을 버리지 못한다면 그것은 자기 자신에게로 향하게 된다. 트라우마를 겪은 개인에게 내재된 악마적 분노 대상은 자기 안에 분리된 채로 존재하면서 평생토록 자신을 괴롭힐 수 있다.

〈표 9-4〉 트라우마 사례

국가적 재난은 개인에게 트라우마를 겪도록 만든다. 그중에서 자신의 고국에서 살지 못하고 타국으로 떠나야 하는 난민들의 경우에는 수많은 트라우마 사건을 경험하게 된다. 여기서는 난민으로 이주하면서 트라우마를 경험한 두 학생의 사례를 통해 참을 수 없는 극단적 고통으로 인한 해리 상태를 살펴보자.

한 난민 학생은 여러 시간 동안 작은 상자 안에 감금되어 있었는데 이때 마치 의식이 그의 신체에서 분리된 것처럼 느껴졌다. 이것은 그의 손발에서 발생하는 극심한 통증을 벗어나는 유일한 방법이었다. 또 다른 베트남에서 이주한 난민 학생은 다음과 같이 회상하였다. "낮과 밤의 기온 차가 극심한 곳에서 쇠창살로 만든 상자 속에서 여러 날을 갇혀있었는데, 신체로부터의 해리가 너무 심해서 유체이탈을 경험하기도 했다."

이 사례들을 통해 볼 때 신체로부터 정신의 분리는 일종의 정신병적 증상이다. 그것은 참을 수 없는 신체적, 정신적 고통으로부터 생존하기 위한 자구책이다. 사람들은 트라우마 사건 이후에 다시 삶을 살아가지만 그 영향은 사라지지 않는다. 이 두 학생도 자신들이 당한 고문 장면을 떠올릴 수 있는 상황이 발생하게 된다면 또다시 억압된 트라우마 경험의 문제들이 밖으로 드러나게 될 것이다. 고문 장면을 연상시키는 어떤 사람들과 만난다면 그 당시의 고문자와 동일시하여 적대시하거나 분노 감정을 폭발하게 된다. 따라서 이 학생들은 오랜 기간 PTSD로 고통스러운 생활을 할 가능성이 높다.

출처 : Alcock(2003), pp. 300-301.

3 트라우마로부터의 회복

1) 임상적 치료법

PTSD의 치료는 다양한 방법들이 개발되어 적용되고 있다. 약물치료는 세로토닌 재흡수 억제제나 삼환계 항우울제가 사용되고 있으나 아직 명확한 치료 효과가 입증되고 있지 않다. 정신역동적 치료는 트라우마 사건을 재구성하여 트라우마 경험으로부터 발생하는 심리 내적 갈등을 카타르시스로 해소시켜 주는 것을 목적으로 한다. 최근 PTSD의 효과적인 치료로 지속적 노출법, 인지처리치료, 안구운동 둔감화 및 재처리 치료 등이 언급되고 있다(Comer, 2014).

지속적 노출법(Prolonged Exposure)은 트라우마 사건을 단계적으로 떠올리게 하여 불안한 기억에 반복적으로 노출시킴으로써 궁극적으로 트라우마 사건을 큰 불안 없이 직면할 수 있도록 하는 것이다. 인지처리치료(Cognitive Processing Therapy)는 트라우마 사건을 좀 더 상세하고 정교하게 재평가하여 개인이 트라우마 사건에 부여한 부정적 의미를 수정하고 트라우마 기억에 대한 회피를 줄임으로써 트라우마로부터의 회복 과정을 촉진하는 것이다.

안구운동 둔감화 및 재처리 치료(Eye Movement Desensitization and Reprocessing)는 PTSD를 겪는 개인으로 하여금 트라우마 기억의 괴로운 내용을 떠올리게 하는 동시에 치료자의 손가락 움직임을 눈으로 따라가게 하는 방법이다. 이러한 안구운동을 통해 트라우마 기억과 관련된 부정적 사고, 감정, 심상이 점차 약화되는 동시에 트라우마 기억과 관련된 정보처리가 적절하게 이루어진다는 것이다.

또한 트라우마 경험이 반드시 고통스러운 것이 아니라 개인의 잠재력을 발견하고 비현실적 인식 및 신념을 수정하는 과정이 될 수 있다는 '외상후 성장(Posttraumatic Growth)' 개념이 있다(엄태완, 2025). 이는 트라우마 사건을 통해 개인의 인생관이 변화되고 영적 성장이 이루어져 자기 자신, 대인관계 및 사회생활에 보다 긍정적으로 작용할 수 있다는 관점이다.

2) 개인적 차원의 회복

(1) 삶의 과정으로 포함

트라우마를 경험한 개인은 자신의 생생한 체험을 깊이 있고 완전하게 이야기하여 자신의 삶의 일부분으로 만들어 가야 한다. 과거 트라우마를 현재까지 붙들고 있는 것이 아니라 경험의 하나로 통합할 필요가 있다. 이를 위해서는 트라우마 사건을 이야기하며 재구성하는 과정을 거치어야 한다. 트라우마 경험자는 트라우마의 공포를 다시 직면할 것인지 묻어둘 것인지에 대해 스스로 결정해야 한다. 과거의 기억을 불러내고 직면하면서 겪을 수 있는 불안과 고통의 수준이 견딜 수 있는 정도를 넘어선다면 일시 중단하거나 장기간 그대로 두어야 한다.

트라우마를 경험한 사람들은 전후 맥락을 정확하게 이해하는 것이 필요하다. 이는 자신의 과거와 현재를 연결하여 생애 전체의 흐름을 균형적으로 재조정하는 것이 된다(Herman, 1997). 트라우마 경험자가 그들의 트라우마를 모든 감각을 동원해서 점점 깊숙하게 접근하면서 이야기한다는 것은 쉬운 일이 아니다. 전문가들도 트라우마 경험자의 이야기에 압도되거나 트라우마의 재체험이 다시 그들의 고통을 증가시키는 것이 아닌지 고민할 수도 있다.

트라우마 경험자는 트라우마 사건에서 일어난 일들만 재구성하는 것이 아니라 그때 무엇을 느꼈는지도 표현해야 한다. 트라우마에서 나타난 그대로의 이미지와 신체적인 감각을 포함하지 않는 이야기는 힘이 없고 불완전하다(McCann & Pearlman, 1990). 이 과정은 고통스러울 수도 있고 또다시 정신적인 위기를 가져올 수도 있다. 그렇지만 트라우마를 자신의 삶의 일부로 포함해야만 진정한 회복으로 나아갈 수 있다. 이러한 힘이 부족한 트라우마 경험자를 위해서는 현실 적응에 초점을 두면서 기다려 주어야 한다.

(2) 삶의 의미 재발견

트라우마 경험자는 지금까지 인생에서 의미를 부여했던 신념 체계에 큰 혼돈을 겪는다. 그들은 인간 존재를 새롭게 조명해야 하는 트라우마로 인하여 신체적, 심리적, 그리고 대인관계에서 알 수 없는 변화와 고통을 체험하며 무력감을 느끼게 된다. 이 과정에서 트라우마 경험자들은 '나는 누구인가, 인간의 존재 의미는 무엇인가, 죽음이란 어떠한가, 나와 죽음은 무슨 관계인가'와 같은 인간으로서 답 없는 질문을 던지게 된다(Ford, 2009). 또한 지금까지 자신이 생각해 왔던 삶의 방식, 정의, 대인관계 등이 전혀 다른 방식으로 흘러간다고 느낄 수 있다.

트라우마 경험자가 회복의 힘을 가지기 시작하면 트라우마에 압도되어 무기력하고 고립된 자신을 방치하지 않는다. 그들은 자기 자신을 주체적으로 인정하고 과거를 이해하며 트라우마 사건을 바르게 인지하고 미래를 생각하게 된다. 그들이 트라우마에 갇혀 있지 않고 회복하는 과정에서 나타나는 공포와 두려움을 견딜 수 있도록 용기를 북돋아 주어야 한다. 트라우마 경험자의 회복 표시는 외부 환경에 대한 접촉과 반응이다. 트라우마 경험자가 트라우마 사건의 공포에서 벗어나면 사회와 접촉하거나 회피하는 두 가지 반응 형태를 보일 수 있다. 그들이 자신 속으로 숨거나 위축되어 지내는 시간이 길어질수록 회복은 느려진다.

트라우마 경험자는 시간의 흐름 속에서 개인적 과거인 트라우마 사건을 자신의 삶 속에 통합하면서 살아간다. 그들의 트라우마는 어떤 시점이나 사건에서 다시 재현되거나 공포로 다가올 수도 있지만 개인의 힘으로 삶을 지속하게 된다. 트라우마를 경험한 모든 사람이 트라우마로부터 새로운 삶의 의미를 발견하고 더 나은 성찰의 기회를 가지는 것은 아니다. 개인이 겪은 트라우마는 인간이 경험할 수 있는(어쩌면 경험하지 않아도 되는) 확률이 미미한 현상을 인생에서 체험한 것뿐이다. 하지만 그 경험은 자신에게 영원히 분리되지 않으며 함께할 수밖에 없다.

트라우마 경험자의 충격적인 과거 경험은 현재의 삶에 의식적 혹은 무의식적으로 영향을 미친다. 모든 사람은 과거와 단절된 현재가 있을 수 없으며 현재와 관련 없는 미래도 설명하기 어렵다. 따라서 트라우마 경험자는 그들의 상황과 이야기를 간직한 채로 살아갈 수밖에 없다. 이때 그들이 사회가 안전하게 연결되어 있으며 모든 인간이 존중받고 보호받는다고 확신한다면 회복과 새로운 삶의 성찰 기회를 빠르게 가질 수 있다.

트라우마 경험자는 사회적 활동이나 사람들과의 관계를 통해 삶의 의욕과 현실 적응을 해나간다. 하지만 그들은 활동이나 일을 그만두고 싶은 무기력이나 고통의 늪에서 완전히 벗어나기까지 오랜 시간을 보낸다. 죽음도 인생의 끝이 아니듯이 인간의 삶에서 끝은 없다. 인생의 불행도 시간이 지나면 사라지고 행복이라는 경험도 다음날에는 또 다른 상황을 맞이한다. 마찬가지로 트라우마 경험자는 그렇게 하루하루를 살 수밖에 없다는 사실을 알아 간다. 트라우마로부터 회복하고 있다는 개인적 기준은 다음과 같다(Herman, 1997).

〈표 9-5〉 트라우마 회복의 기준

① 본인이 외상후 스트레스 장애 증상을 어느 정도 감당할 수 있다.
② 트라우마 사건을 기억하더라도 정서적으로 견딜 수 있다.
③ 트라우마 사건에 대한 기억을 본인이 어느 정도 통제할 수 있다.
④ 일관된 정서와 기억으로 트라우마 사건을 바라보고 있다.
⑤ 트라우마로 손상된 자존심이 회복되었다.
⑥ 대인관계의 회복이 확연하게 나타난다.
⑦ 트라우마 전체를 일관되게 바라보고 이해할 수 있다.

3) 사회적 차원의 회복

트라우마는 세대 간 전달된다. 예컨대, 개인이 트라우마를 제대로 회복하지 못하면 다음 세대에 자살, 알코올이나 약물 중독, 청소년 비행, 아동빈곤, 가정폭력이나 학대 등으로 이어질 수 있다(김선숙 역, 2015). 마찬가지로 군대 조직의 선임으로부터 자행된 폭행이 후임까지 연결되거나 트라우마를 겪은 아버지가 자녀들에게 행하는 폭력이나 학대도 여기에 해당한다. 은폐된 트라우마는 다른 형태로 왜곡되거나 사라지지 않고 다음 세대에도 부정적 영향을 미친다. 따라서 트라우마 회복을 위해서는 개인적 의지뿐만 아니라 사회적 차원의 노력도 중요하다.

오늘날 전쟁이나 경제적 붕괴와 같은 국가적 파국이 아니더라도 다양한 사회적 재난이나 위기 상황은 자주 발생한다. 이때 가장 큰 위기는 사회적 약자에게 일어난다. 일반적으로 사회적 약자들은 평소에 늘 위험에 노출되어 있기 때문에 그러한 상황에 익숙하여 상처를 덜 받거나 적절히 대처할 것이라고 인식한다. 하지만 이러한 가정은 완전히 잘못된 내용이다. 트라우마는 결코 익숙해질 수 없으며 오히려 이어지는 스트레스에 대한 내성이 약해져서 다른 사람에게는 트라우마가 되지 않을 사소한 일도 트라우마가 된다(엄태완, 2020a).

사회적 약자들은 자신이 마이너리티 일색으로 물드는 데 대한 피해의식이나 두려움을 언제나 가지고 있다. 반면에 마이너리티의 차별이나 억압에 대해 주류계층의 사람들은 자신들의 가해자성 혹은 폭력성을 의식해야 하는 주제를 피하려 하거나, 집단적으로 비난받을까 두려워하거나, 말하는 것 자체가 정치적이라고 여기는 두려움[2]을 가지고 있다. 어떤 사람은 정당성이 주어지면 그것을 지키거나 유지하기 위해 폭력을 행사할 수 있다고 보기도 한다. 그들은 자신에게 폭력이나 가해라는 단어가 존재하지 않으며 오로지 정의로운 사회를 만들기 위한 과정으로서의 정당한 행동이라고 본다. 정의롭지 않은 행동을 하는 가해자에 대한 자신의 폭력이나 처벌은 올바르다고 생각하기도 한다.

사회적 원인이든지 개인적 상황이든지 간에 트라우마는 공동체의 대처에 따라 다른 결과를 초래한다. 트라우마 경험자는 자신을 둘러싼 공동체가 자신의 회복에 도움을 준다는 믿음과 동시에 실제적인 지지체계로 작동할 때 회복을 앞당길 수 있다. 트라우마를 겪은 개인들이 믿고 의지할 수 있는 사회를 여러 가지로 표현할 수 있지만 일반적으로 정의로운 사회라고 부른다. 물론 '사회가 정의롭다'

2 우리 사회에서 일상의 언어로서 '정치한다'라는 의미는 약삭빠르고 권위적이거나 자기 이득만 챙취하려는 사람을 일컫는 비난이 가득한 용어이다.

라는 것은 추상적이고 철학적이며 지역적 · 시대적, 그리고 사상이나 학자에 따라 다른 의미를 포함한다. 하지만 다양한 '정의(justice)'들이 공동체 내에 문화화되어 있고 실제로 작동하고 있는지가 중요하다. 이를 기반으로 사회가 모든 사람에게 이롭고 인간답게 살 수 있도록 만들고 있다면 정의로운 사회라고 불릴 만하다.

트라우마를 겪은 사람은 자신의 의지만으로 단기간에 회복할 수 없으며, 외부적 조건이나 미래가 희망적이어야 내면을 긍정적 방향으로 바꾸고 시간이 지나면서 안정감을 찾을 수 있다. 그들은 자신의 신체를 비롯해서 알고 있는 모든 상황이 불안과 연결되기 때문에 외부 환경의 실제적 지원과 안정감이 중요하다. 트라우마 경험자는 자신을 둘러싼 작은 환경보다는 더 큰 사회적 환경이 향후 자신에게 도움이 될 것이라는 믿음을 통해 회복 동기를 얻는다. 그들은 공동선을 중심으로 하는 정의로운 사회에서 트라우마 회복을 앞당길 수 있다.

CHAPTER 10

자 살

1 자살의 개념 및 특징

1) 자살의 정의

자살(自殺)의 한자를 풀이하면 '스스로(自)를 죽이는(殺) 것'이며, 영어의 자살(suicide)에 대한 어원도 라틴어의 'sui(자기 자신을)'와 'caedo(죽이다)'의 두 낱말을 합성한 말에서 비롯되었다. 세계보건기구(WHO)는 1968년 자살이란 '죽음에 대한 의지를 지니고 자신의 생명을 해쳐서 죽음이라는 결과에 이르는 행위'라고 정의하였다. 그러나 자살은 텍스트(text)로 표현할 수 없는 영역이기도 하다. 왜냐하면 한 인간의 사멸 혹은 하나의 우주가 사라지는 것이기 때문에 언어나 문장에 담아내기에는 한계가 있다.

자살에 관한 몇몇 학자의 정의를 살펴보면 다음과 같다. 프로이트(Freud)는 자살이란 자기 자신에게 향해 있는 죽음 본능(thanatos)의 활동 요소가 극적으로 표현되는 것이라고 보았다. 융(Jung)은 자살이란 이미 생의 모든 의미를 상실했다고 사무치게 느끼는 사람에게 정신적인 재생을 갈구하는 소원이라고 하였다. 또한 뒤르켐(Durkheim)은 자살이란 장차 초래될 결과를 알고 자신에게 행하는 적극적 또는 소극적 행동의 직접 또는 간접적 죽음의 형태를 띠고 있는 자신에 대한 살인행위라고 하였다.

자살은 이기적 자살, 이타적 자살, 아노미적 자살로 분류할 수 있다(Durkheim,

1951). 이기적 자살(egoistic suicide)이란 지나친 개인주의의 영향으로 개인이 사회에 통합되지 못하여 오직 자신의 의지와 능력에 의존하다가 그 힘이 상실되어 실행하는 자살을 일컫는다. 즉, 자살자는 오직 자신만의 자원에 의존하다가 어려움과 고통을 극복하지 못하고 스스로 죽음을 맞이한다는 뜻이다.

이타적 자살(altruistic suicide)이란 개인이 특정한 사회 집단에 대한 몰입이 과도하여 소속된 사회 집단에 대한 의무감으로 자살을 선택하는 경우를 말한다. 이는 전투에 패한 장군의 자살, 종교인의 순교, 침몰하는 선박과 함께 자살하는 선장 등이 해당한다.

아노미적 자살(anomic suicide)이란 사회가 병적으로 혼란스럽거나 무질서하여 개인에게 새로운 변화 상황에 대처할 수 있도록 사회가 더 이상 강력한 구속력을 행사할 수 없을 때 나타나는 자살을 말한다. 이는 복권에 당첨된 졸부의 자살, 주식 폭락으로 인한 자살, 경제 파산으로 인한 자살, 인기가 순식간에 폭락하거나 폭등한 연예인의 자살, 갑작스러운 실직으로 인한 자살 등이 해당한다.

2) 자살의 원인

자살은 매우 복합적인 원인에 의해서 발생한다. 이론적으로는 생리학적, 심리학적, 사회학적 차원에서 설명되고 있지만 원인을 명료하게 밝히기가 어렵다. 일반적으로 우울증이 자살생각, 자살시도, 그리고 자살과 강력한 연관이 있는 것으로 알려져 있다. 하지만 이 경로는 자살을 할 수밖에 없는 다양한 원인에 장기간 노출된 후 최종 결과로 나타난 현상이다. 예컨대, 어떤 사람이 직장을 상실하거나 경제적으로 파산하고 오랜 기간의 힘겨운 노력으로도 이를 극복하지 못한다면 정신적으로 우울증을 겪을 수밖에 없다. 즉, 개인에게 나타나는 우울, 고독, 소외, 좌절, 자기부정, 무의미 등과 같은 생리·심리적 문제는 사회·문화적 환경에 의해서 조장되거나 강화된다.

자살의 원인은 너무나도 복합적이며 개인마다 다른 요인에 의해 발생하기 때문에 한두 가지로 단순화하는 것은 바람직하지도 않으며 그렇게 할 수도 없다.

이를 받아들이면서 자살의 원인을 크게 두 가지로 구분할 수 있는데, 하나는 개인적 요인이고 다른 하나는 개인 외부, 즉 사회·문화적 요인이다.

개인적 측면에서 보면, 우선 유전적 취약성이 자살에 영향을 미치는 것으로 알려져 있다(김기태·김 건, 2023). 예를 들면, 똑같은 스트레스 상황이 지속되더라도 어떤 개인은 이를 견디거나 해결할 방안을 찾아내지만 또 다른 사람은 생물학적으로 타고난 취약성에 의해 자살로 이어진다고 본다. 그러나 생물학적 취약성과 자살의 인과적 관계는 명확하게 밝혀진 것이 아니며 사회적이고 국가적 요인도 자살과 연관되어 있다.

한국의 경우 1997년 이후 20여 년 사이에 자살자가 4배 이상 증가했다(엄태완, 2020a). 이 시기에 한국 사람들이 갑자기 자살에 취약한 유전적 특성들을 가지고 태어났다고 보기는 어렵다. 따라서 자살의 생물학적 취약성은 어느 정도 있을 수 있지만 이는 자살률이 인류사적 혹은 전 지구적 평균의 범위 내에서 발생할 때 추론하고 연구할 수 있는 영역이다.

오늘날 자살의 개인적 원인은 우울증에 초점을 두고 있다. 우울증은 자살의 절대적 원인인가? 구체적으로 살펴보면 자살자의 90% 이상이 정신과적 문제를 가지고 있으며, 자살자의 80% 이상이 심한 우울증을 동반한다(이홍식 외, 2012)는 사실이 밝혀지면서 더욱 분명해지는 것 같다. 그렇다면 우울증은 왜 나타나는가? 여기에도 또 수많은 가설이 존재한다. 예를 들면, 우울증을 유발하는 성격, 세로토닌과 같은 신경전달물질, 부정적 생활사건, 상실, 고통 등으로 개인마다 다르다. 단순화하면 우울증은 생물학적 취약성을 지닌 개인이 사회적 스트레스 요인을 감당하지 못해서 나타나는 신체적이고 심리적인 극단적 고통이다. 이렇게 참을 수 없는 고통을 감당하지 못하면 자살에 이르게 된다고 본다. 하지만 우울과 자살의 직접적 연관에만 초점을 둔다면 다양한 개인적, 사회적 원인을 고려하지 않게 되며, 이는 근원적인 자살예방을 위한 실태 파악으로부터 멀어지도록 만든다.

자살은 개인적 원인이 아니라 사회적 힘에 의한 사회적 타살이라고 주장한 사람이 있다. 그가 바로 1897년에 『자살론』을 출간한 뒤르켐이다. 뒤르켐은 자살을 하나의 사회적 현상으로 간주했는데, 이것은 자살의 중요한 원인이 사회에 있다는 것을 의미한다. 뒤르켐은 공동체가 해체되어 생존이 개인 단위로 파편화되어 아노미라는 심리적 상태가 되면 자살과 같은 사회적 병리 현상이 나타난다고 보았다. 뒤르켐은 집단적으로 더 끈끈한 사회관계를 유지해야 하는 전쟁의 시기보다는 개인의 생존을 위해 혼자서 분투해야 하는 경제위기의 시기에 오히려 자살률이 더 높다고 분석하였다.

뒤르켐은 자살의 유형을 이기적 자살, 이타적 자살, 운명론적 자살 그리고 아노미적 자살로 구분하였다. 뒤르켐이 가장 중요하게 생각한 자살 유형은 사회연대, 사회통합이 약화되어 공통의 인생목표나 규범이 사라지는 것에서 비롯되는 아노미적 자살이다(김태형, 2017). 뒤르켐은 자본주의 사회에서 사람들이 개인 단위로 파편화되어 서로 경쟁하게 되면 사회구성원 모두에게 공통의 인생 목표나 규범이 사라져서 정신적 혼돈에 빠져 자살로 이어진다고 보았다. 아노미적 자살은 자본주의 사회에서 가장 흔하게 일어나는 자살이라는 것인데, 오늘날 신자유주의 사회에서는 중요한 원인으로 볼 수 있다.

한편 자살연구자인 슈나이드먼(Shneidman, 1984)은 '인간은 왜 자살하는가?'라는 질문에 대해 다음과 같이 설명했다. 그는 '자살은 하나의 이론으로 이해하기보다는 실제적인 고통스러운 괴로움으로 인해 나타나는 결과물'이라고 주장했다. 톨스토이(Tolstoy)도 '죽음은 구원이며 침묵이다. 고통과 맞서기 위한 다른 출구는 없다'라고 말하였다. 인간은 끔찍한 고통, 그리고 이것이 끝날 가능성이 없다면 죽음을 통해서 그 고통을 끝장내고 싶은 강한 충동을 느낄 수 있다.

3) 자살의 개인적 특성

자살은 복잡한 내·외부 요인으로 발생하지만 최종적 선택은 개인이 하는 것이다. 심리학적으로 자살은 자살생각에 대한 공상을 자주 하는 사람, 상실의 고통이나 자기애적 손상, 지나친 분노와 죄책감, 죽은 사람과 동일시하는 사람에게 발생한다고 알려져 있다. 또한 자살하는 사람은 자살을 시행함으로써 복수, 권력, 지배 혹은 징벌, 용서, 회생 또는 회복, 탈출 혹은 구원, 부활, 죽은 사람과의 재회, 그리고 새로운 삶과 같은 소원을 바라는 것이라고 보기도 한다.

자살은 개인의 신체 질환으로 인한 고통과 관련이 있다(서민효 외, 2018). 고통은 신체적 변화에 기초하는 주관적 체험이라고 할 수 있다. 신체적 고통은 어떤 사건이나 상황에 대한 개인적 판단이나 인식과 관련되지 않는 질병 등에 의하여 즉각적으로 나타난다. 예를 들면, 바늘로 찌르는, 혹은 불에 덴 것 같은, 또는 숨을 쉬는 것이 너무나 힘든 것같이 약간의 개인차가 있지만 주관적인 육체적 고통을 말한다.

자살은 신체 질환 중에서도 극단적인 고통이나 통증을 가져오는 질병이나, 회복의 가능성이 거의 없거나, 이전의 신체적 기능으로 되돌릴 수 없는 장애를 지닌 경우 등에서 발생할 가능성이 높다. 예컨대, 암 환자는 진단 후 5년간 자살의 위험이 증가하고 신체 절단의 후천적 장애를 지닌 경우에도 자살의 위험이 높으며, 노인의 경우 특히 신체적 질환과 관련된 자살 위험성이 높다(이홍식 외, 2012).

심리적 괴로움은 신체적 고통과 다르게 개인 간 차이가 있을 수 있다. 하지만 지속적인 좌절, 모멸감, 수치감, 그리고 분노를 가져오는 틀 속에 갇혀 빠져나올 수 없는 상황이 된다면 누구라도 죽음을 떠올리게 된다. 예컨대, 남들이 부러워하는 직장에 취업해서 일을 하는데 모든 사람이 인간적인 모욕이나 조롱과 무시를 반복하여 자신이 이를 영원히 해결할 수 없다고 판단한다면 자살을 생각할 수 있다.

자살시도의 징후들을 파악하여 예방하기란 쉽지 않지만 다음과 같은 경우에는 적극적 관심을 가질 필요가 있다. 첫 번째는 과도하고 오랜 기간의 슬픔, 우울증 또는 신경증을 보이거나 평소와는 다른 단정하지 않은 외모이다. 두 번째는 어떤 명백한 이유 없이 흐느끼거나 미래에 대한 절망감을 표현하는 비관적 태도이다. 세 번째는 평소 활동에 대한 관심의 상실이다. 네 번째는 자신에 대한 나쁜 감정이나 자기가 없어지면 세상이 좋아질 것이라고 말하거나 죽는 것이 낫다고 말하는 것이다. 다섯 번째는 소중히 여겼던 소유물을 버리거나 논쟁하지도 않고 농담에 웃지도 않는 것이다. 여섯 번째는 자신이 심하게 희생되었다고 느끼는 것 등이다.

자살하는 사람의 개인적 특성은 다음과 같이 여섯 가지로 정리할 수 있다. 첫째는 상황적 특성인데, 참을 수 없는 심리적 고통과 좌절된 심리적 욕구에 기인한다. 둘째는 능동적 특성인데, 목적은 문제해결이며, 목표는 목숨을 끊는 것이다. 셋째는 정서적 특성인데, 절망감과 무력감이 존재한다. 넷째는 인지적 특성인데, 인지 상태가 제한적이어서 다른 대안이 없다고 생각한다. 다섯째는 관계적 특성인데, 자신의 결정을 이해시키는 의도적 의사소통이거나, 의도한 바를 실행하거나, 관계적 고통을 없애는 것이다. 여섯째, 자살 결정은 자신 나름의 논리적인 것이며 일생 동안 개인의 대처방식과 조화를 이룬다.

4) 한국의 자살

한국의 경우 스스로 삶을 마감하는 구성원의 수치를 나열하며 경각심을 호소할 시기는 한참 전에 지났다. 한국은 2005년부터 2024년까지 OECD 국가 중에서 인구 10만 명당 자살률 1위를 유지하고 있다(통계청, 2024). 한국은 2000년대 이후부터 자살자 수의 급격한 증가로 인하여 예방을 위한 재정과 인원을 투입하고 있지만 전반적인 상황은 바뀌지 않고 있다. 자살을 터부시하는 문화로 인한 숨겨진 사례까지 포함하면 자살률은 훨씬 더 높을 것이다.

자살은 오랜 기원을 가지고 있으며 모든 지역과 문화권에서 일어나고 있지만 특정 국가 단위로 발생 빈도가 높다면 그 상황을 주목할 필요가 있다. 왜냐하면 그 공동체 내의 무언가가 사람들을 살 수 없도록 만들고 있기 때문이다. OECD 국가의 인구 10만 명당 평균 자살률은 10명 정도이지만 한국의 경우에는 최근 20년 동안 인구 10만 명당 평균 자살률은 24~26명 정도로 변함이 없다.[1] 다른 국가의 두 배 이상의 자살률을 20년 가까이 유지하고 있는 셈이다.

어느 나라에서나 노년층의 자살률은 높지만 한국은 더욱 두드러진다. 한국의

1 우리나라의 경우에 1960년대와 1970년대 이후에 자살률이 어느 정도 증가하였지만 1997년 외환위기 이전까지는 OECD 평균 자살률을 밑도는 수준이었다. 우리나라의 인구 10만 명당 평균 자살률은 1997년 14명, 1998년 20명으로 증가하였으며 이후 몇 년간 약간씩 낮아지다가 2003년 '신용대란'을 시점으로 하여 약 24~25명으로 높아졌으며, 2007~2008년 전 세계적인 금융위기를 지나면서 2009년에 30명 이상으로 증가하였다. 이후 약간씩 감소하다가 2020년대에는 24~28명 수준을 유지하고 있다(통계청, 2024).

70세 이상 노인인구 10만 명당 자살률은 2007년 88.8명, 2011년 94명을 정점으로 점점 줄어들어 2017년에는 55.6명이었으며, 2022년 기준으로 70세 이상의 남자 노인의 자살률은 78.8명이었고, 80세 이상의 자살률은 10대의 8.4배인 60.6명으로 나타났다(보건복지부, 2024). OECD 회원국의 65세 이상 노인 자살률(인구 10만 명당)이 평균 20명 정도이기 때문에 한국의 노인 자살률은 다른 국가와 비교하여 매우 높음을 알 수 있다. 노년층을 포함한 한국인의 자살은 1997년 외환위기, 2003년 신용대란, 그리고 2008년 금융위기를 2~3년 지난 후 최고 발생 빈도를 기록하였다.

한국의 자살과 관련된 또 다른 비극은 20대와 30대의 절망적 자살, 그리고 가족이나 불특정 다수의 집단 자살이라고 할 수 있다. 그들은 영원한 희망의 상실과 끝나지 않을 것 같은 고통으로부터 벗어날 수 있는 유일한 대안으로 자살을 선택했을지도 모른다. 인간만이 자살을 시도한다는 것이 사실이라고 하더라도 인류 평균을 훨씬 넘어서는 자살이 오랜 기간 지속되는 특정 지역이 있다면 그 공동체에 던지는 분명한 위험 신호라 할 수 있다.

2 자살에 대한 개별적 대처

1) 자살예방 상담

자살을 예방하는 것은 쉽지 않다. 많은 경우 자살 이후에 가족이나 가까운 사람들이 경고 징후를 유추하지만 사전에 미리 대처하기에는 한계가 많다. 그렇지만 자살의 징후가 있는 사람에 대해서는 적극적인 관심과 대응이 필요하다. 다음은 자살의 징후가 있는 사람에 대한 실제적 상담 방법을 제시한 것이다(권진숙 외, 2009 : 292-299).

(1) 직접적 질문

자살 위험에 있는 개인을 만나더라도 '자살'에 대한 직접적 질문을 하기가 쉽지 않다. 왜냐하면 너무 개인적인 일이고, 혹은 더 큰 상처를 주어서 문제를 심각하게 만들 것이라는 염려, 자신이 감당하기에 너무 부담스럽다는 생각 등이 있기 때문이다. 그러나 상담가는 자살에 대한 생각, 경험, 의도, 계획, 방법 등을 구체적으로 질문해야 한다. 이때 주저하거나 두려워하고 미안해하는 태도를 보이는 것이 아니라 담담하고 명확하게 질문해야 한다.

(2) 경청

자살에 대한 분명한 의지를 확인하였다면 자살의 방법과 시행계획에 대한 질문과 경청이 필요하다. 자살에 대해 오랜 기간 생각해 왔던 사람이라면 진정으로 자신을 이해하는 다른 사람과 깊은 대화를 나누고 싶은 욕구도 있다. 이때 섣부른 희망과 충고보다는 진지한 자세로 그들의 이야기를 듣는 것에서 시작해야 한다.

(3) 위험성 평가

자살의 위험성 평가는 쉽지 않지만 그들의 감정, 행동이나 선행사건, 최근의 변화 그리고 자살과 관련된 위협을 관찰하거나 면담하면서 파악할 수 있다. 그들의 감정은 절망, 통제력 상실, 무가치, 죄책감, 수치심, 슬픔, 불안과 분노 등과 관련된다. 이러한 감정 상태에 대한 표현으로는 "결코 좋아지지 않는다", "사람이 할 수 있는 일이 없다", "나와 다른 사람을 해칠 것 같다", "미칠 것 같다", "내가 없으면 모두 잘 지낼 것이다" 등이다.

행동적 특성으로는 약물이나 알코올을 남용하거나, 말이나 글로 죽음에 대한 표현을 하거나, 악몽, 공격성과 무모함 등을 보인다. 최근의 변화로는 더욱 위축되고 냉담해지거나 우유부단해지거나, 일상의 일과에 집중을 못하거나, 너무 많이 자거나 불면증이 심하고, 식욕과 체중이 늘어나거나, 예전에 즐기던 활동에 대한 흥미가 급격히 줄어드는 것 등이다. 위협적 사건들은 위협적 언어(예 피를 흘리면서 죽으려면 얼마나 오래 걸릴까, 그다지 오래 네 주위에 있을 수 없을 거야), 위협적 행동(예 손목을 긋거나 약물을 과용하는 등), 물건을 정리하고 소중하게 생각하던 것을 남에게 나눠주거나, 치명적 약물에 대해 알아보거나 도구를 준비하는 구체적 계획 등을 말한다.

(4) 도움 제공

자살을 생각하는 사람에게는 적극적인 도움 의지를 표현해야 한다. 예를 들면, "당신은 혼자가 아닙니다. 제가 도움을 드릴 수 있을 것입니다", "저는 당신이 다치지 않고 이 문제를 해결할 수 있도록 도움을 주고 싶습니다" 등을 말한다.

(5) 안전한 환경 확보

안전한 환경을 확보하는 것은 자살 위험에 있는 사람에게 가장 필수적이고 반드시 확인해야 하는 내용이다. 만약 약, 칼 등의 자살 도구가 있다면 달라고 요청하고, 옥상에서 뛰어내리겠다고 하면 집안에서 이야기하자고 해야 한다. 자살 위기의 응급 상황에서 클라이언트를 안전하게 보호한다는 것이 쉬운 일은 아니지만 반드시 수행해야 하는 일이다.

(6) 적절한 반응

자살을 시도하는 사람에게 자살을 통해 문제를 해결하거나 무엇을 성취할 수 없다는 인식을 가지도록 해야 한다. 몇 가지 내용을 살펴보면 다음과 같다. 첫째, 그들의 말과 행동이 조리가 없거나 위협적이라도 온 정성을 다하여 주의를 기울여 듣고 반응해야 한다. 둘째, 자살에 대해서도 일상적인 이야기처럼 담담하고 개방적으로 해야 한다. 셋째, 자살생각에 대해 비난도 긍정도 하지 않아야 한다. 넷째, 몹시 당황하거나 압도당한 느낌을 완화시키도록 해야 한다. 다섯째, 상투적인 표현을 하지 않아야 한다(예 당신의 기분을 이해한다, 내일 아침이면 기분이 좋아질 것이다, 시간이 지나면 다 괜찮아진다 등). 여섯째, 자살을 시도하는 사람이 자신을 이해하지 못했다고 말하는 것에 대해 당황해하거나 두려워하지 않아야 한다.

(7) 안전망 형성

자살시도자가 응급 상황에서 벗어난다면 보다 장기적인 안전망을 형성해야 한다. 가족이나 지역사회의 자원들을 충분히 활용하여야 한다. 가족이 집중적으로 보호하도록 하거나 지역사회의 자살예방 관련 자원들을 연결시켜야 한다.

(8) 생존계획의 수립

자살시도자가 단기간 병원에 입원하거나 전문가에 의한 집중적 보호가 이루어지고 있지 않다면 추가적인 생존계획이 수립되어야 한다. 지역사회에 거주하면서 필요한 안정성의 확보, 전화연락처의 확보, 상황이 악화되었을 경우의 위기대처법 등이 명확하게 수립되어 실행에 옮겨질 수 있도록 해야 한다.

2) 자살위기개입

(1) 자살위기개입의 단계

위기개입(crisis intervention)이란 위기로 인한 불균형 상태를 회복하기 위하여 일정한 원조 수단을 개인과 가족 및 집단 그리고 지역사회 등에 적용하는 과정이다(James & Gilliland, 2001 : 9). 자살시도자 또는 자살의 위험 징후가 높은 사람은 위기개입의 대상이라고 할 수 있다. 대부분의 경우에 자살위기는 자원을 활용하는 데 있어서 몇 가지 단계를 거친다. 일반적으로 자살위기개입을 전화로 할 경우 다섯 단계로 이루어진다(Farberow, Heilig, & Litman, 1972).

① 관계확립과 접촉의 유지 및 정보수집

전문가는 참을성과 관심 및 자신감을 가지고 있어야 하고, 희망적인 자세를 취해야 하며, 자살에 대한 지식도 있어야 한다. 자살위기의 클라이언트가 전화를 건다는 것은 자신의 문제를 해결하기 위하여 도움을 요청하는 것이라고 할 수 있다. 전문가는 비평 없이 그 자신의 방식대로 이야기를 하도록 허용해야 한다. 그리고 자살감정과 계획에 대한 직접적이고 구체적인 질문을 하며 필요한 정보를 수집해야 한다. 클라이언트는 자살 이유를 말하면서 자신의 불안을 감소시킬 수 있다. 그리고 내담자의 이름과 전화번호 및 관련된 가족이나 지지자의 이름과 전화번호를 확인할 필요가 있다.

② 초점적 문제의 파악과 명료화

자살위기 클라이언트는 심한 혼란감과 해체 현상을 보일 수 있다. 대부분 자신의 문제에 대해 정확하고 자세하게 설명하지 못한다. 전문가는 클라이언트의 핵심 문제와 부차적인 문제를 구분하는 데 초점을 두어야 한다. 예컨대, 한 클라이언트가 무가치감과 우울 증상을 보이며 집안일도 잘 처리할 수 없으며 그녀가 없으면 가족이 더 잘 살아갈 것이라고 흐느꼈다고 생각해 보자. 이때 전문가는 경청을 통해 남편과의 심각한 갈등이 핵심 문제임을 발견할 수 있다. 어떤 클라이언트는 핵심 문제가 무엇인지 알고 있지만 해결을 위한 선택에 지쳐 있을 수도 있다.

③ 자살잠재성의 사정

자살잠재성이란 클라이언트가 즉시 혹은 가까운 장래에 스스로 죽을 가능성의 정도를 의미한다. 자살잠재성의 사정(assessment)에는 연령과 성별, 자살계획, 스트레스, 증상, 자원, 생활양식, 중요한 관계를 하고 있는 사람의 반응, 의료상태 등이 포함되어야 한다.

④ 강점과 자원의 사정

자살위기 클라이언트의 병리적 특성뿐만 아니라 강점과 자원을 사정하는 것도 중요하다. 클라이언트는 심한 부정적 감정과 행동을 보일 수 있다. 이때 그것들과 관련된 긍정적 요소들을 잘 활용함으로써 완화시킬 수 있다.

⑤ 치료계획 및 자원 동원

자살위기 클라이언트를 위한 계획은 자살위기 상태의 평가 및 자원에 대하여 수집한 정보로 수립된다. 만약 자살위험이 지나치게 높다면 입원도 고려해야 하며, 클라이언트를 혼자 두지 않도록 할 필요가 있다. 자살위기 클라이언트는 대부분 밤 동안에 문제가 증대되기 때문에 이를 잘 이겨내도록 주위의 가족이나 친지, 그리고 전문적 자원을 활용해야 한다.

(2) 자살사정

클라이언트가 자살생각을 표현하면 구체적인 이유나 동기를 알아보는 것이 필수적이다. 자살위기 클라이언트에 대한 자살사정에는 다음의 아홉 가지가 포함되어야 한다(김기태 · 김 건, 2023 : 406-412).

① 촉진적 스트레스

자살위기를 유발하는 스트레스로는 사망이나 이혼에 의한 사랑하는 사람의 상실, 대인관계의 문제, 역할의 변화 혹은 신체적인 심한 질병 등이 있다. 자살시도자는 일반 대중과 비교할 때 지난 6개월간에 더 많은 위기적 사건을 경험했다.

② 자살의 인구통계적 특성

대부분 나라에서는 40대 이후에 자살을 많이 하고, 75세에서 80세 사이에 가장 많다. 성별로는 남성이 여성보다 2배 이상 많으며 혼자 사는 사람들의 자살률이 높다.

③ 자살계획

자살사정의 가장 중요한 측면은 자살계획을 찾아내는 것이다. 전문가는 위험의 정도를 치명성, 용이성 및 구체성 등 세 가지 요소로 검토해야 한다. 자살계획의 치명적 방법은 총으로 자살하는 것, 높은 장소에서 뛰어내리는 것, 목을 매는 것, 일산화탄소 중독, 자동차나 기차에 뛰어드는 것 등이다. 또한 도움의 가능성으로부터 의도적으로 고립되는 것도 치명성을 높인다. 예컨대, 다른 사람이 잘 나타나지 않는 장소와 시간을 선택하는 것 등이다.

또한 수단이 용이하면 자살 가능성은 높다. 치명적인 수단의 용이성은 국가마다 다르다. 다음으로 구체적인 계획을 했을 경우 자살 가능성이 높다. 예컨대, "나는 약을 먹고 죽겠다"고 막연하게 표현하는 경우보다는 "모든 사람이 일하러 간 후에 약을 먹고 죽겠다"고 하거나, "내일 죽기 위하여 약을 준비해 두었다"고 할 때 위험성이 더 높다.

④ 정서와 증상

대다수의 자살하려는 사람은 우울하다. 심한 우울증이 있는 사람의 경우 우울상태가 좋아지는 시점에 특히 자살시도에 유의해야 한다. 우울증의 가장 위험한 시기는 기분이 좋아지기 시작하는 때이다. 클라이언트가 심하게 우울할 때에는 자살계획을 이행할 에너지를 가지고 있지 않다. 그러나 우울상태에서 벗어나기 시작함으로써 에너지를 이용하여 자살시도를 할 가능성이 높아진다.

클라이언트가 낙심과 적개심 그리고 불안의 동요상태가 지속될 경우에 자살 치명성이 높아진다. 또한 무력감은 자살의 치명성을 증가시킨다. 클라이언트가 살아갈 어떤 선택도 남아 있지 않다고 믿는다면 심한 무력감에 빠져 있는 상태이다. 그들은 어떤 노력도 상황을 바꿀 수 없다고 생각한다. 이러한 사람들은 죽음을 자신에게 일어난 상황을 통제하는 수단이라고 생각한다.

한편 어떤 문제의 해결책으로 자살을 선택하는 사람은 침착할 수도 있다. 그의 운명을 통제하는 수단으로서 죽음을 각오했을 때는 동요와 괴로움이 감소될 수 있다. 따라서 갑작스러운 침착성은 파멸적인 행동이 임박해 오고 있다는 좋지 않은 징후일 수 있다.

⑤ 과거력

과거에 자살시도의 경험이 있는 사람이 현재 자살을 시도할 가능성이 높다. 한 번 이상 자살시도를 한 사람 가운데 10% 정도는 결국 자살로 이어진다. 과거 치명적인 방법으로 자살을 시도한 경우라든지, 가족이나 친지 중에 자살자가 있다면 자살위험이 더욱 높아진다.

⑥ 급성 스트레스

급성 스트레스는 자살생각 위험을 증가시킨다. 청소년의 자살위기는 어떤 종류의 처벌을 받은 후에 유발될 수 있다. 또한 어떤 청소년은 처음으로 직면한 어려움을 극복하지 못해 충동적으로 자살시도를 할 수 있다.

⑦ 대상의 상실

중요한 상실로는 병이나 사고에 의한 신체적 능력의 상실과 재정적 손실 또는 실업 등에 기인한 지위와 자존심의 상실 및 주거지의 변화나 승진에 따른 안정의 상실 등이 있다. 아동과 청소년은 주요 관계의 상실로 자살하는 경우가 많다.

⑧ 의사소통

가장 경계해야 할 징후는 자살시도자가 모든 의사소통을 단절하는 경우이다. 클라이언트의 언어적, 비언어적 의사소통의 단절을 확인할 필요가 있다.

⑨ 중요한 사람들의 반응

클라이언트와 중요한 관계를 하고 있는 사람이 그 상황에서 도움이 되지 않거나 심지어 해를 끼칠 수도 있다. 도움이 되지 않는 중요한 타인은 클라이언트를 거절하거나 자살행동 그 자체를 부정하고 의사소통을 하지 않는 사람이다. 또 다르게 중요한 타인이 클라이언트가 심한 요구를 하거나 의존욕구를 만족시키려 하는 데 대하여 분개할 수도 있다. 전문가는 이러한 타인들을 클라이언트 곁에 두지 않도록 해야 한다. 반면에 문제의 심각성을 인지하고 클라이언트의 문제해결을 위해 도움이 되는 반응을 하는 사람과는 함께 작업해야 한다.

(3) 개입전략

자살위기에 있는 클라이언트에 대한 개입전략은 다음과 같다(France, 2014; Hoff, 1995 : 213-215).

① 의료적 원조를 받도록 함

이미 생명에 위협을 주는 행동을 하였을 경우에는 의료적인 원조가 신속하게 이루어져야 한다.

② 적절한 개입의 확정

전문가는 클라이언트가 죽으려고 한 이유를 탐구해야 한다. 적절한 개입을 위해서는 자살시도자를 분류할 필요가 있다. 어떤 자살시도자는 반복적으로 자살을 기도하는 경향이 있으며, 또 다른 사람은 죽기를 원하지 않으면서 도움을 구하기 위한 극적 요청일 수 있고, 완전히 죽기를 원하지만 양가감정을 가지는 사람들도 있다. 이러한 자살시도자의 특성을 탐색하여 전문가는 즉시 입원이 필요한지, 절망을 극복하는 방법을 훈련해야 할지, 구체적인 문제 해결이 필요한지를 판단해야 한다.

③ 치명적인 수단의 이용 가능성을 감소시킴

전문가는 클라이언트가 치명적인 자살 수단을 감소시키거나 제거하는 것을 최우선의 목표로 삼아야 한다. 그리고 사람과 자원으로부터 고립되지 않도록 할 필요가 있다.

④ 문제를 해결함

자살위기에 있는 클라이언트는 무력감을 느끼고 통제감을 상실한다. 이러한 사람들은 자신의 경직된 생각 때문에 문제 해결 방안을 찾지 못할 수 있다. 또한 알코올 및 약물을 사용하여 당면 문제에 대한 적절한 대처를 하지 못하여 자살을 시도할 수도 있다. 전문가는 자살시도자의 협소하고 제한적인 관점을 변화시켜야 한다.

⑤ 타살 가능성을 검토함

모든 자살시도자는 타살 가능성을 가지고 있다고 생각할 필요가 있다. 자살시도자의 가족이나 친지가 중요한 자원이 될 수 있지만 그들 또한 희생자가 될 수도 있다. 전문가는 이러한 상황을 반드시 숙지할 필요가 있다.

⑥ 고립에서 벗어나게 함

자살시도자가 혼자 있게 하지 않아야 한다. 그리고 자살위험이 매우 높은 사람은 단기 입원을 고려할 필요가 있다.

⑦ 분노를 다른 형태로 표현하도록 격려

자살위기에 있는 클라이언트가 분노를 표출하고 싶어 한다면 대가를 적게 치르면서 표현하도록 한다.

⑧ 위기 동안에 자살에 대한 최종결정을 하지 않도록 함

자살시도자는 하나의 선택으로 자살을 생각한다. 전문가는 자살위기가 지나갈 때까지 자살에 대한 결정을 피하도록 설득해야 한다.

⑨ 사회적 유대를 재확립할 것

자살위기에 있는 클라이언트는 다른 사람이나 집단, 조직과 함께 지낼 수 있도록 도와야 한다.

⑩ 심한 불안과 수면장애를 감소시킬 것

자살위기에 있는 사람이 며칠 동안 계속해서 불안이 심하고 잠을 자지 못한다면 응급처치로 약물사용을 고려하는 것이 적절하다.

3) 개인 중심 대처의 한계

자살의 개인 중심 대처는 미슐러(Mischler)의 말을 통해 한계를 발견할 수 있다. 미슐러는 '자살하지 않으면 안 되는 사회적 분위기를 조성하는 것은 자살을 경멸하고 금지하는 것만큼 인간을 모독하는 것이다. 개인을 자살이라는 막다른 골목으로 몰아넣는 사회는 개인에게 자살할 자유를 허용하지 않는 사회와 마찬가지로 인간의 존엄성을 빼앗는다'고 주장하였다(유혜자 역, 2002). 어떤 사회나 국가의 자살할 수밖에, 혹은 자살하지 않으면 안 되는 구조는 그대로 두고 개인별 자살 예방에만 초점을 둔다면 자살 문제는 해결될 수가 없다.

개인 중심 대처는 자살의 원인으로 추정한 수많은 요인 중에서 발견할 수 있거나 해결 가능하다고 판단하는 방법들을 적용한다. 폭넓게 추정하면 자살은 999가지의 동기들이 앞서거니 뒤서거니 하면서, 또한 이것들이 상호작용한 결과로 나타난다. 한국은 자살의 개인적 병리인 우울증과 자살의 관계에 초점을 두고 있다. 이러한 접근이 의미가 없는 것은 아니지만 자살은 사회 구조 또는 문화와 깊이 관련되어 있다는 사실을 간과하는 것이다. 이와 관련된 역사적 사실을 확인해 보자.

한국이 일본의 식민지가 된 1920년대 초중반에 자살자가 급증하자, 한국과 일본에서는 자살의 원인을 다르게 보았다. 일본의 조선총독부는 개인적 원인, 특히 '정신착란'이 자살을 일으킨다고 몰아갔다. 반면에 동아일보와 조선일보, 그리고 지식인들은 자살의 원인을 빈곤에 두었고 더 나아가 자본주의의 근본 모순까지 지적했다. 1926년 2월의 동아일보 논설에서는 '자살이라고 하는 행동이 우리 조선인 간에 많이 나타난 것은 십 년 내외의 일'이라고 지적하면서 '만연한 자살의 원인이 절망을 강요하고 불안과 공포를 부추기는 사회 분위기'에 있다고 주장했다(김태형, 2017).

1930년대부터 조선총독부는 자살의 원인을 '신경쇠약'으로 몰고 갔다. 신경쇠약(nervous breakdown or neurasthenia)은 1869년에 비어드(George Beard)라는 미국인 의사가 처음으로 쓰기 시작하여 전 세계로 확산되었지만 과학적 근거가 없는 통속적인 용어이다. 서구에서는 자본주의 확산으로 자살자가 급격히 증가하자 사회 문제를 개인적 문제로 전환하기 위해 신경쇠약과 자살의 연관성을 이슈화하였다. 이를 본받아 조선총독부는 '신경쇠약 → 염세적 세계관 → 자살(시도)'로 이어진다는 구조를 상식화하기 위해 총력을 다했다(천정환, 2013).

이 시기에 조선총독부는 자살자 급증 현상을 정신착란이나 신경쇠약에 돌리는 데 성공함으로써 지식인조차도 일본의 식민통치의 결과로 나타난 민중의 고통에 무감각하도록 만들었다. 점차로 일반 대중은 자신의 신경쇠약이나 정신착란을 걱정하면서 이로부터 벗어나기 위한 개인적 방법들을 찾기 시작하였다. 마찬가지로 지식인들은 민중의 고통이 개인적 신경쇠약에 기인한다고 믿게 되면서 반일운동을 해야 한다는 압박감이나 죄책감에서 벗어날 수도 있었다.

전 지구적 차원의 자살률은 자본주의가 확산되고 전성기를 구가하기 시작한 1950년대부터 급격히 증가하기 시작하였다. 한국의 경우에는 자본주의화가 본격화되고 빠른 경제성장이 지속되었던 유신독재 시기부터 자살률이 조금씩 증가하였다. 꾸준히 증가하던 자살률은 IMF 경제위기 이후인 1998년부터 급격하게 증가하여 현재 OECD 국가 중에서 자살률 1위를 유지하고 있다. 이 상황에서 다시 자살의 개인적 원인을 찾고 대책을 마련하고 있다.

오늘날은 조선총독부에서 자살의 원인으로 주장한 정신착란이나 신경쇠약 대신에 우울증을 부각시키고 있다. 우울증은 대부분의 자살자가 겪는 질병이 되었고, 이에 따라 우울증을 예방하는 것이 자살을 예방하는 첩경으로 인식되고 있다. 1930년대 신문에서는 신경쇠약을 주의하라는 담론 및 신경쇠약에 효능이 있다는 약에 대한 광고가 넘쳐났다. 오늘날에도 '우울증은 마음의 감기'이니 주의해야 한다는 담론 및 우울증에 효능이 있다는 약물이나 상담에 대한 광고가 넘쳐나고 있다(김태형, 2017). 자살에 대한 대처는 일본 식민지 때나 오늘날 한국 사회가 비슷하게 접근하고 있다. 자살의 구조적이고 문화적인 근원은 무시하거나 은폐하면서 개인적 요인을 부각하여 정신적 문제의 치료에 초점을 두고 있는 것이다.

3 자살에 대한 사회정의 및 인권 대처

1) 자살과 사회정의

자살은 지극히 사적인 사건으로 간주되어 개인적 동기에 주로 초점이 맞추어진다. 예를 들어, 경제적 어려움의 지속으로 우울을 극복하지 못한 가장이 스스로 목숨을 끊었다는 설명으로 자살의 원인을 경제적 곤란과 우울에서 찾는다. 하지만 한 나라에서 나타나는 자살률의 급증과 높은 자살률은 사회적 변화와 관련성이 있을 가능성이 매우 높다. 한국의 경우 자살률 증가는 1997년 외환위기 이후 증가한 경제적 불평등, 경제적 성공의 강조, 상대적 박탈감, 인간의 도구화, 경쟁주의 심화, 가족제도의 약화, 노년층의 증가 등과 관련이 있다(신동준, 2012).

자살의 개인적 원인에 따른 대처도 필요하지만 사회·문화적 원인을 찾고 이를 해결하려는 노력도 중요하다. 자살은 우울과 같은 개인의 병리적 문제에 의한 원인으로만 설명되지 않아야 한다. 최근 범국가적으로 자살예방에 많은 노력을 기울이고 있지만 뚜렷한 성과를 내지는 못하고 있다. 오늘날 한국은 경제적 성공 이외의 삶에 대한 가치 무시, 물질만능주의, 인간 소외, 경쟁 이후의 무관심 등과 같이 개인의 자살과 관련된 사회문화적 요인들이 광범위하게 존재한다.

자살의 원인이나 형태는 너무나도 다양하여 단일한 방법으로 대처하기는 어렵다. 그렇다면 어떻게 해야 하는가? 그것은 공동체 구성원이 정의로운 사회라고 인정하는 문화로부터 출발할 수 있다. 이는 법률, 정책, 제도 그리고 사회서비스들이 정의의 원칙에 어긋나지 않게 구성되어 있을 때 가능하다. 사회정의는 정의(justice) 개념의 오랜 의미인 응보나 복수로만 연관 지을 수 없다.

정의란 어떤 시기에는 '눈에는 눈, 이에는 이'라는 단순 원리로 규정되기도 했다. 하지만 사회정의란 사회구성원들이 인간답게 살 수 있다는 기대와 전망 그리고 실제적 조처들이 끊임없이 개발되는 사회적 속성을 일컫는다. 공동체가 이론적으로 완벽하게 정의로운 사회로 나아갈 수는 없지만 그렇게 된다고 하더라도 자살하는 사람이 발생하지 않는 것은 아니다. 왜냐하면 자살을 하는 사람은 수천 혹은 수만 가지의 고통을 안고 그 해결책으로서 자살을 선택하는 것이기 때문이다.

한국 사회를 충격에 빠트린 가족 살해 이후의 자살, 젊은 사람들의 집단 자살, 절망 속에서 혼자 외롭게 죽어간 수많은 사람을 공동체의 노력으로 모두 되돌릴 수는 없다. 그러나 한국은 유사(有史) 이래로 최고의 자살률을 오랜 기간 방치 아닌 방치를 하고 있다. 현재 한국은 각자도생(各自圖生)의 사회에서 부와 지위를 획득한 사람만을 위한 세상이 되도록 내버려 두고 있다.

이것이 바로 부정의(injustice)한 사회이며, 이러한 구조에서 탈락한 사람들을 무시, 차별, 그리고 혐오하는 문화를 그대로 두고 개인에게 버티라고 억압만 하고 있다. 이와 같은 맥락에서 본다면 한국에서의 많은 자살은 자살이 아니라 뒤르켐이 말한 사회적 타살이다. 따라서 한국은 모든 영역에서 인간다운 삶이 가능한 사회정의(social justice)의 문화를 최우선으로 고려해야 하는 시점이 되었다.

2) 자살과 인권

(1) 국가와 자살

개인의 실패로부터 자살에 이르게 하는 사회적 요인은 무엇인가? 이에 대한 답으로 빈번하게 언급되는 단어는 빈곤, 불평등, 양극화, 학벌 지상주의, 끼리끼리 문화, 무시, 차별, 혐오 등이다. 이를 해결하기 위해 한국은 근원적이고 구조적인 문제보다는 자살이라는 선택 그 자체에만 초점을 두고 있다.

이제는 자살을 예방하기 위해 훨씬 더 그 이전의 조건을 찾을 필요가 있다. 그것은 바로 모든 사람이 발견하고 이에 반응할 수 있는 인권(human rights)이다. 사회의 구조나 문화가 변하도록 만드는 적극적인 자살 예방은 인간의 삶과 관련된 어떠한 상황에서도 인권 원칙이 단일한 가치로 작용하도록 두는 데 있다.

사회적 타살로 간주되는 자살의 예방은 공정한 분배를 통한 정의로운 사회를 만드는 인권 문화 형성에서 확대된다. 사회적 타살로서의 자살을 막기 위해서는 인권 달성을 근본 원칙으로 두고 공정한 분배를 바탕으로 하는 사회정책을 펼쳐야 한다. 즉, 인간으로서 기본 생활이 가능한 비용의 보전, 악의적 불공평한 분배로부터 공정한 분배, 거대한 조직이나 힘에 의한 인간성 상실로부터 벗어날 수 있는 법, 정책, 제도 들을 하나씩 구체화하는 것을 말한다.

한 개인이 다른 사람이나 집단 그리고 더 나아가 국가의 폭력에 의해 인권침해를 당한다면 해결의 궁극적 책임은 국가에 있다. 설령 개인 간의 문제라도 그러하다. 예컨대, 성인이 아동을 학대한 경우, 조직 폭력배가 일반 시민에게 위해를 가한 경우 등이다. 왜냐하면 대부분 사회구조적 문제로 인권침해가 발생하므로 인권의무자인 국가가 책임져야 하기 때문이다. 인권관계에서는 오직 국가만이 인권의무자이며, 국가는 국민의 인권을 보장하기 위한 수단이다(김해원, 2018).

국가가 언제 어디서나 공평하게 각 개인의 인권을 보장해 주지는 않는다. 또한 기본적으로 국가의 행위는 폭력에 기초하고 있으며, 국가 행위의 도구인 공권력은 만인의 인권 보장을 위해 작동하는 것도 아니다. 하지만 생활 속의 문제이든지, 사회적 재난이나 폭력에 의한 고통이든지 간에 인권의무자인 국가가 해결의 주체가 되어야 한다. 이것이 제대로 수행되고 있는지를 감시하는 것이 인권감수성이라고 할 수 있다.[2]

자살예방은 국가가 국민의 인권을 보장하도록 하는 제도적 · 문화적인 장치가 구비되어 있을 때 가능하다. 국가는 두 얼굴을 지닌 야누스이다. 인권을 가장 철저하게 파괴할 수 있는 괴수이면서, 인권을 제일 확실하게 보장할 수 있는 능력을 지닌 주체이기 때문이다(조효제, 2016).

역사적 경험에 비추어 보면 국가는 인권유린을 통해 국민에게 심각한 폭력의 고통을 유발하는 주체가 되기도 한다. 또 다르게 국가는 힘없는 사람들을 보호하고 어려움을 겪고 있는 개인들을 보살피면서 구성원에게 삶의 희망을 회복하도록 돕는 주체이기도 하다. 여기서 고전적 딜레마인 '국가는 사람을 죽이지만 국가가 없어도 사람이 죽는다'라는 문장을 떠올리게 된다.

(2) 인권보장과 자살예방

인권관으로 본다면 국가는 국민의 인권을 보장하기 위한 세 가지 의무가 있는데(조효제, 2016 : 321-323), 이는 구성원의 자살을 예방하고 회복하는 토대가 될 수 있다. 첫 번째는 국가가 국민의 권리를 존중할(respect) 의무이다. 이는 소극적 권리에 해당하며 주로 법적인 해결 방식으로 접근한다. 민주국가가 아닌 독재국가의 경우에는 제대로 지켜지지 않는 국가 의무이다. 독재국가에서는 구성원에게 고통의 원인이 되는 인권유린이 발생할 가능성이 높으며, 민주국가에서는 절망의 회복에 기여하는 소극적 권리들이 법적 수준에서 지켜질 가능성이 높다.

두 번째는 국가가 국민의 권리를 보호할(protect) 의무이다. 국가는 개인들 사

2 이와 같은 관점에서 본다면 인권감수성이란 우리의 일상에서 은밀하게 은폐되거나 노골적으로 드러나는 국가의 폭력성을 포착하고, 그러한 폭력에 저항하고 바로잡을 수 있는 심리적 태도라고 할 수 있다(김해원, 2018).

이에서 발생하는 인권침해, 그리고 민간 조직이나 회사 등이 저지른 인권침해로부터 사람들을 보호할 의무가 있다. 예컨대, 폭력배가 금품을 갈취한다든지, 대기업의 갑질로 소상공인들이 피해를 입는다든지, 사이비 종교 집단이나 정치 집단에 의해 사람들이 물질적 · 정신적으로 고통이나 손해를 입는 등으로부터의 보호이다. 국가가 국민이 겪을 수 있는 인권침해를 보호하는 법적 절차, 제도적 구제, 행정적 절차와 각종 대응 방안을 마련한다면 구성원들의 자살 혹은 자살시도는 상당히 줄어들 것이다.

세 번째는 국가가 국민의 권리를 충족할(fulfill) 의무이다. 국가는 국민의 의식주를 포함한 기본적 생존권을 보장하고 인간답게 살 수 있도록 필요한 욕구를 충족시킬 의무가 있다. 이는 적극적 권리이며 국가의 개입을 통해 자유를 확대하는 것이다. 국가의 권리 충족 의무는 반드시 경제적 · 사회적 권리에 해당되는 것은 아니지만 국민의 필요 욕구 충족이라는 측면에서 보면 유사한 측면이 있다. 국가의 국민에 대한 경제적 · 사회적 권리를 충족할 의무가 지켜진다면 자살의 요인이 되는 경제적 파산, 실직, 질병 등의 충격으로 인한 심리적 고통이나 좌절의 완충 작용을 할 수 있다.

국가가 인권 보장의 의무를 충실히 수행하지 않거나 의도하지 않게 인권침해를 하게 되는 경우도 있다. 역사를 통해 보더라도 국가에 의한 자발적 혹은 비자발적 인권침해는 구성원들에게 좌절과 고통을 겪도록 만든다. 국가는 주어진 영토 내에서 정당하게 폭력을 독점할 수 있는 유일한 주체이다. 국가는 일반 대중의 인권 침해나 유린에 대해 보호할 수 있지만 또 다르게 국가 권력을 부당하게 사용할 수도 있다. 국가는 구성원에게 직접적이고 간접적인 고통과 좌절을 주는 인권침해를 가할 수도 있으며, 반대로 구성원을 보호하기 위해 인권을 보장하는 사회적 · 문화적 시스템을 만들 수도 있다.

국가가 부당하게 권력을 남용하지 않는다고 하더라도 국가의 무능력으로 인해 그 구성원들의 일상생활에서 인권침해가 발생하고 그것이 자살 혹은 자살시도로 이어지는 경우도 많다. 인권과 관련하여 국가의 무능력은 교육을 비롯한 인간개발 수준, 경제적 · 사회적 발전 정도, 민주주의 수준, 국가 행정 수준, 공정한 사법부의 존재, 공직자의 훈련과 전문화 등이다(조효제, 2016). 무능력한 실패 국가의 경우에는 정치 지도자가 인권을 보장할 의향이 있다고 하더라도 곳곳에서 인권침해가 빈번하게 발생할 수밖에 없다.

지금까지 인권은 시민적 · 정치적 권리만을 그 중심에 두었으며 경제적 · 사회적 권리는 주변화되는 경향이 있었다. 하지만 오늘날 부의 양극화와 각종 재난이 수시로 닥치는 시기에 경제적 · 사회적 권리를 보장받지 못하는 사람들은 최악의 고통 상황, 즉 자살이나 자살시도로 내몰리고 있다. 구성원의 자살을 예방하기 위해 임상적 상담과 치료도 중요하지만 인권을 보장하는 사회 · 문화적 시스템을 정착시킬 필요가 있다. 자살을 예방하고 자살률을 낮추기 위한 사회 운동은 경제적 · 사회적 권리의 보장도 시민적 · 정치적 권리 못지않게 인권의 내용에 포함되어야 함을 강조하는 데 두어야 한다.

PART 04

정신건강의 회복과 대책

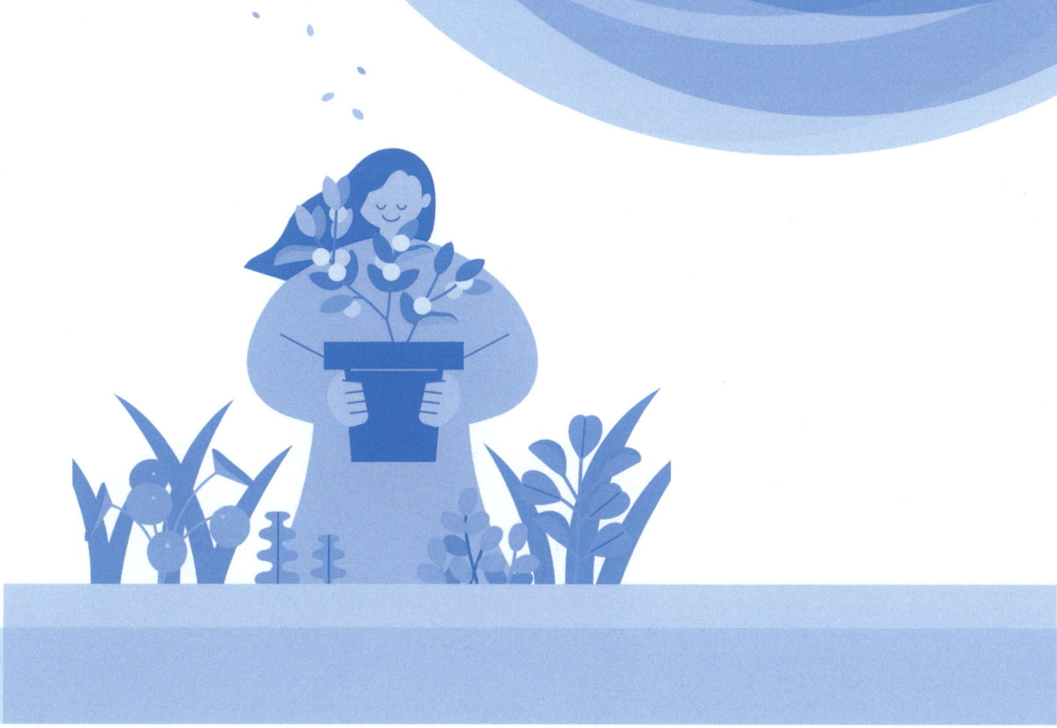

CHAPTER 11

상담 I : 정신분석상담 & 게슈탈트상담

1 정신분석상담

1) 기본 개념

(1) 마음의 세 가지 수준

정신분석상담은 프로이트(Sigmund Freud, 1856~1939)의 인간 이해에 근거한다. 프로이트는 인간의 마음을 의식, 전의식, 무의식의 세 가지 수준으로 구분하였다. 의식(consciousness)은 말 그대로 인간이 의식할 수 있는 부분이다. 의식은 현재 느끼거나 알 수 있는 모든 경험과 감각이며, 개인이 자각하고 있는 생각을 포함한다. 의식은 새로운 생각이 계속 만들어지고, 오래된 생각은 대부분 의식에서 물러나면서 전의식이나 무의식 속으로 들어가게 된다. 의식의 새로운 생각은 대부분 외부자극으로 생기게 되지만 일부는 전의식, 무의식 속에 잠재하던 것이 의식으로 나오는 경우도 있다. 의식은 사람의 생각, 심상, 기억 중의 아주 작은 일부분으로서 전체 정신에서 빙산의 일각에 불과하다.

전의식(preconsciousness)은 의식과 무의식의 중간에 있는 자각으로서 어느 정도 쉽게 의식으로 올라올 수 있는 정신의 부분이다. 전의식은 무의식의 일부분이지만 거기에 저장된 기억, 감정, 지각이 의식으로 변화될 수 있는 부분이다. 전의식은 평소에는 의식하지 못하지만 어떤 계기로 인해서 의식할 수 있다.

무의식(unconsciousness)은 프로이드가 가장 중요하게 생각한 인간행동의 결정 원인이 존재하는 영역이다. 무의식은 정신의 가장 깊은 수준에서 작동되어 의식할 수 없는 부분이다. 무의식은 인간 정신의 대부분을 차지한다. 어떤 개인이 원인을 알 수 없는 행동을 했을 때 그 행동은 우연히 나타난 것이 아니라 무의식적 정신 활동의 결과라고 할 수 있다.

무의식은 본능에 의해 지배되며 모든 행동의 배후에 작동하는 중요한 추진력으로 인간의 행동을 방향 짓는 충동과 욕망이 자리 잡고 있는 곳이다. 무의식의 내용은 의식 속에 있다가 억압되어 무의식에 저장된 일부분을 제외한 나머지는 절대로 의식될 수 없거나 의식되지 않았던 무의식 속에만 있었던 내용들이다(Alexander & French, 1980). 프로이트는 인간이 하는 행동 중에서 정말로 중요한 측면들은 모두 의식의 영역 밖, 무의식에 위치하고 있는 충동과 욕망에 의해 형성되고 결정된다고 보았다. 무의식은 의식하거나 행동으로 직접 표현되는 것을 막는 강한 힘을 가지고 있기 때문에 잘 노출되지 않는다.

상담가는 무의식적으로 현재의 행동과 태도에 영향을 주고 있는 내담자의 과거 경험과 갈등을 다양한 방법(예 자유연상, 꿈의 해석)으로 의식화하고 통찰하도록 만드는 것을 목표로 한다. 이를 무의식의 의식화라고 하며, 내담자는 과거의 갈등과 현재의 부적응적 습관의 관련성을 깨닫고 자신을 객관화하여 스스로 통제할 수 있고 독립적인 삶을 사는 데 초점을 둔다.

(2) 원초아, 자아 및 초자아

프로이트는 인간의 행동은 의식, 전의식, 그리고 무의식 속에서 작동하는 원초아, 자아 및 초자아의 관계로 작동한다고 보았다(Freud, 1920). 원초아는 완전히 무의식의 영역에서 기능하는 반면에 자아와 초자아는 의식, 전의식, 무의식 모두에서 작용하지만 주로 무의식의 영역에 존재한다.

원초아(id)는 성격의 가장 원시적인 부분으로 모든 본능(instinct)의 저장소이다. 이것은 성격의 생물학적 구성요소로 타고나는 것이다. 인간이 태어날 때 신체를 제외하고 정신만을 언급한다면 인간은 원초아의 덩어리로 태어나게 된다. 인간의 생리적 긴장에 의한 본능적 충동이 원초아 속에 내재되면 이러한 긴장상태를 감소시키기 위해 어떤 활동이나 꿈, 그리고 환상과 같은 상징을 통해 긴장을 해소하려고 한다. 원초아는 전적으로 무의식의 영역에 속하기 때문에 의식화될 수 없다.

원초아는 성격의 기초이며, 일생 동안 그 기능과 분별력은 유아적인 수준에 머물러 있다. 원초아는 외부세계와 단절되어 있으며, 법칙, 논리, 이성 또는 가치에 대해 전혀 알지 못하므로 시간이나 경험에 따라서도 변화하지 않는다. 만약 성인기에도 원초아가 대부분의 정신에너지에 대한 통제력을 보유하고 있다면, 이런 성인은 상대적으로 충동적이고, 야만적이며, 비합리적 행동을 하게 된다. 원초아는 본능적 욕동에 의해 충동적으로 작동하며 성격의 다른 두 부분인 자아, 초자아에 쾌락을 위한 압력을 가한다(Brenner, 1973). 또한 원초아는 인간을 본능적으로 존재 유지케 하는 생명력이며 에너지원이 된다.

자아(ego)는 성격의 외적 세계에 대한 현실 지향적인 체계로서 조직적이고 합리적이며, 이성과 상식이라고 불리는 내용들을 포함한다. 자아는 원초아와 초자아의 욕구를 현실에 맞게 조정하여 개체를 적절히 유지하는 기능을 한다. 따라서 자아는 원초아 및 초자아와 외적 현실 사이를 조정하는 역할을 수행한다(Freud, 1920). 자아는 개인의 본능적 요소와 주위 환경의 상태와의 조화 및 조정을 통하여 각 개인의 안정된 삶을 유지하게 한다. 그러나 자아는 원초아에서 분리되어 나왔기 때문에 원초아의 힘으로부터 완전히 자유롭지는 않다.

인간이 태어난 직후에는 전적으로 원초아의 쾌락원칙에 의해 자신의 충동이나 긴장을 감소시킨다. 그러나 인간의 이러한 삶은 오래 지속되지 못하며 현실에 적응하는 방법을 배워야 한다. 따라서 초보적인 형태의 자아는 현실 적응이 요구되는 생후 1년 무렵부터 원초아에서 분화되기 시작하여, 유전과 같은 생물학적 요인과 환경적 요인이 상호작용하여 발달한다(Brenner, 1973). 원초아에 있던 정신에너지가 자아로 일부분이 이동하게 되면 아기는 만족을 더 잘 기다릴 수 있게 된다.

초자아(superego)는 인간의 마음속에 있는 윤리적이고 도덕적이며 이상적인 면을 말한다. 초자아는 현실보다 이상을 강조하며, 원초아와 마찬가지로 비현실적이다. 초자아는 유전되는 것이 아니고 정신의 구조 중에서 맨 나중에 발달하는 체계이다. 초자아는 아동이 선악을 구별할 수 있는 시기에 부모의 보상 및 처벌과 같은 양육태도에 의해 형성된다. 초자아는 성격의 도덕적인 부분이며 심판자로서 개인의 행동 통제에 관여한다.

(3) 자아방어기제

불안(anxiety)은 사람들이 회피하거나 벗어나려고 하는 불쾌한 내부 상태를 말한다. 프로이트는 불안을 닥쳐올 위험에 대한 경고 신호라고 보았다. 불안의 원인은 외부 또는 내부 요인에 의할 수도 있지만 프로이트는 주로 원초아의 충동에 의해서 일어나는 내적인 결과라고 보았다. 프로이트는 불안은 자아를 위협하는 외부환경, 원초아, 초자아로 인해 야기된다고 보았다(Charles, Carver, & Scheier, 2004).

불안은 많은 심리적 문제의 원인이자 결과이다. 불안은 정신적 문제 혹은 정신질환과 밀접한 관련이 있다. 심리적 안정이란 대부분 불안을 감소하거나 사라지도록 만드는 방법들을 활용하여 개인을 편안하게 만드는 것과 관련이 있다. 자아가 강한 개인은 현실 불안에 효과적으로 대처할 수 있으며, 본능적 충동도 적절하게 통제하면서 방출시키고, 가치관과 규범도 조화롭게 적용할 수 있다. 따라서 자아가 강하면 불안은 높은 수준에 도달하기 전에 감소한다.

불안은 자아에게 닥친 위험을 알리는 신호이다. 이러한 불안에 대해 인간은 자아방어기제를 통해 대처한다. 자아방어기제(ego defense mechanism)란 불안으로부터 개인을 보호하기 위해 자아가 무의식적 수준에서 사용하는 심리적 기제이다. 따라서 자아방어기제의 작용을 의식적 수준에서 인식하기는 어렵다. 자아방어기제는 자아가 원초아와 초자아의 요구, 그리고 과거의 기억과 외부세계의 요구 등으로부터 스스로를 보호하기 위해 무의식적으로 작동시키는 심리기제이다. 자아방어기제는 무의식적 차원에서 작용하여 정신내적 갈등의 원천을 왜곡, 대체, 차단하며, 대부분 한 번에 한 가지 이상의 방어기제가 동원된다.

자아방어기제는 고통에서 우리를 보호한다는 점에서 유용한 목적이 있지만, 그것이 무분별하고 충동적으로 사용될 때는 병리적이 된다. 방어기제의 과다한 사용은 다른 자아기능이 발달하지 못하도록 정신에너지를 소모하기 때문이다. 어떤 사람은 특정한 방어기제를 다른 것들보다 더 자주 사용하며, 방어 유형이 그 사람 성격 패턴의 일부가 되기도 한다. 자아방어기제는 프로이트의 딸인 안나 프로이트(Anna Freud)에 의해 체계화되었다. 주요 자아방어기제에 대한 간략한 설명은 다음과 같다(노안영 · 강영신, 2002; 민성길, 2006; 엄태완, 2020b; Mischel, et al., 2003).

① 억압

억압(repression)은 가장 기본적 방어기제이다. 억압은 자아가 위협적인 내용을 의식에서 적극적이고 철저하게 배제시키려는 노력이다. 그러나 모든 무의식적 충동과 마찬가지로 억압된 사고는 인간의 행동에 강력하게 영향을 미친다. 또한 위협적인 정보를 억압하기 위해서는 엄청난 양의 정신에너지가 필요하다.

다른 방어기제와 마찬가지로 억압도 모든 사람에게 나타난다. 그러나 억압은 대가를 필요로 하는데, 억압된 충동이 건강하거나 적응적일 수도 있지만 인간의 발달에 부정적 영향을 미칠 수 있다. 예컨대, 어릴 때부터 공격적 충동을 철저히 억압한 사람은 집단에서 순종적으로 적응할 수는 있지만 지나친 소극성을 보일 수 있다.

② 분리

분리(splitting)란 '전적으로 좋은 것'과 '전적으로 나쁜 것'이라는 두 개의 상반된 마음으로 구분하여 인지하는 것을 말한다. 예컨대, 경계선 성격장애를 지닌 사람이 병원에서 의사는 '무조건 좋은 사람'으로, 간호사는 '나쁜 사람'으로 규정하고 행동하는 경우이다.

③ 투사

투사(projection)는 자신이 받아들이기 어려운 충동이나 욕구를 외부로 돌려 버리는 심리기제이다. 즉, 자신의 인정할 수 없는 충동이나 바람을 다른 사람이나 사물에 돌리는 것을 말한다. 따라서 투사는 자신이 싫어하는 자기 자신의 어떤 측면을 인식하지 않게 하는 방법을 제공한다. 투사는 자신의 부정적 특성을 알지 못할 때 발생하며 이것이 의식에서 인식되는 것을 막기 위해 다른 사람에게 뒤집어씌우는 것이다. 예를 들면, 내가 어떤 사람을 미워한다는 사실을 숨기고 상대방이 나를 미워한다고 생각하는 것이다. 이를 통해 자신의 공격적 충동을 인식할 수 없게 된다.

④ 동일시

동일시(identification)란 주위의 중요한 사람들의 태도와 행동을 닮는 것을 말하는데 단순한 흉내와는 다르다. 특히 공격자와의 동일시란 자신의 두려운 대상의 특징을 닮아 자기 것으로 만들어서 그 대상에 대한 두려움을 극복하는 것이다. 예컨대, 아버지에게 심하게 학대받은 아이가 결혼을 해서 똑같이 자신의 아이를 학대하는 상황을 말한다.

⑤ 합일화

합일화(incorporation)란 동일시보다 미숙하고 원시적인 형태로, '자기'와 '자기 아닌 것'이 구분이 안 되는 상태에서 대상을 통째로 삼키듯이 동화하는 것을 말한다.

⑥ 퇴행

퇴행(regression)은 위협적인 현실에 직면하여 덜 불안을 느꼈던 그리고 책임감이 적었던 이전 발달단계의 행동을 하는 것이다. 즉, 초기 발달단계의 쾌락이나 만족과 관련된 행동을 의미한다. 예를 들면, 동생이 태어나자 잘하던 말을 갑자기 못하고 가리던 대소변을 못 가리는 아동, 심각한 질병으로 입원한 어른 환자가 간호사에게 아이같이 졸라대는 모습을 말한다.

⑦ 반동형성

반동형성(reaction formation)은 억압이 과도하게 일어난 결과 그 반대의 욕구, 생각을 의식에서 가지게 되는 현상이다. 개인의 내면에서 수용할 수 없는 충동을 정반대로 적극적으로 표현하는 것이다. 예를 들면, 위협적인 성적 충동에 사로잡혀 있는 사람이 정반대로 포르노그래피(pornography)를 맹렬하게 비판하거나, 남동생이 태어나서 부모의 사랑을 빼앗긴 누나가 감정을 억압하여 남동생을 극단적으로 귀여워해 주는 경우이다.

⑧ 격리

격리(isolation)란 고통스러운 생각에 결합되어 있는 감정을 의식에서 몰아내는 것을 의미한다. 예컨대, 강박장애를 지닌 사람이 감정표현 없이 논리에만 매달리는 경우이다.

⑨ 취소

취소(undoing)는 받아들일 수 없는 충동이나 행동에 대해 상징적으로 복구하는 것이다. 예컨대, 부인 이외에 다른 여인을 사랑한 남편이 부인에게 값비싼 선물을 사주는 경우이다. 또한 부정한 방법으로 돈을 벌었다고 생각한 사람이 자선모임에 참석하여 기부하는 것을 말한다.

⑩ 전치

전치(displacement)는 어떤 대상에게 원초아의 충동을 표현하기가 부적절하면 그 대상에게 향했던 감정 그대로를 다른 대상에게 표현하는 것이다. 즉, 강하고 위협적인 대상이 만든 충동을 약하고 덜 위협적인 대상에게 돌리는 것을 의미한다. 예를 들면, 아빠에게 꾸중을 들은 아이가 적대감을 아빠에게 표현하지 못하고 동생을 때리거나 개를 발로 차는 경우, 직장에서 상사에게 야단을 맞은 사람이 집에 와서 뚜렷한 이유도 없이 가족에게 화를 내는 경우를 말한다.

⑪ 합리화

합리화(rationalization)는 자신의 행동을 그럴듯하지만 부정확한 핑계를 사용하여 받아들여질 수 있게끔 행동을 재해석하는 것이다. 자신의 무의식적 동기를 전혀 의식할 수 없기 때문에 자신은 성실하고 정직하게 내처하고 있다고 믿는다. 이때 바른 충고를 하면 받아들이지 못하고 화를 내게 된다. 예를 들면, 이솝 우화의 여우와 신포도 이야기를 말한다.

⑫ 부정

부정(denial)은 현실에서 일어났던 위협적이거나 외상적(traumatic)인 사건을 받아들이지 않고 거절하는 것이다. 이는 의식화된다면 도저히 감당하지 못할 어떤 생각, 욕구, 현실적 존재를 무의식적으로 받아들이지 않는 것이다. 부정은 인정하기 싫은 일을 인식하지 않고 살 수 있도록 돕는다. 예를 들면, 불치병으로 죽어가면서도 10년, 20년 후의 장기 계획을 세우는 경우, 심각한 알코올 중독 상황에서도 애주가라고 우기는 경우이다.

⑬ 지식화

지식화(intellectualization)는 개인에게 닥친 위협을 분석적으로 냉정하고 초연하게 생각하는 방어기제이다. 어떤 고통스럽거나 위협적인 사건과 관련된 생각을 감정으로부터 분리하는 것이다. 예를 들면, 암으로 죽어간다는 것을 알게 된 사람이 자신이 할 수 있는 최대한 암과 그 치료에 관련된 것을 배우려고 하는 것이다. 이렇게 암에 대한 지적 내용에 초점을 둠으로써 자신의 실제 괴로움이나 불안으로부터 회피하는 것이다.

⑭ 승화

승화(sublimation)는 전치의 한 형태로서 수용될 수 없는 충동을 사회적으로 받아들여질 수 있는 충동으로 대체하는 것이다. 이는 가장 바람직하고 건전한 심리기제로서 사회적으로나 개인적으로 유용하다. 예를 들면, 타인에 대한 공격성을 훌륭한 권투선수로 대체하여 사회적으로 인정받거나, 성적 욕망을 예술로 승화하는 경우 등을 말한다.

2) 상담 방법 및 기법

(1) 목표와 단계

① 목표

프로이트에 의하면 심리적 문제는 주로 어린 시절(남근기까지)의 해결되지 못한 외상(trauma), 갈등, 고착 등의 문제들이 심층적으로 작동하여 무의식적으로 일어난다고 보았다. 따라서 정신분석상담의 목표는 문제를 일으키는 무의식 속의 정서를 의식 속에서 표현하게 하여 통찰력(insight)을 갖도록 하는 것이다. 이러한 과정을 통해 의식 속에서 카타르시스를 경험하고 그 문제를 해결하도록 한다(McWilliams, 2004).

② 과정

정신분석상담의 목표는 일차적으로 중요한 무의식적 자료를 의식으로 가져오는 것이다. 상담가의 과업은 내담자가 무의식적 자료를 회상하여 재해석하도록 하여 그의 현재 생활이 만족스럽게 될 수 있도록 조력하는 것이다. 이러한 과업은 정신분석상담의 일반적 단계인 시작, 전이 발달, 훈습, 전이 해결의 과정을 통해 달성한다. 여기서 훈습(working through)이란 전이관계가 형성된 이후에 내담자로 하여금 저항을 극복하도록 하여 자신의 문제를 통찰할 수 있도록 지속적이고 반복적으로 도와주는 일련의 과정을 말한다. 정신분석상담에서 중요한 것은 전이 관계를 형성하고 해결하는 것이다.

③ 의의

정신분석상담을 위해서 상담가는 많은 훈련을 받아야 한다. 정신분석상담은 전이, 역전이, 저항, 자아방어기제를 이해하여 내담자의 갈등이나 불안을 해소하는 데 초점을 둔다. 정신분석은 상담가에게 내담자의 행동을 탐색하고 증상의 근원과 기능을 이해할 수 있는 개념적 틀을 제공한다. 상담가는 내담자가 현재 경험하고 있는 고통과 기능에 대한 해결을 위해서 내담자의 과거를 탐색하고 이해할 필요가 있다.

정신분석상담은 다음과 같은 내담자의 행동을 이해할 때 유용하다(Corey, 2001). 첫째, 약속을 취소하거나 상담을 조기 종결하려고 하거나 자신을 관찰하지 않으려는 저항이 있는 경우, 둘째, 미해결 과제를 훈습하여 내담자가 정서적으로 왜곡시켰던 일을 새롭게 완성할 수 있는 경우, 셋째, 전이의 가치와 역할이 유용한 경우, 넷째, 내담자의 상담 과정이나 일상생활에서 자아방어기제를 지나치게 사용하는 것이 효과적으로 기능하는 데 방해가 되는 경우 등이다.

(2) 주요 기법

① 전이

전이(transference)란 인생 초기의 의미 있는 대상(주로 부모)과의 관계에서 발생했으나 의식화되지 못하고 억압되어 무의식에 묻혀 있었던 생각, 감정, 욕망을 상담가에게 자신도 모르게 표현하는 것을 의미한다. 정신분석에서 상담가는 중립적이고 비간섭적인 태도를 취하여 상담가에게 내담자의 중요 인물에 대한 감정과 사고를 전이시키도록 한다.

상담가는 전이 관계를 통하여 과거의 미해결된 상황이 현재의 자신에게 미치는 영향을 통찰하여 새로운 변화 기회를 가지게 한다. 예를 들면, 전이 관계란 어린 시절 완강하고 권위적인 아버지를 싫어했던 사람이 상담 과정에서 상담가가 아버지상과 닮았을 경우에 특별한 이유 없이 상담가를 싫어하게 되는 것을 말한다. 그 반대의 경우를 역전이(countertransference)라고 한다. 즉, 역전이란 전이 관계에서 내담자에 대한 상담가의 무의식적인 감정반응을 말한다.

② 저항

저항(resistance)은 무의식에 묻어두었던 자신에게 고통스러운 기억을 드러내기를 싫어하는 인간의 본성에서 비롯된다. 내담자가 저항하는 중요한 이유는 변화에 대한 두려움, 무의식적 소망과 욕구의 충족 유지, 그리고 무의식적 갈등에 직면하기를 피하는 것이다. 프로이트는 '저항의 해결이 치료의 법칙이다'라고 하였다(McWilliams, 2004). 즉, 무의식에 숨겨둔 자료를 개인이 철저히 이해하도록 하는 과정에서 필연적으로 나타나는 저항을 해결하는 것이 중요하다는 의미이다.

③ 자유연상

자유연상(free association)은 어떠한 자기검열 없이 마음에 떠오르는 모든 생각이나 기억을 상담가에게 보고하는 기법이다. 자신의 마음속에 떠오르는 생각이 아무리 유치하고, 비논리적이고, 사소하고, 자기 자신을 당황하게 하는 것일지라도 모든 생각을 그대로 상담가에게 말하는 것이다. 이러한 자유연상 기법을 통해 무의식에 잠재된 인생 초기에 경험했던 충격적 상황들을 발견하게 된다.

④ 꿈 분석

꿈 분석(dream analysis)은 프로이트가 개인이 가진 무의식의 비밀을 알아내기 위해 사용했던 중요한 기법이다. 프로이트는 꿈을 소망 충족의 위장된 시도라고 보았다. 이러한 소망은 개인에게 수용될 수 없는 무의식적 동기로 위장되거나 상징적인 형태로써 인간의 억압된 욕망, 공포, 갈등을 나타낸다. 프로이트는 꿈의 중요성을 역설하며, '꿈은 무의식에 이르는 왕도다'라고 하였다. 프로이트는 꿈의 내용을 꿈에서 실제 보여지는 사건(현재몽)과 그런 사건들의 숨겨진 상징적 의미(잠재몽)의 두 측면으로 구분했다(Alexander & French, 1980).

꿈에서는 현실에서 받아들이기 어려운 소망을 무의식 속의 검열기관이 변형시켜 욕망을 충족시키거나 수면을 유지하는 목적을 동시에 달성한다. 이러한 변형은 자아의 방어기제인 압축, 전치, 상징화 등에 의해 이루어진다(Freud, 1900). 압축이란 둘 이상의 아이디어가 하나의 이미지로 결합된 것을 말한다. 예컨대, 꿈속에 한 인물이 나타났는데 얼굴은 어머니와 같고 몸매는 동생으로 보이는 경우를 말한다. 전치란 한 대상과 결부되어 있는 에너지가 유사성이 있고 받아들여질 수 있는 다른 대상으로 옮아가는 것을 의미한다. 예를 들면, 애인에 대한 살의가 꿈속에서는 외국 여성에게로 향하여 꿈을 깨지 않고 수면을 유지하도록 하는 경우를 말한다. 상징화란 하나의 생각이나 대상을 다른 생각이나 대상으로 표현하는 것이다. 예컨대, 꽃은 여성의 성기, 뱀은 남성의 성기를 상징한다고 본다.

이와 같이 압축, 전치, 상징화 등에 의해 형성된 꿈은 기괴하고 비논리적이고 무의미하기 마련이다. 이것을 의식 상태에서 무리 없이 받아들여질 수 있도록 다듬어야 꿈의 어떤 줄거리를 가지게 된다. 꿈속의 감정은 반대로 표현되거나 축소 혹은 왜곡되어 나타난다. 꿈에서 본능적 욕구가 불충분하게 변형되어서 두려움을 주는 내용이 그대로 나타나면 심한 불안을 일으킨다. 또한 꿈은 본능적 소망의 측면이 있어서 이것을 빼고는 꿈이 되지 않는다. 예컨대, 낮에 겪었던 일, 허기, 목마름, 통증, 배뇨 자극과 같은 수면의 감각적 자극이 영 · 유아기에서 유래된 본능적 소망을 자극하여 꿈이 된다.

3) 사례의 적용

정신분석은 초기 아동기 사건들의 역할과 이것들이 내담자의 현재의 문제에 미치는 영향에 대한 역동적 이해의 틀을 제공한다. 정신분석상담은 해석과 저항 그리고 전이를 이용하여 내담자의 문제를 해결해 나간다. 다음에서는 해석, 저항 그리고 전이의 사례를 살펴보고자 한다(Colby, 1951 : 123-169).

(1) 해석

상담가의 일반적인 해석은 명료화, 비교, 소망-방어 해석의 범주로 구분할 수 있다. 명료화 해석의 사례는 다음과 같다. 상담가는 한 내담자에게 공격적 행동을 자극할 어떤 일을 그가 할지 모른다는 두려움이 있다고 해석해 주었다. 내담자는 그럴 수 있음을 시인하였지만 이후 그 주제를 화제로 삼지 않고 다른 문제에 관심을 가졌다. 시간이 흐른 후 내담자는 호전적인 사람에 대한 그의 공포를 다시 이야기했다. 그에 따른 상담가의 해석은 〈표 11-1〉과 같다.

〈표 11-1〉 명료화 해석

내담자 :	나는 이것을 이해할 수가 없어요. 그럴 만한 이유가 없습니다. 나는 싸워 본 적이 없어요. 모든 사람과 잘 어울려요. 뭐가 뭔지 모르겠습니다.
상담가 :	지난번에 이것에 대해 이야기했을 때 당신은 자신이 유발할지 모르는 어떤 공격이나 싸움에 대해 두려움을 느끼는 것 같아 보였습니다.

비교 해석은 상담가가 비교하기 위한 두 가지 이상의 사건, 생각, 감정들을 대비시키는 것이다. 일반적으로 비교되는 공통된 주제들은 현재 행동과 과거 행동, 공상과 현실, 내담자와 다른 사람, 아동기와 성인기 및 부모에 대한 태도와 친구, 배우자, 상담가에 대한 태도를 비교한다. 비교는 반복되는 유사성을 강조하고 반복되는 모순점을 지적하며, 빈번한 형태는 사건을 대비시키는 방법을 활용한다.

비교 해석 사례는 다음과 같다. 내담자가 아버지에 대한 적개심이 인간적 그리고 사회적으로 두드러진 사례를 보자. 내담자는 상담 과정에서 술집에서 유명인이 된 것처럼 즐겼음을 이야기했다. 상담가는 아버지에 대한 내담자의 불평 가운데 하나가 아버지가 그의 친구들 사이에서 유명인처럼 행동한다는 것임을 상기시켰다. 상담가가 내담자의 행동과 아버지의 행동을 비교하였다(표 11-2).

〈표 11-2〉 비교 해석

상담가 :	당신의 행동은 당신의 아버지가 행동하는 것과 비슷하지 않습니까?
내담자 :	어떻게 그렇습니까?
상담가 :	당신은 아버지가 유명인처럼 행동하는 것이 괴롭다고 말한 적이 있습니다. 지금 당신은 때때로 유명인처럼 행동하는 것을 즐긴다고 말하고 있습니다.

소망-방어는 따로 분리될 수 없는 심리적 기제이다. 소망-방어 해석에서는 둘 다 동시에 시도하기 어렵기 때문에 방어 요소를 먼저 해석할 수 있다. 이는 다음 사례에서 확인할 수 있다. 내담자의 남편은 내담자가 항상 잔소리가 너무 많기 때문에 술을 마신다고 불평한다. 내담자는 남편을 보살피는 모성애적 관심이라고 말하고 있다. 그러나 과거 상담에서 내담자의 친절한 보호 이면에는 남편에 대한 가학적 충동이 있음을 알 수 있었다. 다음에서는 소망이나 충동이 아니라 방어에 대한 상담 내용이다(표 11-3).

〈표 11-3〉 방어 해석

상담가 : 당신은 자신이 남편에게 지나치게 보호적이라고 느낍니까? **내담자** : 자주 그럴 때도 있습니다. 예를 들면, 비바람이 심하게 불면 남편이 비를 피하지 못할 이유가 없는데도 나는 공연히 걱정을 합니다. **상담가** : 남편에게 공연히 걱정을 했다는 말을 할 때 남편은 당신을 비난합니까? **내담자** : 남편은 그런 일이 너무 지나치다고 말합니다. 나는 남편을 마치 어머니 같은 마음으로 돌보지만 그것이 나쁘다고는 생각하지 않습니다. **상담가** : 그렇다면 왜 당신의 관심이 과장된 것이라고 생각합니까? 마치 당신께선 남편이 어떤 위험한 상태에 있는 것을 항상 두려워하는 것 같습니다.

(2) 저항

저항은 치료적 노력에 반대하는 작용을 하는 방어를 의미한다. 이는 상담이 신경증적 평형 상태를 위태롭게 만들기 때문이다. 실제 상담 과정에서 일어나는 저항은 다음과 같다. 첫째, 말의 양이다. 내담자의 말이 자주 중단되거나 말의 간격이 길어지기도 한다. 더 이상 생각이 나지 않는다고 말하거나 안절부절못하고 불안해하기도 한다. 어떤 경우에는 계속 말이 많아지고 이것저것 많은 이야기를 무질서하고 장황하게 할 수도 있다.

둘째, 말의 내용이다. 내담자가 자신의 증상에 대해서 지루하게 같은 내용을 되풀이하면서 반복한다. 또한 일상의 일들을 관련된 영역과 연관시키지 않고 계속 부분적으로 이야기해 나간다. 자신의 문제에 대해 이야기하지 않고 다른 이야기를 하는 데 대부분의 시간을 소비하는 경우이다.

셋째, 외적인 방해이다. 예를 들면, 내담자는 계속해서 약속 시간에 늦게 올지도 모르고, 아예 잊어버리거나 현실적인 이유로 상담 약속을 취소하기도 한다. 또는 상담 시간을 짧게 해주기를 요구하거나 약속 시간을 자주 바꾸기를 요구한다. 사소한 질병이나 구실로 상담을 연기하거나 취소한다.

상담가는 저항을 줄이기 위해 노력한다. 상담가는 각 단계마다 어떤 저항이 있고 무엇에 대해 왜 방어하는지를 확인한다. 저항을 완화시키는 상담의 사례를 살펴보자. 34세의 젊은 학자가 자신의 문제를 이야기하면서 그가 읽은 심리학적 지식에 맞추어 해석하려고 하였다. 그는 자신의 문제에 대해 심리학적으로 설명하면서 생활이나 삶의 문제에는 전혀 접근하지 않았다. 상담가는 왜 이러한 저항이 나타나는지에 대한 해결을 시도하기 위해 해석을 시도하였다(표 11-4).

〈표 11-4〉 저항 완화

상담가 : 당신은 지금 말하는 것을 모두 해석하려고 합니다.
내담자 : 네 그렇습니다. 왜냐하면 선생님이 해석을 내리기 전에 내가 먼저 해석하려고 하기 때문입니다.
상담가 : 왜 당신은 나를 이겨야 한다고 생각하십니까?
내담자 : 왜냐하면 나보다 선생님이 나를 더 잘 아는 것이 싫기 때문입니다. 그리고 내가 몰랐던 어떤 것을 선생님이 확인하여 나를 놀라게 하는 것이 싫기 때문입니다.
상담가 : 어떤 종류의 놀람이 두렵습니까?
내담자 : 내가 듣고 싶지 않은 것 가운데 하나는 내가 여성적인 경향이 있다는 것입니다.
상담가 : 궁금합니다. 그것이 당신에게 무엇을 의미합니까?

(3) 전이

전이란 내담자가 어린 시절 중요했던 인물(보통 부모)에게 그랬던 것처럼 상담가에게 느끼고 행동하는 현상을 말한다. 일반적으로 내담자는 상담가에게 두 가지 요인에 의해 감정이 생긴다. 하나는 상담가의 직업적 역할에 대한 내담자의 현실적 지각이고, 다른 하나는 내담자가 겪었던 과거 가족과의 대인관계 경험에서 비롯된다. 만약 상담가가 내담자를 모욕하여 화를 낸다면 현실적 반응이라고 볼 수 있고, 상담가의 옷차림에 불만을 가지고 내담자가 화를 낸다면 전이 반응이 내포되었을 가능성이 있다.

내담자가 상담가에게 느끼는 대표적인 전이 반응은 다음과 같다(Colby, 1951). 첫째, 애정을 주는 사람으로서의 상담가이다. 내담자는 상담가로부터 칭찬, 동정, 연민이나 좋아한다는 표현을 듣기를 원한다. 내담자는 상담자를 웃기려고 노력하거나, 선물을 주고 친절을 베풀거나 고통스러운 정도를 과장하여 동정을 구한다. 내담자의 애정에 대한 갈망이 좌절되면 사소하더라도 크게 화를 내거나 실망한다.

둘째, 강력한 권위자로서의 상담가이다. 내담자가 상담가를 부모상으로 본다면 어린아이가 어른에 대해 상상하는 것처럼 마술적인 힘이 부여된 인물로 여긴다. 내담자는 힘이 있는 권위자의 의중을 살피기 위해 조심하고 벌을 내리고 보호해 줄 수 있다고 상상한다. 예컨대, 내담자는 항상 자신의 욕구를 이차적인 것으로 미루고 상담가에게 절대적으로 동의하고 예의 바른 모습을 보인다. 내담자는 상담 날짜와 시간 등을 상담가가 편한 시간에 맞추고 절대적으로 복종하며 상담가가 익숙하지 못한 분야에 대해서도 조언을 구한다.

셋째, 이상적 인간으로서의 상담가이다. 이는 내담자가 상담가를 지적이고 모든 것을 알고 있는 초월적 존재로 바라보는 것이다. 내담자는 상담가를 초월적인 모델로 모방하여 자신도 초월적인 존재가 되어 어떤 위협에도 안전하고 강한 존재로 여긴다. 따라서 내담자는 상담가를 동일시하여 비슷한 옷차림, 걸음걸이, 자세 등을 따르고 특정한 몸짓도 모방한다. 내담자는 상담가의 취미를 받아들이고 그것을 즐기거나 중요시한다.

넷째, 경쟁자로서의 상담가이다. 내담자는 상담가를 경쟁적인 투쟁의 대상으로 여긴다. 내담자는 상담가가 장벽에 부딪히고 술책에 넘어가 패배할 것이 틀림이 없다고 바라본다. 예컨대, 상담가와 비슷한 연령대의 내담자는 지적으로나 경제적으로 경쟁적 대상으로 여긴다. 여성 내담자는 남성 상담가를 남녀 투쟁에서 남성 우위를 주장하는 경쟁자로 볼 수도 있다. 내담자는 상담가의 지적 수준을 질문하거나 경제적인 성공이나 직업적 성취 수준을 묻기도 한다. 내담자는 상담가의 실수를 부각하거나 자신의 인생관을 말하고 아무도 그것에 영향을 줄 수 없다고 도전적으로 말하기도 한다.

다섯째, 마음에 드는 아이로서의 상담가이다. 이는 내담자가 상담가를 자신의 아이인 양 느끼고 대우하는 현상을 의미한다. 내담자가 상담가보다 나이가 많을 때 자주 일어난다. 이것은 상담가의 상담 능력을 감소시키지는 않는다. 왜냐하면 내담자는 총명한 아들이 그의 직업적 능력을 존중받기를 원하기 때문이다. 다르게 상담가는 내담자가 보호해야 하는 모성이나 부성으로 존재하기도 한다. 예컨대, 내담자는 상담가가 감기라도 걸리면 몸조심하라고 걱정하거나, 선물이나 음식을 만들어 주고 자동차나 투자사업에 대해 조언을 하기도 한다.

전이 반응과 관련된 하나의 사례를 보자. 한 내담자가 면담 중에 상담가를 쳐다보며 "나는 말할 수 없어요"라는 말만 되풀이하고 있다. 상담가는 내담자가 방어하고 있으며 자신의 사고 내용과 관련된 고통스러운 감정을 실제로는 겪고 있지 않다고 생각했다(표 11-5).

〈표 11-5〉 전이 반응

내담자 : 선생님도 아시다시피 저는 다음 날에 또다시 훔치는 생각을 했어요. 이번에는 선생님에 관한 것이었어요. 시내에서 토요신문을 훔치는 것을 상상했어요.
상담가 : 왜 하필 토요신문을 훔치려고 했어요?
내담자 : 그것이 바로 선생님과 관련이 되죠. 저는 선생님의 대기실에서 처음으로 토요신문을 보았어요. 그 신문은 지적인 신문이고, 아마 내가 지성인이 될 수 있다고 생각했는지 모르겠어요.
상담가 : 당신이 훔치려고 하는 두 가지 물건이 좀 흥미롭습니다. 처음의 것은 아버지와 관련이 있고 다음은 나와 관련이 있네요.
내담자 : 선생님은 제가 선생님을 아버지로 느끼고 있다는 말씀을 하시는 것입니까?
상담가 : 그럴 수도 있습니다. 당신은 아버지가 가졌던 것을 훔치길 원했던 것처럼 내가 가진 어떤 것을 가지길 원합니다. 당신은 아버지와 다툰 것처럼 상담에서 나와 경쟁하려 했어요. 그리고 내가 어떻게 하나 보려고 상담에서 나와 다투려고 했어요.

내담자는 상담 과정에서 몇 가지 전이를 일으키며, 이러한 전이 내에서 상담가는 다양한 모습을 나타낸다. 그러나 내담자의 모든 반응이 전이가 아니며, 현실적인 반응도 많음을 알아야 한다. 전이가 발달되도록 허용하려면 상담가는 수용적이고 비심판적이며 도덕적인 판단을 내리지 않는 태도를 지닌 전문가로 행동해야 한다. 또한 통찰적 상담에서는 친근하고 따뜻한 부모처럼 행동하여 전이를 조작하는 일을 시도하지 않아야 한다. 내담자의 전이 감정이 자발적으로 일어난 것이라는 사실을 깨닫게 하기 위해서는 현실적 근거를 최소화할 필요가 있다.

2 게슈탈트상담

1) 기본 개념

(1) 개요

게슈탈트(Gestalt)라는 말은 '전체', '형태', '모습' 등의 뜻을 지닌 독일어인데, 대부분 그대로 사용하지만 한국에서는 게슈탈트를 '형태'로 번역하여 형태치료로 명명하기도 한다. 게슈탈트란 개체(인간)는 어떤 자극에 노출되면 그것들을 하나하나 보지 않고 완결, 근접성, 유사성의 원리에 입각하여 자극을 하나의 의미 있는 전체 혹은 형태로 만들어 지각하는 현상을 말한다(김정규, 2015).

게슈탈트상담(Gestalt Therapy)의 창시자는 펄스(Fritz Perls)이며, 실존적/현상학적 접근의 기본 전제를 따르고 있다. 게슈탈트상담의 기본 목표는 내담자가 자신의 경험과 행동을 인식하도록 하는 것이다. 이러한 인식을 통해 변화가 저절로 일어난다고 본다. 상담가의 역할 중 하나는 내담자가 지금 어떤 행동을 하고 있으며 어떻게 행동하는지에 대한 자기 인식을 증진시킬 수 있도록 '실험'을 설계하는 것이다. 인식의 변화는 항상 변화하는 '여기-지금 경험하는 것'에 근거한다(Joyce & Sills, 2018).

게슈탈트상담은 다양한 삶의 문제를 하나씩 따로 떼어 보지 않고, 그것들이 서로 전체적이고 유기적으로 관련된 것으로 이해하는 독특한 접근방법이다. 또한 게슈탈트상담은 신체와 정신 그리고 환경을 서로 불가분의 관계에 있는 통합적이고 유기적인 존재로 이해한다. 게슈탈트상담은 정신분석을 포함한 요소주의적 이분법에 반대하며 개체를 여러 개의 심리적인 요소로 구분하여 분석하는 대신에, 전체장(field)의 관점에서 이해하고자 한다. 게슈탈트상담은 인간이 알지 못하는 무의식의 세계를 파헤치는 것을 목표로 하지 않는다. 오히려 개인 가까이 있는 것들을 좀 더 선명하게 알아차림으로써 점차 개인의 시야를 확장하여 새롭고 창의적인 삶을 살도록 도와준다.

(2) 세 가지의 주요 개념

① 게슈탈트

게슈탈트란 개체에 의해 지각된 자신의 행동 동기라고 할 수 있다. 즉, 개체가 자신의 욕구나 감정을 하나의 의미 있는 행동 동기로 조직화하여 지각한 것을 뜻한다. 예컨대, 어머니가 아이를 안아보고 싶은 것, 사람들과 친하게 지내고 싶은 것 등을 의미한다.

게슈탈트의 형성 이유는 개체가 욕구나 감정을 하나의 유의미한 행동으로 만들어서 실행하기 위함이다. 즉, 인간이 자신의 욕구나 감정을 환경과의 접촉을 통해 해소하려는 것이다. 게슈탈트의 크기는 개체가 어느 한순간에 느끼는 갈증이나 잠시 쉬고 싶은 욕구처럼 단위가 작고 단순한 것부터, 밀린 집안일을 하는 것이나 오랜만에 친구를 만나 몇 시간 정다운 대화를 나누고 싶은 중간 정도 크기의 것, 좋은 아버지가 되고 싶거나 학자로 성공하고 싶은 것처럼 실현에 시간이 오래 걸리고 구조도 복잡한 게슈탈트까지 다양하다.

인간은 자신의 모든 활동에 대해 게슈탈트를 형성함으로써 조정하고 해결한다. 만일 게슈탈트 형성에 실패하면 심리적 · 신체적 장애를 겪게 된다(Greenberg, 2016). 건강한 삶은 강한 게슈탈트를 형성할 수 있는 능력으로 연결되고, 건강한 개인은 인위적 노력 없이 게슈탈트를 생성 · 소멸시킬 능력을 지닌다. 여러 개의 게슈탈트가 동시에 생겨도 매 순간 가장 절실한 행동을 게슈탈트로 형성한다.

② 전경(前景)과 배경(背景)

인간은 대상을 인식할 때 자신에게 관심 있는 부분은 지각의 중심(전경)으로 떠올리지만 나머지는 주변(배경)으로 보낸다. 개인의 게슈탈트 형성은 전경과 배경의 관계로 설명할 수 있다. 예컨대, 갈증을 느낀다는 것은 그 순간에 갈증이 전경으로 떠오르고 다른 것은 잠시 배경으로 사라지는 것이다. 게슈탈트의 형성은 어느 한순간에 개인이 가장 중요한 욕구나 감정을 전경으로 떠올린다는 것을 말한다.

건강한 개인은 전경을 떠올릴 수 있지만 건강하지 않은 개인은 전경·배경을 명확히 구분하지 못하고 자신이 하고 싶은 것을 모르고 행동 목표가 불분명하며 매사에 의사결정을 하지 못하고 혼란스러워한다. 건강한 개인은 게슈탈트를 형성하고 해소할 수 있으며, 이는 전경과 배경의 교체를 자연스럽게 하는 것을 의미한다.

③ 미해결 과제

개인은 전경과 배경의 반복으로 게슈탈트를 형성·해소할 수 있다. 그러나 어떤 개인이 게슈탈트를 형성하지 못했거나 혹은 게슈탈트를 형성하였지만 해소할 수 없을 때 그것은 배경으로 사라지지 않는다. 그렇게 되면 그것은 전경으로 떠오르지도 못하고 중간층에 남게 된다. 왜냐하면 인간은 게슈탈트를 완결지으려는 강한 동기를 지니고 있는데, 완결이 되지 않았으므로 전경으로 계속 떠오르려 한다. 이와 같이 완결되지 않은 혹은 해소되지 않은 게슈탈트를 미해결 과제라고 한다(김정규, 2015).

미해결 과제는 전경과 배경의 자연스러운 교체를 방해하기 때문에 적응에 장애가 된다. 미해결 과제가 많아질수록 욕구를 효과적으로 해소하지 못하고 심리적·신체적 문제를 일으킨다. 수많은 미해결 과제를 지니고 살아가는 개인은 삶을 신선하고 생기 있게 살 수 없다. 따라서 게슈탈트상담은 미해결 과제를 완결짓는 일을 매우 중요한 목표로 여긴다.

미해결 과제를 해결하는 방법은 '지금-여기(here and now)'를 알아차리는 것이다. 게슈탈트상담에서는 미해결 과제를 찾기 위해 프로이트처럼 무의식의 창고 깊숙이 박혀있는 과거사를 파헤칠 필요가 없다고 본다. 모든 것은 지금-여기에 명백히 드러나고 있기 때문이다. 즉, 미해결 과제는 끊임없이 전경으로 떠오르려고 노력하기 때문에 항상 지금-여기에 그 모습을 드러내고 있으며, 따라서 개인은 단지 그것을 회피하지 않고 알아차리기만 하면 된다.

2) 6단계 반복 주기와 장애

게슈탈트상담에서는 개인은 배경으로부터 분명한 게슈탈트를 형성해 내어 전경으로 떠올리고 이를 환경과의 상호작용을 통해 해결하여 배경으로 사라지게 하는 과정을 필수적으로 수행해야 한다고 본다. 게슈탈트상담에서는 이러한 순환 과정을 '알아차림-접촉주기'라고 하며, 다음과 같다(Zinker, 1977 : 96-113).

어떤 개인의 배경에서(1단계), 욕구나 감정이 신체감각의 형태로 나타나고(2단계), 이를 자신이 알아차려 게슈탈트로 형성하여 전경으로 떠올리고(3단계), 이것을 해소하기 위해 에너지(흥분)를 동원하여(4단계), 행동으로 옮기고(5단계), 환경과의 접촉을 통해(6단계) 게슈탈트를 해소한다.

이와 같은 순환 과정을 통해 그 게슈탈트는 배경으로 물러나 사라지고 개인은 휴식을 취한다. 하지만 시간이 지난 후 다시 새로운 욕구나 감정이 떠오르고 이를 알아차려 게슈탈트를 형성하고 해소하는 알아차림-접촉주기를 반복해야 한다. 이와 같은 6단계가 단절되면 장애가 발생하는데 다음과 같다(김정규, 2015 : 51-58).

(1) 배경으로부터 감각이 나타나는 과정의 장애

알아차림-접촉의 첫 단계는 배경으로부터 개인의 욕구나 감정이 신체감각의 형태로 느껴지는 과정이다. 이것이 차단되면 신체감각이 느껴지지 않을 수 있다. 예컨대, 신체의 고통이나 불편한 상태 등이 무시되어 느껴지지 않는다거나(예 어떤 사람이 신체를 자신으로부터 소외시켜 고통스러운 감각이나 자극을 골라내 지각에서 배제시키는 경우) 혹은 외부환경에서 일어나고 있는 사건들이 지각되지 않는 현상(예 약물복용, 정신적 해리)을 말한다. 이러한 사람들은 에너지 회복에 어려움이 있고 우울증을 겪을 수 있다.

(2) 감각과 알아차림 사이의 장애

이 단계의 단절은 개인이 자신의 욕구를 오랫동안 무시했기 때문에 생긴다. 이러한 장애는 어떤 개인이 신체감각을 지각하지만 그것을 잘못 해석하는 경우에 발생한다. 예를 들면, 불안한 상황에서 호흡이 거칠어지고 심장이 빨리 뛰는 것을 불안 반응으로 느끼지 못하고 심장마비로 해석하거나, 조현병 내담자가 종종 어떤 감각을 머릿속에 종양이 생긴 것으로 지각하는 경우이다. 이때는 신체 감각에 주의를 집중하도록 해서 올바른 알아차림으로 이끌어야 한다.

(3) 알아차림과 에너지 동원 사이의 장애

이 단계의 장애는 게슈탈트 형성에는 성공했지만 이를 해소하기 위한 에너지 동원에는 실패한 경우이다. 이러한 현상은 흔히 지식인이나 강박장애 내담자에게서 관찰된다. 이 과정의 장애는 내담자가 자신의 분노감, 성적 감정, 사랑의 감정, 자기주장 혹은 자신감 등 자신의 생생한 유기체 에너지와 접촉하는 것에 대한 두려움과 관련이 있다. 이러한 개인은 자신이 이러한 감정을 표현한다면 아마 미치게 되거나, 사람들이 조롱하거나, 심한 비난을 할 것이라는 공포 때문에 에너지를 동원하지 못한다.

이 과정의 장애에 대한 치료는 인지적 차원이 아니라 신체감각에 집중하도록 안내하면서 신체 활동이나 감정표현 등을 통해 자신의 에너지를 사용하는 연습을 포함해야 한다. 예컨대, 고함지르기, 베개를 때리며 분노발산, 춤추기, 감정발산 놀이 등을 수행할 필요가 있다.

(4) 에너지 동원과 행동 사이의 장애

이 단계의 장애는 에너지 동원에는 성공하지만 게슈탈트를 완결시키는 방향으로 사용하지 못하는 것을 말한다. 즉, 동원된 에너지를 외부환경을 향한 행동으로 옮기지 못한다. 예를 들면, 자신의 분노감을 자각하고 에너지를 동원하지만 이 에너지를 분노하는 대상에게 표출하지 못하고, 자기 자신에게로 돌려 자신을 비난하고 질책하는 행동으로 바꾼다. 이러한 상태가 지속되면 해소되지 않은 긴장 에너지로 말미암아 만성 긴장, 고혈압, 성기능장애, 동맥경화 등을 일으킬 수 있다. 이런 사람들은 자신의 욕구를 해결해야 할 순간에 관념, 공상, 자기합리화 뒤에 숨는다.

(5) 행동과 접촉 사이의 장애

이 단계의 장애는 에너지를 동원하여 행동으로 옮기지만 접촉에 실패함으로써 게슈탈트를 완결하지 못하는 것을 의미한다. 이러한 현상은 내담자의 행동이 목표 대상을 잘 겨냥하지 못하고 산만하게 일어남으로써 나타난다. 이러한 사람들은 여러 가지 행동으로 분주하지만 현실과 제대로 접촉하지 못하고 외적 공허감을 메꾸기 위해 성에 집착하거나 마약 복용을 반복적으로 시도하기도 한다. 이들을 위해서는 행동을 여러 단계로 나누어 하나하나씩 자각하도록 해주고 행동 결과에 대해서 천천히 음미하도록 할 필요가 있다.

(6) 접촉과 물러남 사이의 장애

이 단계의 장애는 어떤 개인이 접촉이 끝나면 그러한 기쁨과 만족으로 편안히 휴식을 취할 줄 모르고 거침없이 계속 전진하려는 것을 말한다. 이렇게 하는 이유는 과거 성장기에 받았던 상처와 아픔을 다시 겪게 될지도 모른다는 공포감을 무의식적으로 갖고 있기 때문이다. 이러한 공포감을 직면하는 것이 두렵기 때문에 그들은 일로 도망가는 것이다. 아무것도 하지 않고 있으면 자신의 어렸을 때 겪었던 충격적 사건들을 다시 만나게 될 것 같은 두려움 때문이다. 이러한 사람들은 오히려 공백에 몸을 맡기고 그 상태에 머물러 봄으로써 과거의 미해결 과제를 직면하고 완결해 나가야 한다. 이 세상에 완벽한 것은 없다. 자신이 한 일이 비록 불완전하더라도 있는 그대로 받아들이고 찬양과 축배를 들 수 있어야 한다.

3) 상담 목표

(1) 체험확장

체험확장이란 개인이 환경과의 만남에서 자신의 사고와 감정, 욕구, 상상물, 신체감각 그리고 환경에 대한 지각을 넓히고 접촉하면서 타인에게 상처를 주지 않고 자연스럽게 표현하여 자신의 욕구를 충족하는 것을 말한다. 심리적 문제를 겪고 있는 사람들은 자신의 억압된 감정이나 욕구를 직면하는 것을 두려워하기 때문에 이것들을 방어하기 위해 많은 에너지를 소모하여 창의적인 삶을 살지 못한다(Zinker, 1977).

게슈탈트상담에서는 이러한 내담자의 방어를 해제하고 억압했던 부분을 접촉하여 기쁨, 슬픔, 외로움, 사랑 등 모든 감정을 체험하고 마음을 열도록 하는 것에 초점을 둔다. 이후 내담자는 무한한 새로운 세계가 펼쳐지는 신비로운 체험을 할 수 있다.

(2) 통합

심리적 문제를 겪는 개인은 자신의 전체를 통합적으로 지각하지 못하고 일부분만을 자신의 것으로 인정하고 인격의 여러 부분을 자신으로부터 소외시켜 이것들과 접촉하지 못한다. 게슈탈트상담은 이렇게 분할되고 소외된 인격의 부분을 다시 접촉하고 체험하도록 만들어 내담자가 이것들을 자신의 인격의 일부로 통합하도록 해준다(Greenberg, 2016). 즉, 자기에게 속하지 않은 부분들은 밖으로 추방하는 동시에, 외부로 투사했거나 자신의 내부에 격리되어 자신의 것으로 자각하지 못한 에너지는 자신의 것으로 자각하고 통합할 수 있도록 도와준다.

(3) 자립

내담자는 흔히 자기에게는 자신에게 필요한 자원과 능력이 없다고 믿기 때문에 외부 지지를 받기 위해 타인에게 의존하거나 조종하려고 한다. 게슈탈트상담에서는 내담자의 이러한 시도를 좌절시켜 스스로의 자립 능력을 깨닫도록 도와준다.

(4) 책임자각

인간이 행동의 기준을 타인의 시선이나 기대, 요구에만 맞추는 것은 스스로 자립하지 못하는 것이며, 따라서 그들은 자신의 행동에 책임지지 않으려고 한다.

이러한 사람들은 타인에게 의존하거나 혹은 타인을 조종하여 그들로부터 필요한 자원을 얻으려 하는데, 어느 경우든지 간에 자신을 스스로 열등한 존재로 생각하도록 만든다.

게스탈트상담에서는 모든 것은 각자의 선택으로 본다(Joyce & Sills, 2018). 내담자가 타인에게 책임을 전가하거나 죄책감을 유발함으로써 자기를 돕게 만들거나 혹은 자신을 자학하거나 열등감을 개발함으로써 책임을 회피하려는 어떤 경우든 모두 자신의 선택이라 본다. 따라서 상담은 내담자가 타인에게 의존하려는 자세를 버리고 자립하여 자신의 행동을 스스로 선택하고 책임질 수 있도록 도와주는 과정이라고 본다.

(5) 성장

게슈탈트상담은 내담자의 증상 제거보다는 성장에 더욱 관심을 기울인다. 이는 게슈탈트상담의 기본 철학과 관련 있으며, 즉 인간을 고정적인 존재가 아니라 환경 속에서 스스로 성장 변화해 가는 생명체로 보기 때문이다. 게슈탈트상담에서 성장은 마치 낡은 옷을 버리고 새로운 옷을 입는 것인데, 새로운 옷에 대한 공포를 이해하고 조심스럽게 다루고 동시에 내담자에게 자신감과 희망을 불러일으켜야 한다.

(6) 실존적 삶

인간은 본성의 많은 부분을 타인이 자신에게 갖는 기대 역할과 맞지 않는다는 이유로 밖으로 내쫓아버림으로써 인격에 공백이 생긴다. 하지만 인간은 그렇게 생긴 공백을 역할 연기로 때우면서 그러한 역할 연기를 마치 자신의 진정한 모습으로 알고 가공의 인생을 살아간다.

이를 해결하기 위해 게슈탈트상담에서는 치료 목표인 실존적 삶을 강조한다(Greenberg, 2016). 즉, 내담자가 내적으로는 자신의 욕구와 현실을 외면하지 않고 받아들이고 자신의 에너지를 통합하여 스스로 자립하면서 모든 잠재적 가능성을 실현하는 것이다. 또한 외적으로는 타인을 대함에 있어 자신의 투사가 아니라 그들 본연의 모습으로 바라보는 것이다. 마찬가지로 사물을 판단함에 있어서도 자신의 채색된 개념이 아니라 있는 그대로 보는 실존적 상황에 열려있는 자세를 갖도록 도와주는 것이다.

4) 상담가의 태도 및 과제

(1) 상담가의 태도

① 관심과 감동 능력

상담가는 내담자의 존재와 삶에 대해 진지한 흥미와 관심을 보일 수 있어야 하고 삶의 이야기에 심취하고 감동할 수 있는 능력이 필요하다. 내담자는 그들의 이야기를 신나게 들어주는 사람을 필요로 한다. 내담자의 이야기를 신나게 들어준다는 것은 바로 그들의 삶을 긍정해 주고 그들을 받아들이는 것이 된다.

② 존재 허용적 태도

상담가는 내담자 스스로 자신의 삶을 살도록 허용해 주어야 한다(Joyce & Sills, 2018). 즉, 상담가의 가치관이나 계획에 의해서가 아니라 내담자의 본성에 따라 자신의 존재를 실현해 나가도록 허용해 주어야 한다. 상담가의 가치관과 계획이 훌륭하더라도 상담가의 생각에 따라 내담자를 조형하려고 한다면 그것은 상담가가 정한 목표를 달성하는 것이지 내담자의 존재를 실현하는 것은 아니다. 내담자는 타인의 기대에 맞추는 데 익숙해져 자신의 길을 가는 데에 공포와 망설임이 있다. 상담가는 이 과정에서 스스로의 삶을 살고자 하는 내담자를 허용하고 지지해야 한다.

③ 현상학적 태도

상담가는 내담자가 원하는 바를 수용하고 그것을 따라가는 태도가 필요하다. 왜냐하면 내담자가 어디로 가기를 원하든지 간에 항상 충분한 이유가 있기 때문이다(Joyce & Sills, 2018). 만일 상담 시간에 내담자가 갑자기 상담가와 놀고 싶다고 말한다면 그때는 함께 놀아주는 것이 치료적이라 할 수 있다. 상담가는 마치 산파와 같이 내담자의 생명현상을 따라가며 그것이 발현되도록 도와주는 역할에 만족해야 한다.

④ 창조적 대응

내담자를 따라가라는 것은 내담자의 생명현상을 따라가라는 의미이지 상담가가 내담자의 생각이나 시각을 그대로 받아들이라는 뜻이 아니다. 만약 상담가가 내담자의 생각이나 시각을 그대로 채택한다면 상담가도 내담자와 함께 그의 문제에 빠져 헤어 나오지 못하게 될 가능성이 높다. 창조적 상담가는 어린아이와 같이 기존의 가치관이나 선입견에 좌우되지 않고 상황을 있는 그대로 볼 수 있는 눈을 가진다.

(2) 상담가의 과제

① 알아차림과 접촉의 증진

알아차림은 개인으로 하여금 자신의 미해결 과제와 더불어 현재의 욕구와 감정 그리고 소망을 자각하게 해주는 것이다. 접촉은 이러한 자각된 미해결 과제, 욕구와 감정, 소망 들을 환경과의 만남을 통해 해소해 주는 동시에 창조적인 활동 에너지로 바꾸어 줌으로써 개인의 성장을 도모한다. 이를 위해 상담가는 내담자를 분석하기보다는 감각자료(표정, 자세 등), 언어사용 습관 등에 초점을 둔다.

② 좌절과 지지

상담가는 내담자의 자립적인 태도나 행동은 격려하고 지지해 주되 의존적인 태도나 회피행동은 좌절시켜야 한다. 하지만 그 과정에서 내담자에게 상처가 되는 말을 하거나 꾸중을 하지 않아야 한다. 내담자의 성장을 위해서는 보기 안쓰럽더라도 지켜보아야 하고 상담가를 부모 대신 의존하게 해서는 안 된다.

좌절은 내담자의 성숙 정도에 맞추어야 하며, 상담가는 내담자의 건강한 부분에 바탕을 두고 문제를 해결해야 한다. 상담가는 아무리 문제 많은 내담자도 긍정적이고 건강한 부분이 있으며, 지금까지 타인이나 내담자가 부정적으로 느꼈던 것도 내담자에게 긍정적으로 작용한 측면이 있다는 사실을 깨닫도록 도울 필요가 있다.

③ 저항의 수용

게슈탈트상담에서는 정신분석보다 저항이라는 개념을 덜 사용한다. 많은 경우 저항이라고 기존에 불리는 내용은 상담가의 미숙한 혹은 성급한 개입에 대한 내담자의 자기 보호 행동이다. 내담자가 보이는 행동은 그 순간에 내담자가 할 수 있는 최선의 행동이다. 내담자가 보이는 저항도 그 순간에 있어서 내담자로서는 최선의 행동일 수 있다. 저항은 내담자가 상담가를 신뢰하지 못하기 때문에 보이는 행동이다. 따라서 상담가는 저항의 해결을 위해 이해심과 인내심을 가지고 내담자를 따뜻하게 대하는 동시에, 내담자의 저항 행동을 통해 자신을 다시 검토하는 계기로 삼아야 한다.

CHAPTER 12

상담 Ⅱ : 해결중심상담 & 가족상담

1 해결중심상담

1) 개요

해결중심상담(solution-focused brief counseling)이란 내담자에게 이미 '문제가 나타나지 않는 예외 상황', 즉 해결된 상황이 있었음을 발견하면서 확립된 상담이다. 해결중심상담은 상담 과정에서 언어적인 측면을 중요하게 생각하며 내담자와 상담가의 협동적 관계를 강조하고, 문제가 아닌 해결에 관심을 두며 내담자가 가지고 있는 강점에 초점을 둔다.

전통적인 상담에서는 내담자가 고통을 계속 겪고 있음에도 불구하고 내담자의 문제 원인을 찾는 데 많은 시간과 노력을 기울였다. 해결중심상담에서는 내담자가 문제가 없었거나 적었던 경험을 잊어버렸거나 중요하게 생각하지 않는다는 사실을 강조한다. 또한 문제란 항상 일어나는 것이 아니고 적게 일어나거나 일어나지 않을 때도 있음에 주목한다. 따라서 해결중심상담에서는 내담자의 문제를 발견하는 데 초점을 두기보다는 문제가 되지 않은 예외 상황을 발견하기 위해 노력한다(de Shazer, 1985).

해결중심상담에서는 내담자가 자신의 성공적 경험을 자각하고 이러한 경험을 더 많이 하여 행복하고 성공적인 삶이 되도록 돕는다. 내담자의 해결책은 새로운 행동양식을 학습하도록 하는 것이 아니라 이미 자신이 소유하고 있는 것을 발견하여 반복적으로 사용하도록 한다. 즉, 내담자는 자신의 문제 해결에 필요한 지식과 자원뿐만 아니라 해결책도 가지고 있다고 본다. 해결책은 지각과 상호작용의 변화를 의미하는 것이며, 이는 상담가와 내담자가 함께 내담자의 문제에 가장 좋은 답을 찾기 위해 대화하는 것을 말한다(Berg & De Jong, 1996).

해결중심상담에서 상담가는 내담자가 현 상황을 다른 각도로 볼 수 있도록 도와주고, 이미 내담자의 생활에서 일어나고 있는 해결책의 실마리를 해결중심 기법으로 발견한다. 해결중심상담은 정신질환, 알코올중독, 아동청소년의 문제행동, 학교에서의 적응과 관련된 다양한 사례에서 적용되고 있다. 해결중심상담은 다양한 개인, 집단, 지역사회, 조직체에서 활용되고 있으며 연령이나 문제의 특징에 한정하지 않고 적용된다.

2) 가정과 원리

(1) 가정

① 긍정적인 측면에 초점을 둔다

해결중심상담에서 문제에 대한 논의는 무의미하다(한국단기가족치료연구소, 2017). 문제에 초점을 둘수록 문제를 더 많이 파악하고 이해하려고 한다. 예컨대, 검은색 악어(문제)를 생각하지 말라고 상담가 말한다면 내담자는 더욱 검은색 악어를 머리에서 떨쳐낼 수 없다는 것이다. 내담자는 긍정적이고 문제 해결이 가능한 측면에 초점을 맞출 때 바람직한 변화가 일어나기 쉽다. 내담자는 상담가와의 대화를 통해 문제 해결에 효과가 있는 것은 무엇이며 앞으로 무엇을 할 것인지를 스스로 문제 해결을 위한 그림을 그린다. 그 과정에서 내담자의 언어가 암시적으로 변화하고 스스로 암시하는 변화에 몰입하게 된다.

② 예외 상황은 해결의 실마리를 보여준다

해결중심상담에서는 내담자에게 문제가 없었거나 문제시되지 않는 예외 상황에 초점을 둔다(정문자 외, 2017). 즉, 모든 문제에는 예외 상황이 있기 마련이며 목표 설정에 활용할 수 있다. 예컨대, 늘 다툼으로 고통스럽다는 부부에 대해 싸우지 않고 두 명이 함께했던 예외 상황에 초점을 맞추어 보는 것이다. 문제 상황에서 예외를 찾아내어 그러한 예외 상황이 자주 일어나도록 도와주게 되면 내담자는 너무나 크게 인식되던 문제를 어느 정도 자기 스스로 조절할 수 있다는 자신감을 가질 수 있다.

③ 변하지 않고 그대로 머무는 것은 아무것도 없다

인간을 포함한 세상의 모든 것은 매 순간 변하고 있다. 상담가는 변화가 항상 일어나고 있다는 믿음을 토대로 내담자가 원하는 방향으로 움직이며 긍정적으로 변화 가능한 것을 찾도록 도와야 한다. 예컨대, 우울증이 심한 내담자가 영원히 자신이 우울 속에서 헤어나지 못한다고 호소할 때 변화는 항상 일어나고 있음을 깨닫도록 도와준다.

그리스의 철학자 헤라클레이토스(Heraclitus)는 변하지 않으면서 같은 상태에 머무르는 것은 아무것도 없다는 사실을 다음과 같이 표현했다(Bandler & Grinder, 1979). "우리가 보는 강물은 이미 같은 강물이 아니며 같은 강물에 두 번 발을 담글 수는 없다." 내담자의 현 고통이 영원히 머무는 것이 아니라 얼마든지 다르게 변할 수 있음을 깨닫도록 도울 필요가 있다.

④ 작은 변화는 큰 변화를 이끈다

내담자의 문제가 복잡하다고 해서 해결방법도 복잡한 것은 아니다. 내담자가 복잡한 문제 상황에서도 해결을 위한 작은 변화를 시도할 때 시간이 흐른 후 동시다발적으로 다른 부분에서도 변화가 일어난다. 또한 내담자가 작은 변화를 경험할 때 새로운 문제를 해결하려는 의지를 가질 수 있다. 예컨대, 댐을 무너뜨릴 때 큰 구멍이 필요한 것이 아니라 작은 균열이 생기고 시간이 지나면 언젠가 댐이 붕괴되는 것과 같은 이치이다.

⑤ 인간은 문제를 해결할 능력과 자원을 가지고 있다

해결중심상담은 내담자가 자기 문제를 해결하기 위해 필요한 모든 것을 가지고 있다고 전제한다. 예컨대, 내담자는 하나의 그림을 완성하는 데 필요한 퍼즐

조각을 모두 가지고 있으나 잠시 그 그림을 완성하지 못하고 혼란에 빠져 있다고 본다. 상담가는 내담자가 자기 문제를 해결해 나갈 자원과 능력에 눈뜨게 하고 이를 활용하도록 도와주면 된다.

⑥ 내담자가 전문가이다

해결중심상담에서는 내담자가 자기 문제에 대해 가장 잘 알고 있으며 많은 해결책을 시도했을 것으로 본다. 상담가는 필요한 해결 방향이 내담자 자신의 경험에서 나오는 것이며 스스로 해결책을 찾을 수 있는 능력이 있다고 믿는다. 해결중심상담은 내담자를 전문가로 보고 목표를 향해 해결중심적으로 노력해 가는 과정으로 간주한다.

⑦ 협동작업은 항상 존재한다

내담자는 항상 협조하고 있으며 변화에 대한 자신의 생각을 보여준다. 해결중심상담에서 내담자가 보이는 반응은 어떻게 해야 변화가 일어날 수 있는지를 보여주는 내담자의 생각이다. 만약 내담자가 과제를 하지 않거나 과제가 아닌 것을 할 때 그것은 저항이 아니라 단지 그 상황에서 내담자가 그렇게 하는 것이 최선이라고 보았기 때문이다. 해결중심상담에서는 저항하는 내담자가 있는 것이 아니라 유연성이 결여된 상담가가 있다고 본다(Bandler & Grinder, 1979). 상담가와 내담자의 관계는 항상 협동적이어야 한다.

(2) 원리

① 병리적인 것 대신 건강한 것에 초점을 둔다

해결중심상담은 내담자의 병리적인 것 대신 성공한 것과 성공하게 된 구체적인 방법을 발견하는 데 초점을 둔다. 즉, 내담자의 경험, 강점과 자원 그리고 능력에 대해 관심을 가진다. 내담자의 문제를 성공적으로 해결한다고 해서 문제와 반드시 연결되어야 할 필요는 없다(de Shazer, 1988).

② 내담자의 강점, 자원, 심지어 증상까지도 발견하여 상담에 활용한다

해결중심상담은 내담자가 잘못한 것이나 과거의 실패를 고치려고 노력하기보다는 과거의 성공이나 장점을 찾아내어 활용하는 것을 선호한다. 이 과정에서 내담자의 강점, 자원, 능력, 성공적인 경험 등을 끌어내고 확인하며 문제 해결에 활용한다. 심지어는 내담자의 증상까지도 자원으로 활용하여 문제를 해결한다.

③ 탈이론적, 비규범적이며 내담자의 견해를 존중한다

해결중심상담은 이론을 강조하지 않는다. 왜냐하면 경직된 사고의 틀과 이론은 상대방을 있는 그대로 이해하고 수용하는 데 방해되기 때문이다. 따라서 해결중심상담은 내담자가 경험하는 문제에 대해 어떠한 가정도 하지 않을 뿐만 아니라 내담자에 관한 것을 특정한 이론적 틀에서 해석하거나 설명하지 않는다. 대신에 내담자가 호소하는 불평과 특성에 기초하여 개별화된 해결책을 발견한다(한국단기가족치료연구소, 2017).

④ 간단하고 단순한 방법을 먼저 사용한다

해결중심상담은 내담자의 불평을 그대로 수용하고, 가장 단순하고 최소한으로 개입한다(Kral, 1988). 또한 문제가 복잡하기 때문에 해결 방법도 복잡해야 한다는 가정은 잘못된 것으로 본다. 내담자의 작은 변화가 큰 변화를 가져오도록 만들기 때문에 달성할 수 있는 작은 것을 목표로 정해야 한다.

⑤ 변화는 불가피하다

인간의 삶 속에서 변화는 끊임없이 일어나고 있는 하나의 연속적인 과정이고 안정 혹은 불변은 착각에 불과하다. 모든 인간에게 변화는 삶의 일부이기 때문에 변화를 막을 수는 없다(de Shazer, 1985). 상담가는 내담자가 긍정적인 변화를 이룰 수 있도록 돕고 이를 해결책의 구축으로 이어지게 만들어야 한다.

⑥ 현재에 초점을 맞추며 미래 지향적이다

해결중심상담은 내담자의 과거 병리를 찾는 것이 아니라 현재의 상황에 적응하며 변화의 가능성이 있는 미래에 초점을 둔다. 상담가는 내담자에게 문제가 되었던 과거에서 벗어나 현재에 집중하고 미래를 시각화하고 구체화하여 해결책을 찾도록 돕는다.

⑦ 내담자와의 협력관계를 중요시한다

모든 치료에서와 마찬가지로 해결중심상담에서도 내담자와 라포(rapport)를 형성하고 상호 동반자적 관계를 맺는 것을 중요시한다. 따라서 상담가는 내담자가 상담에 협력할 수 있도록 의식적인 노력을 해야 한다.

⑧ '알지 못함'의 자세를 가진다

'알지 못함'의 자세란 상담가가 내담자에 대해 아는 바가 없기 때문에 내담자에게 알려 달라는 의미이며, 불확실성의 태도로 질문과 새로운 생각을 내담자에게 제공하는 것을 말한다(De Jong & Berg, 2012). 상담가는 내담자에 대해 진실한 호기심을 가져야 하고 무조건 변화해야 한다는 기대보다는 행동과 말에 대해 보다 많이 알고 싶어 하는 의향을 보여야 한다. 즉, 상담가는 내담자로부터 항상 더 많은 정보를 얻고자 하는 자세로 상담에 임해야 한다.

3) 질문기법

해결중심상담에서는 내담자의 문제에 대한 해결책을 구축하기 위해서 전략적으로 개발된 질문기법들을 활용한다. 해결중심상담의 주요 질문기법으로는 첫 상담 전 변화에 관한 질문, 예외질문, 기적질문, 척도질문, 대처질문 등이 있다(정문자 외, 2017 : 105-123).

(1) 첫 상담 전의 변화에 관한 질문

많은 내담자는 문제가 가장 심각한 시기에 상담 기관이나 주변 사람들에게 도움을 요청한다. 따라서 일주일이나 며칠 후 약속한 시간에 상담을 받으러 왔을 때는 긴장이나 불안이 감소되었거나 문제의 심각성이 줄어든 경우가 많다. 이를 근거로 내담자의 잠재능력을 발견하고 내담자 자신이 의식하고 있지 못하는 해결책을 탐색할 수 있다(De Jong & Berg, 2012).

많은 사람은 일상생활에서 나타난 문제를 해결하기 위해 스스로 노력하고 있으며, 그중의 하나가 상담을 신청하는 것이다. 상담 약속은 매우 적극적이고 긍정적으로 해결책을 모색하는 방법이다. 내담자는 상담을 통해 고통을 줄이거나 변화할 수 있다는 기대로 암담하던 상태에서 어느 정도 벗어나는 경험을 할 수 있다. 이때 상담가는 어떻게 문제의 심각성이 감소되었는지를 확인하도록 도와주고 칭찬한다. 이러한 첫 상담 전의 변화에 관한 질문의 예는 다음과 같다. "전화로 약속을 하고 오늘 오기까지 어떤 변화가 조금이라도 있었나요?", "말씀을 들으니 변화가 있었는데 어떻게 그렇게 하셨나요?", "그런 방법을 계속 사용하면 무엇이 달라질까요?"

(2) 예외질문

예외질문의 목적은 문제 해결을 위해 우연히 성공적으로 실시한 방법을 찾아내어 의도적으로 하도록 돕는 데 있다. 이것은 내담자가 일상생활에서 이미 성공적으로 잘하고 있으면서도 의식하지 못하거나 가치를 두지 못하는 것이 적지 않고, 우연히 효과적인 행동을 하는 경우가 많기 때문이다(Berg, 1994). 내담자가 문제 해결을 위해 무엇인가 새로운 것을 배워서 행동하는 것보다는 이미 성공적으로 실시한 것을 탐색하여 의도적으로 하는 것이 효과적이다.

내담자가 문제의 원인, 발생과정, 책임, 피해 등에 몰두하게 되면 부정적인 생각과 그 문제에 더욱 빠지게 된다. 예외질문은 내담자에게 문제보다는 해결책을 모색하는 것으로 관심을 전환하도록 돕는 데 효과적이다. 예외질문의 예는 다음과 같다. "문제가 발생하지 않은 것은 언제였나요?", "본인의 강점과 자원은 무엇이라고 생각하세요?", "문제가 발생하는 상황과 발생하지 않는 상황에 어떠한 차이점이 있나요?", "문제가 발생하지 않을 때 무엇을 하시나요?", "최근에 보람된 일이 있었다면 무엇인가요?", "문제를 성공적으로 극복한 경험에 대해 말씀해 주시겠어요?"

(3) 기적질문

기적질문의 목적은 내담자가 변화의 가능성에 대하여 제한 없이 자유롭게 생각하도록 한다. 또한 내담자가 과거와 현재의 문제에서 벗어나 좀 더 만족스러운 삶을 살 수 있는 미래로 관심을 돌리게 한다(De Jong & Berg, 2012). 기적질문은 문제가 해결된 상태를 상상해 보고, 해결하기 원하는 것들을 구체화하고 명료화하여 상담 목표를 현실적이고 구체적으로 설정하기 위해 사용된다.

기적질문은 내담자가 문제중심적이고 희망이 없다고 생각할 때 문제와 분리하여 해결된 상태를 상상하도록 하는 것이다. 내담자는 기적질문에 응답하는 과정에서 기적을 만드는 사람은 바로 자기 자신임을 깨닫고 변화를 위한 동기를 형성하게 된다. 기적질문은 미래에 관한 질문이어야 하며, 가정을 해 보자는 자세로 질문하지 않도록 해야 한다. 상담가는 질문을 통해 내담자가 기적을 현실화하기 위해 새롭게 행동을 해야 한다는 것을 암시해야 한다.

기적질문은 시작에 불과하다. 상담가는 내담자가 좀 더 만족할 만한 미래에 대한 방향과 목표를 표현하도록 하는 질문들을 계속해야 한다. 그리고 현재 실행할 수 있는 것은 무엇인가에 관하여 질문함으로써 실제생활과 연결시켜 나가야 한다. 대표적인 기적질문들은 다음과 같다. "밤에 잠자는 동안에 기적이 일어나서 지금 여기 가지고 온 문제가 해결되었다고 상상합시다. 그렇지만 잠자는 동안에 기적이 일어났기 때문에 무슨 일이 생겼는지 아무도 모릅니다. 내일 아침 기적이 일어났다는 것을 어떻게 알 수 있을까요?", "무엇이 달라져 있을까요?", "기적이 일어난 후 제가 파리가 되어 댁의 거실 벽에 붙어서 세 분을 관찰한다면 세 분이 함께 무엇을 하고 있는 것을 보게 될까요?", "지금 말씀하신 기적들 중에 조금이라도 이미 일어난 것이 있을까요?", "만약 여기 가져온 문제가 다 해결된다면 무엇이 다를까요?"

(4) 척도질문

사람들은 자신의 감정과 느낌의 정도를 주관적으로 표현한다. 내담자는 자신의 문제에 대해 애매모호하고 추상적으로 설명하고 감정이나 생각의 변화에 대하여 표현하는 것을 어려워한다. 척도질문은 1점부터 10점까지의 척도 위에 내담자가 인식하는 문제의 정도, 해결 가능성, 상담의 진전 정도를 숫자로 표시하도록 질문한다.

척도질문은 특히 정서적으로 힘든 상황에 있는 사람들이 미래를 향해 나아갈 수 있도록 하며, 현재의 상태를 유지할 수 있는 힘과 자원이 자신에게 있다는 사실을 인식하게 한다(Berg & Dolan, 2001). 척도질문은 내담자가 원하는 상태로 나아가는 데 있어 한꺼번에 많은 진전이 아니라 조금씩 변화되어 가는 상황을 구체적으로 보여줄 때 유용하다. 척도질문은 매우 단순해서 어린이부터 노인에 이르기까지 쉽게 사용할 수 있다. 척도질문은 주로 미래에 초점을 두고, '오늘', '지난주'와 같이 시간을 제한해 주어야 내담자가 정확하게 답할 수 있다.

문제해결의 전망과 관련된 척도질문의 예는 다음과 같다. "1점부터 10점까지 있는 척도에서 10점은 문제가 해결되었다고 확신하는 것을 말하고, 1점은 문제가 가장 심각할 때를 말합니다. 오늘은 몇 점에 해당하나요?", "문제가 해결될 가능성은 몇 점이라고 생각하시나요?", "오늘의 상태가 4점이라고 했는데 무엇이 달라지면 5점이 될 것 같으세요?", "목표가 7점이라고 했는데 7점의 상태는 어떤 것인가요?"

동기와 관련된 척도질문의 예는 다음과 같다. "최선을 다해 노력하는 것을 10점, 전혀 노력을 하지 않는 것을 1점으로 할 때에 문제 해결을 위해 몇 점쯤 노력할 수 있으시겠어요?", "1점을 높이기 위해 무엇을 다르게 행동하면 될까요?"

(5) 대처질문

일반적으로 상담을 받으러 오는 내담자는 문제에 압도당한 기분이거나 문제가 너무 복잡하고 심각하여 희망이 없다고 생각한다. 그러나 내담자는 이미 성공의 예외적인 경험을 가지고 있을 뿐만 아니라 어려운 문제를 성공적으로 대처한 경험을 가지고 있다. 대처질문은 내담자가 어려움과 위기를 어떻게 극복하고 생존해 왔는지 그리고 희망을 버리지 않고 유지해 올 수 있었는지를 질문한다. 동시에 내담자의 생존 능력을 인정하고 간접적으로 칭찬하는 방법이다.

대처질문의 목적은 내담자가 어려운 상황에서 견디어 내고 더 나빠지지 않은 것을 강조하고, 위기에서 살아남기 위해 대처해 온 방법을 발견하고, 자신의 자원과 강점을 발견하여 인식하도록 돕고, 인정하고 칭찬하는 것을 통하여 능력을 강화하고 확대하는 데 있다. 대부분의 내담자는 자기 스스로 역경을 극복한 것에 큰 의미를 부여하고 있지 않으며, 생존하기 위해 무의식적으로 행동하였기 때문에 대처질문을 할 경우에 그 반응은 매우 크고 긍정적이다.

대처질문의 특징은 내담자가 역경을 극복한 사실에 관하여 진술하는 것을 전적으로 수용하며, 역경을 통하여 터득한 지식과 지혜를 포함하는 강점을 인정하고 존중하는 것에 있다. 대처질문의 예는 다음과 같다. "아주 힘든 상황에서도 그렇게 고생을 하면서도 직장에 다닐 수 있었는데 어떻게 그렇게 할 수 있으셨나요?", "그와 같이 대처하면 도움이 될 것이라는 사실을 어떻게 아셨나요?", "어떻게 모든 것을 포기하지 않고 오늘까지 지탱해 오셨나요?", "지금까지 해 온 것을 유지하기 위해 무엇을 해야 할까요?", "어떻게 더 나빠지지 않았나요?"

2 가족상담

1) 체계로서의 가족

체계론적 관점에서 보면 가족은 개인의 삶에 가장 직접적으로 영향을 미치는 조직체라고 할 수 있다. 상담가가 내담자를 포괄적으로 이해하려면 가족의 구조뿐만 아니라 상호 역동적 교류를 확인해야 한다. 가족은 개인 문제해결의 보충적 차원에서 다루어지기도 하지만 전체로서의 가족(family as a whole)에 초점을 둘 필요가 있다. 상담가는 가족체계의 구성원으로 내담자를 이해한다면 심리적 문제해결을 위한 더 많은 정보와 자원을 발굴할 수 있다.

체계로서의 가족은 모든 구성원이 서로 영향을 주고받으면서 더 큰 상위체계와도 상호작용함을 의미한다. 가족체계는 구성원 각자의 역할을 구체화시키며 힘의 구조, 의사소통방식, 문제에 대한 타협과 해결방식 등을 규정하는 고유한 규칙에 의해 움직인다. 하나의 체계로서 가족의 구조나 기능을 이해하고자 할 때는 가족구조, 가족항상성, 삼각관계의 형성, 가족규칙과 가족신화, 경계와 하위체계 등과 같은 기본 개념들을 살펴보아야 한다(Reiter, 2018).

(1) 가족구조

체계로서 가족은 일정한 형태의 구조를 가진다. 가족구조란 가족구성원이 상호작용하는 방식을 조직화하는 기능적인 측면을 말한다. 상호작용의 기능적 측면은 외형적인 것이 아니라 주로 은폐되어 있거나 의식하지 못하는 경우가 대부분이다. 가족구조는 구성원들의 사고방식과 정서적 차원, 가족구성원들 간에 이루어지는 교류의 내용과 질 등에 의해 결정된다.

(2) 가족항상성

항상성은 원래 살아 있는 생물체가 균형 또는 안정을 유지하려는 노력을 의미하는 생물학적 용어이다. 모든 체계는 일정한 상태나 바람직한 균형을 유지하고자 하는 경향을 지닌다. 하나의 체계로서 가족 또한 그 구조나 운영에 있어 균형을 지켜나가려는 메커니즘을 구축하게 된다.

가족항상성은 에어컨의 자동온도조절장치가 방안의 온도를 일정하게 조절하는 것에 비유된다. 즉, 가족체계는 구성원들이 이미 익숙한 방식의 한정된 범위 내에서 상호작용하도록 내용과 수준을 규제하며, 이러한 평형이 위협받을 때마다 이를 복구하는 방식으로 구조를 발달시킨다.

(3) 삼각관계

가족구성원이 정서적 관계를 맺을 때 두 사람만으로 구성된 2인 체계는 불안이나 긴장이 유발되어 안정을 유지하기 어려운 경우가 자주 발생한다. 2인 체계는 긴장을 줄이려는 의도에서 제3의 인물이나 새로운 문제를 끌어들여 삼각관계를 형성한다. 이때 심리적, 정서적으로 건강한 구성원은 아무런 문제가 없으나 그렇지 않다면 삼각관계의 구조 속에 포함될 수 있다.

특히 잘못된 가족 삼각관계의 전형적 유형은 부모와 자녀가 만들어 내는 것이다. 예를 들면, 남편과 사이가 좋지 않은 어머니가 장남에게 아버지의 역할을 기대하거나, 혹은 부모와 갈등이 있는 조부모가 손자와 밀착된 연합을 형성하는 것 등을 말한다. 이는 체계 내의 갈등 및 해체를 초래할 수도 있는 부정적 관계 형성이라 할 수 있다.

삼각관계 그 자체를 항상 병리적인 것으로 단정할 수는 없다. 삼각관계는 때로는 효과적 대안으로 가족 내에서 작용할 수도 있다. 예컨대, 부부관계가 좋지 않은 남편과 부인이 종교 기관을 삼각관계에 포함시키는 경우이다. 그들은 종교 행사에 참석할 때는 사이좋은 부부로 보이는 행동들을 할 수 있는데 이는 화해나 문제해결의 실마리로 작용할 수도 있다.

(4) 가족규칙과 가족신화

가족항상성의 유지는 가족구성원 모두가 정해진 규칙이나 묵시적으로 이루어진 동의 등을 얼마나 잘 고수하는가에 달려 있다. 가족 내에는 수많은 규칙이 존재할 수 있는데, 경직된 가족일수록 협의 및 변화의 가능성을 개방적으로 수용하지 못하여 매우 제한적인 규칙에 의해 운영된다. 그리고 가장 강력한 가족규칙은 표면화되기보다는 내재적이고 은연중에 정해진 불문율의 특성을 갖는 경우가 많다.

가족규칙은 행동적 및 인지적 측면이 연결되어 작동된다. 즉, 가족구성원들이 표출하는 행동은 가족구성원 간 공유되는 인지적 측면들로부터 나오며, 이러한 행동과 인지는 서로 얽혀있다는 것이다. 가족구성원이 아무런 의심 없이 공유하는 믿음과 기대 등의 인지적 양상을 가족신화(family myth)라 부른다(김유숙, 2002).

가족신화는 가족의 항상성을 유지하는 데 기여하기도 하지만 가족관계를 파괴할 정도로 위협적인 긴장을 유발하기도 한다. 가족신화에 근거한 역기능적 행동과 인지 과정들은 상호 강화되어 바람직하지 않은 상황으로 몰고 갈 수 있다. 가장 파괴적 형태의 가족신화는 가족 내의 한 구성원을 나머지 전체와는 다르게 분리하여 희생양으로 만드는 경우이다. 어떤 가족은 진정한 정서적 교류를 하지 않은 채 서로 친하다고 믿고 주장하는 거짓 친밀성이 중요한 가족신화로 관찰되기도 한다.

(5) 경계와 하위체계

경계와 하위체계는 가족이 서로 얼마나 관여되어 있는지 여부를 알아보는 개념이다. 체계로서의 가족은 개인체계, 부부체계, 부모-자녀체계, 형제자매체계 등과 같은 다양한 하위체계들을 형성한다. 하위체계들은 가족규칙에 따라 경계를 유지하면서 상호작용을 하게 된다. 체계가 다른 체계와 관여하는 상호작용의 방식 및 수준에 따라 애매한 경계, 경직된 경계 그리고 명료한 경계로 구분할 수 있다.

애매한 경계를 주로 유지하는 가족은 가족체계 내의 규칙이 일관적이지 못하고 애매하기 때문에 모든 가족문제에 관해 서로가 지나치게 얽혀 필요 이상의 긴장이나 갈등을 유발하는 형태를 보인다. 이러한 가족을 밀착된 가족이라고 한다. 이와 반대로 경계가 경직되어 구성원들이 뿔뿔이 흩어져버리는 가족을 격리된 가족이라고 한다. 명료한 경계를 유지하는 가족의 경우 보통 건강한 가족으로 불리며, 각 하위체계의 독립성이 존중되는 동시에 다른 하위체계들과의 교류에도 개방적이고 유연한 성향을 보인다.

가족은 내부의 하위체계들 간의 경계뿐만 아니라 다양한 외부적·환경적 체계들과도 교류하면서 경계를 유지한다. 가족 이외의 외부인이 가족 안으로 들어오도록 허용되고, 가족구성원들이 가족 밖에서 정서적 관계를 맺는 것이 권장되며, 정보들이 외부와 교환되는 정도를 '유연성'이라는 말로 표현할 수 있다. 이러한 유연성의 정도에 따라 폐쇄적 또는 개방적 가족체계로 나눌 수 있다(Hepworth & Larsen, 1993 : 293-294). 폐쇄적 가족체계를 유지하게 되면 가족 내부로 새로운 자원이나 에너지가 유입되지 않기 때문에 혼란과 갈등이 증폭된다. 가족뿐만 아니라 모든 체계는 폐쇄적 체계가 아니라 개방적 체계로 기능해야 소속된 대상들이 안정과 발전을 지속할 수 있다.

(6) 가족체계와 상담가

상담가가 가족 문제를 하나의 원인에서 출발한 결과에만 초점을 둔다면 주로 "왜"라는 질문을 중심으로 결과보다는 원인의 탐색에 치중하게 된다. 이러한 직선적 인과 추론은 자연과학적 사고로부터 연유하며 복잡하고 다원적인 인간의 행동을 이해하고 설명하는 데는 한계가 있다.

반면 상담가가 체계이론의 준거틀을 가지고 가족을 바라본다면 가족 내에 발생한 문제나 욕구를 순환적 인과관계로 이해하는 것이 된다. 순환적 인과론이란 원인에 의해 결과가 일어나고 이 결과가 다시 원인이 되어 또 다른 결과를 불러오거나 앞의 결과를 유지 혹은 강화시킨다고 보는 이론이다.

상담가가 순환적 인과관계 관점을 유지한다면 내담자 가족 내에 발생하는 문제를 특정 한 개인의 문제가 아니라 가족 또는 보다 넓은 맥락 속에서 이해할 수 있도록 돕는다. 상담가의 가족 개입은 문제 그 자체 혹은 문제의 원인에 초점을 두기보다는 가족 속에서 일어나는 관계의 연결고리를 우선시할 필요가 있다.

상담가가 체계로서 가족을 바라본다면 내담자의 가족 내에 존재하는 문제행동을 일종의 구조 신호로 해석할 필요도 있다(김유숙, 2002). 왜냐하면 체계는 균형을 유지하려는 항상성 혹은 자기조정능력을 지니는데 이것만으로는 균형을 이룰 수 없다고 판단될 때 외부의 도움을 요청하기 때문이다. 이때 문제행동의 표출은 이러한 요청을 위한 하나의 방편일 수도 있다.

2) 의사소통 가족상담

의사소통 가족상담(Communication Family Therapy)은 사회복지사인 사티어(Virginia Satir, 1916~1988)가 발전시킨 접근방법이다. 사티어는 오랜 경험과 노력 끝에 자신만의 의사소통 모델을 만들었다. 사티어의 의사소통 가족상담은 인간에 대한 존엄성과 존재가치, 성장과 변화를 추구하는 인간의 욕구와 잠재력에 대한 가능성과 동기에 초점을 맞추고 있다(김유숙, 2002 : 139-141).

(1) 기본 믿음

① 모든 사람은 변화 가능하다. 외부적 변화에 한계가 있더라도 내면적 변화는 누구라도 가능하다.

② 인간은 어떤 문제에 성공적으로 대처하고 성장할 수 있는 내적 자원, 즉 생명력(life-force)을 가지고 있다.

③ 인간은 상황에 적절히 반응할 수 있는 선택권을 가지고 있다. 그러나 대부분의 사람은 상황에 적절한 새로운 것을 선택하기보다는 과거에 자주 대처한 스트레스에 반응하는 선택을 한다. 상담의 목표는 내담자가 스스로 자신의 것을 선택하도록 도와주는 것이다.

④ 모든 사람은 감정을 가지고 있고 자신의 감정에 책임을 져야 한다. 자존감이 높은 사람일수록 사회적으로 수용되는 대처방식으로 표현한다. 개인의 문제는 문제 그 자체보다는 그에 따른 대처방식이 문제이다.

⑤ 현재의 성장과 변화는 과거에 대한 수용과 감사로부터 출발한다. 그중에서 부모에 대한 수용이 중요한데, 단지 부모의 역할이 아니라 주어진 상황에 최선을 다한 인간적인 모습과 수준을 수용하는 것이다.

(2) 의사소통 유형

의사소통이란 사람과 사람 사이에서 오고 가는 언어 및 비언어의 모든 것을 의미하며 모든 것을 덮을 수 있는 거대한 우산과 같고 서로 영향력을 주고받는 것을 말한다(Satir, 1972). 사티어는 모든 의사소통은 학습되는 것이기 때문에 변화가 가능하다고 보았다. 사티어는 사람들이 스트레스 상황에서 자기를 보호하고 생존하는 대처방법이 있는데 이것을 역기능적 의사소통으로 보았다. 사티어는 역기능적 의사소통 유형을 회유형, 비난형, 초이성형, 산만형으로 구분하였고, 바람직한 의사소통 유형을 일치형으로 제시하였다(송정아 · 최규련, 1997 : 159-168).

① 회유형

회유형(placate)의 사람들은 다른 사람과 상호작용하는 상황은 존중하지만 자기 자신의 가치나 진정한 감정을 무시한다. 그리고 자신의 힘을 다른 사람들에게 넘겨주며, 다른 사람들의 모든 요구를 거의 수용하고 들어준다. 회유형의 사람들은 자신은 별로 중요하지 않다는 메시지를 다른 사람에게 준다.

회유형의 사람들은 자신의 감정을 숨기고 어떤 문제이든 해결하고자 노력하며 모든 잘못은 자신 때문이므로 문제의 비난을 자신이 떠맡고자 한다. 회유할 때 자신은 편하게 느끼지 못하면서 다른 사람에게는 편하게 대해준다. 다른 사람을 위해 희생 봉사하며, 모든 사람의 만족을 위해 즐겁게 행동하려고 노력한다.

② 비난형

비난형(blame)은 회유형과 정반대 유형이다. 비난형의 사람은 다른 사람들을 무시하고 오로지 자신만을 생각하는 사람이다. 자기 자신을 방어하기 위해서 다른 사람을 괴롭히고 비난하며 자기 자신과 상황에만 가치를 둔다. 그들은 적개심을 가지고 잔소리하는 폭군으로 보이기도 한다.

비난형의 사람들은 내면에 외로움과 긴장감으로 가득 차 있으며 실패자라는 패배감을 가지고 있다. 거친 비난은 도움을 요청하는 신호라고 볼 수도 있다. 비난형의 사람들은 다른 사람과 미분화되거나 밀착되어 있는 경우가 흔하다. 그들은 다른 사람을 무시하고 비난하지만 자존감이 낮아 자기 자신이 가치 없다고 생각한다.

③ 초이성형

초이성형(super-reasonable)의 특성을 지닌 사람은 비인간적인 객관성과 논리성의 소유자이며 자신과 다른 사람을 과소평가하고 상황만을 중요하게 여긴다. 그들은 어떤 감정도 밖으로 드러내지 않고 자신과 다른 사람의 감정을 거부한다. 또한 이성적이고 냉정하며 침착한 패턴으로 객관적이고 합리적인 의사소통을 한다. 초이성형의 사람들은 행동이 경직되어 있고 강박적이며 항상 자신이 옳다는 것을 입증하려고 한다.

④ 산만형

산만형(irrelevant)은 초이성형의 정반대 유형이다. 산만형의 사람은 끊임없이 움직이며 말하고 하나의 주제에서 또 다른 주제로 사람들의 관심을 분산시키려고 한다. 그들은 주의집중을 잘하지 못하고 생각이나 관심을 자주 바꾼다. 산만형의 사람은 자신과 다른 사람, 상황 모두를 중요하게 생각하지 않는다.

산만형의 사람은 자신이 적절하지 않다고 느끼고 다른 사람과 자신의 관계에 대해 관심이 없다. 또한 곤란한 일이 생기면 농담하거나 딴전을 피우고 횡설수설하면서 상황에 적절하게 반응하지 못한다.

⑤ 일치형

일치형(congruent)은 사티어 의사소통 유형의 핵심 개념이다. 일치형의 사람은 자신과 타인, 상황 모두를 존중하며 신뢰한다. 그들은 사람을 존중하고 자신의 내적, 외적 자원들을 사용하며 개방적인 대화를 한다. 사티어는 역기능적 의사소통 유형인 회유형, 비난형, 초이성형, 산만형을 일치형의 의사소통 패턴으로 변화시키는 것을 중요하게 보았다.

(3) 건강한 가족과 역기능 가족

의사소통 가족상담에서는 건강한 가족과 역기능 가족의 특징을 다음과 같이 기술한다(송정아 · 최규련, 1997). 먼저 건강한 가족은 다음과 같은 특징을 지닌다. 첫째, 가족구성원들은 관심과 온정, 그리고 부드러움을 경험한다. 둘째, 가족구성원들이 감정이입적이고, 서로 신뢰하며 솔직하다. 셋째, 서로의 개별성을 인정하고 다른 사람의 견해를 존중한다. 넷째, 서로 유머와 즐거움을 나눈다. 다섯째, 상황에 따른 일치와 불일치에 대하여 솔직하다. 여섯째, 가족 간의 대화가 직접적이다. 일곱째, 자신에 대한 가치감을 가지고 다른 구성원과 서로 나눈다.

다음으로 역기능 가족은 다음과 같은 특성을 지닌다. 첫째, 가족구성원들은 서로 경계하거나 적대적이다. 둘째, 가족구성원 간에 거리감이 있다. 셋째, 가족구성원 간 통제감을 느끼며 수동적이고 힘이 없다. 넷째, 가족체계 안에서 가족규칙의 일관성이 없다. 다섯째, 가족구성원들의 행동과 견해에 융통성이 없다. 여섯째, 가족구성원 간에 힘의 구조가 수시로 바뀐다. 일곱째, 가족구성원에게 무관심하거나 대화가 없다. 여덟째, 가족구성원 간의 분화감(differentiation)이 없다.

(4) 치료 목표와 치료 과정

① 치료 목표

의사소통 가족치료의 목표는 안정이 아니라 성장이며, 개인의 경험 확대, 증상 완화와 사회 적응, 통합력 증진, 외적 행동과 내적 경험의 일치, 폭넓은 선택의 자유, 의존성 탈피 등이다. 사티어는 가족들이 표현하는 고통의 증상은 하나의 징후이며 실제적인 문제는 정서적 메마름이라고 본다. 치료의 목표는 가족구성원들의 욕구와 감정을 가족 내에서 나누고 공유하도록 도와주는 데 있다.

가족구성원들이 정서적으로 건강해지기 위해서는 자신과 다른 가족구성원에 대해서 보고, 듣고, 느끼고, 생각한 내용을 다른 가족구성원 앞에서 적절하고 정직하게 의사소통할 수 있어야 한다. 또한 가족구성원 간의 의사결정은 힘이나 권력이 아니라 탐구와 교섭을 통해 결정되어야 한다. 가족구성원의 차이점은 서로 공개적으로 인식하고 존중되어야 하며, 그것은 성장을 위해 사용되어야 한다.

의사소통 가족상담에서 상담가의 목표는 다음과 같다(김영애, 2020). 첫째, 내담자의 자존감을 높인다. 둘째, 내담자가 선택권자가 될 수 있도록 돕는다. 셋째, 내담자가 책임감을 갖도록 돕는다. 넷째, 내담자가 일치형의 사람이 되도록 돕는다.

② 치료 과정

상담가는 가족구성원 간에 일어나고 있는 상호과정에 초점을 두고 가족규칙과 대화방식 뒤에 숨겨져 있는 감정, 느낌, 기대, 열망, 자아 및 생명력 등을 탐색한다. 상담가는 의사소통의 내용이 아니라 과정에 초점을 둔다. 상담가는 내담자에게 논리적 당위성보다는 자신이 본 것, 가지고 있는 느낌, 처음 느낌에 대한 또 다른 느낌, 그렇게 만드는 어떤 의미에 대한 질문과 대답을 강조한다. 이를 통해 과거의 낡은 의사소통 방식을 일치형으로 변하도록 만든다. 치료 과정의 몇 가지 기법은 다음과 같다(김영애, 2020).

■ 가족 재구조화

가족 재구조화를 위해서는 우선 표면에 나타난 가족규칙과 가족주제, 가족신화 등을 밖으로 드러내어야 한다. 가족 재구조화는 내담자 자신의 어린 시절 어느 한 부분을 선택하여 재연하도록 만들고, 그것으로부터 얻은 새로운 정보를 통해 자신에 대한 다른 감정과 시각으로 구조화하여 기능적인 인간이 되도록 돕는 방법이다. 가족구성원들은 재구조화를 통하여 서로의 경험들이 서로 연관성이 있다는 것을 인식할 수 있다.

■ 가족 조각

가족 조각은 가족 재구조화의 중요한 기법이며, 가족 조각을 통하여 가족구성원 간의 감정 공유가 형성된다. 내담자는 다른 가족구성원들을 위치시키고 자세를 설정하며 자신의 관점을 표현한다. 의사소통의 유형에 따른 자세의 특징은 다음과 같다. 먼저 회유형을 표현하는 특징적인 자세로는 무릎을 꿇고, 두 손은 구걸하듯이 내밀며, 얼굴과 눈은 애원하듯이 상대방을 쳐다본다.

비난형의 조각은 등을 똑바로 펴고 한쪽 발을 앞으로 하고, 한쪽 손은 허리에 얹고, 다른 한 팔은 쭈욱 펴서 손가락으로 상대방을 가리키며 서 있다. 그리고 눈썹을 올렸다 내렸다 하고, 얼굴의 근육은 긴장되어 있으며, 등이 몹시 아프지만 그만둘 수 없다. 비난하는 자세는 누군가 복종할 사람만 옆에 있다면 자신이 중요한 사람이 되었다고 느끼지만 실제로 자신은 아주 가치가 없다고 생각하는 사람의 자세이다.

초이성형의 조각 자세는 움직이지 않고 똑바로 선 자세로 사람들 앞에서 팔짱을 끼고 있다. 산만형의 자세는 계속적으로 신체의 어느 한 부분을 움직이며, 휘파람, 노래, 콧노래, 눈 깜박이기, 머리카락 만지기, 안절부절 등의 행동을 한다. 그리고 산만형은 등을 구부리고, 양 무릎 사이에 얼굴을 묻기도 하고, 양팔과 손은 얼굴 근처에서 움직이며, 머리를 한쪽으로 기울이고, 눈동자를 자주 굴린다.

■ 역할극

상담가는 가족구성원과 함께 내담자가 겪었던 여러 어려운 삶의 상황들을 재연하게 한다. 그러한 중요한 삶의 장면의 재연을 통하여 내담자는 새로운 경험을 할 수 있는 기회를 가지게 된다. 이는 내담자에게 어린 시절의 고통스러운 감정을 이완시키고 새롭고 기능적인 가족 연대감을 형성하도록 만든다. 그리고 미해결 과제의 완성과 낮은 자존감을 증진하며, 가족구성원 모두에게 똑같은 목표 성취의 기회를 제공한다.

3) 다세대 가족상담

보웬(Murray Bowen, 1913~1990)의 다세대 가족상담(Multigenerational Family Therapy)은 인간의 행동과 문제에 대해 가장 포괄적인 관점을 지니고 있다. 보웬은 정신과 의사로서 정신역동적인 접근법과 체계적 관점을 바탕으로 다세대 가족상담 모델을 만들었다.

(1) 기본 가정

보웬은 인간이 성장하여 원가족을 떠나 독립하더라도 과거 부모의 영향으로부터 자유롭지 않다고 주장한다. 물리적으로 부모를 떠나 독립생활을 하더라도 미해결된 정서적 반응을 다른 사람과의 관계에서 유사한 패턴으로 반복한다는 것이다(김유숙, 2002 : 115). 예를 들면, 원가족과 구조화된 정서적 갈등을 경험하였던 사람이 그것을 해결하지 않고 결혼하여 가족을 구성하면 원가족에서 겪은 구조화된 정서적 갈등을 현재 가족생활에서 유사한 패턴으로 경험할 수 있다는 것이다.

보웬의 가족상담의 핵심은 지나친 가족 융합(fusion)으로 개인의 주도성이 사라진 상태, 그리고 개별성(individuality)을 강조하면서 자유를 쟁취하려는 상태의 두 극단 사이에서 균형을 잡는 것이다. 보웬은 개인이 융합 속에서 긴장과 갈등을 겪지 않기 위해서는 분화가 필요하다고 보았다. 분화(differentiation)란 개인이 융합과 개별성의 양 극단의 반응에 치우치지 않도록 하는 작용 능력이다. 보웬은 개인의 분화를 위해서는 가족에 대한 미해결된 정서적 문제를 해결해야 한다고 하였다(송정아 · 최규련, 1997 : 198).

보웬은 전체 가족을 하나의 정서적 단위로 보았으며 정신역동적 접근법과 체계적 관점을 연결시켰다. 따라서 다세대 가족상담은 광범위한 가족관계의 연결망을 분석하여 과거와 현재의 상호작용 패턴을 확인하고자 한다. 보웬은 한 세대와 다음 세대로 어떻게 정서적 관계가 연결되는지에 초점을 두었다.

(2) 자아분화

다세대 가족상담의 주요 개념은 자아분화, 삼각관계, 핵가족의 정서 과정, 가족 투사 과정, 다세대 전수 과정, 형제 순위, 정서 단절, 사회의 정서 과정 등 8가지라고 할 수 있는데 그중에서 핵심이 자아분화이다.

자아분화(differentiation of self)의 수준은 정신내적 또는 대인관계적 분화로 구분된다(송정아 · 최규련, 1997 : 199). 정신내적 분화는 생각으로부터 감정을 분리할 수 있는 능력을 말한다. 미분화된 사람은 감정으로부터 사고를 분리할 수 없어 맹목적인 추종이나 분노에 의한 거부 등의 감정에 이끌린 삶을 살아간다. 분화된 사람은 충동적 감정에 좌우되지 않고 균형감을 갖춘 객관적 사고 기능을 유지할 수 있다.

개인의 생각과 감정의 분화와 미분화는 대인관계적 분화와 결핍으로 이어진다. 미분화된 사람은 대인관계에서 자신의 의견을 갖지 않거나 표현하지 않으며, 다른 사람에게 좋은 인상을 만들어 내는 것을 더 중요하게 생각한다. 그들은 자주 중요한 쟁점에서 자신과 타인을 분리하지 못하고 이성보다는 감정에 치우친 의사결정을 한다. 그러나 분화된 사람은 이성적 사고로 쟁점에 대해 자신의 의견을 말할 수 있다.

대인관계에서 분화된 사람은 다른 사람과의 관계에서 정서적 친밀감을 유지하지만 확고한 독립성도 지닌다. 또한 그들은 가족의 조화나 안정을 위해 자기를 희생하지 않는다. 분화된 사람은 가족의 정서적 융합으로부터 자신이 자유로워지는 분화를 추구한다. 그들은 다른 사람을 비난하는 대신에 대인관계에서 적극적 참여자로서 자신의 역할을 인식할 수 있다.

보웬은 자아분화 수준을 임의적인 수치로 0에서 100이라는 연속선상으로 구분하여 설명하였다. 이것은 일반적으로 네 개의 범주로 구분하는데 그 특징은 다음과 같다(김유숙, 2002; Kerr & Bowen, 1988).

① 가장 낮은 자아분화 수준(0~25)

이 수준의 사람은 감정적 세계 속에서 살고 있기 때문에 외부 반응에 지나치게 민감하고 지속적인 대인관계의 유지가 어렵다. 다른 사람과 융합이 심하여 인생의 대부분 시간을 타인에게 인정을 받으려는 욕구를 충족시키기 위해 정서적 에너지를 소모하기 때문에 불안이나 스트레스가 높은 편이다. 그들은 사고와 감정을 구분할 수 있는 능력이 매우 부족하다고 할 수 있다.

② 낮은 자아분화 수준(25~50)

이 수준의 사람은 융합의 정도가 심하지 않으나 다른 사람에게 인정받기 위해 대부분의 에너지를 사용한다. 그들은 관계 지향적이지만 자존감이 낮고 자신의 가치를 다른 사람의 평가와 인정에 의존한다. 이 수준의 사람은 다른 사람이나 집단 그리고 기존의 제도나 규범에 쉽게 영향을 받아 자기 자신의 삶을 살아가는 데 어려움을 겪는다. 그러나 가장 낮은 자아분화 수준의 사람들과 달리 분화 수준을 높일 수 있는 잠재력을 지니고 있다.

③ 보통 자아분화 수준(50~75)

이 수준의 사람은 스트레스가 발생해도 감정에 지배당하지 않을 만큼 이성적 사고가 발달되어 있다. 다른 사람과 관계에서 친밀한 관계를 유지하지만 자율적이고 독립적인 의사결정을 할 수 있다. 그들은 목표 지향적 활동을 하고 비교적 정서가 안정되어 있고 주어진 역할을 잘 수행한다. 그러나 심한 스트레스 상황에서 심리적 문제를 보일 수 있지만 빠르게 회복할 수 있다.

④ 높은 자아분화 수준(75~100)

이 수준의 사람은 감정과 사고가 분리되어 있고 높은 수준의 독립적 삶을 산다. 거의 완전히 성숙한 삶을 산다고 할 수 있는 95~100은 드물고 이론적 수준이라고 본다. 일반적으로 75~95 정도의 사람은 자신의 가치관과 신념이 뚜렷하지만 다른 사람의 관점에 충분히 공감한다. 그들은 다른 사람의 비난이나 칭찬에 거의 영향을 받지 않고 자신과 타인의 기대를 현실적으로 적절히 수용한다.

(3) 건강한 가족과 역기능 가족

잘 적응하는 가족은 가족구성원이 비교적 분화되고 만성적인 불안이 적으며, 부모가 그들의 원가족과 자율적이고 친밀한 정서적 접촉을 한다. 보웬의 모델에서 자녀나 청년, 성인의 행동장애는 가족체계가 가족구성원의 불안과 정서적 반응을 해결하는 능력이 부족해서 비롯된다고 본다.

내담자 중 가족투사를 사용한다면, 부모에 의한 그들의 미성숙과 분화 결핍을 자녀에게 전달하게 된다. 예컨대, 원가족으로부터 정서적으로 단절된 남편이 아내에게 소원하게 되고 그 결과 아내는 자녀에게 더욱 몰입하게 된다. 이 개념은 여러 세대를 거친 가족의 정서적 과정의 전달을 기술한 것이다. 역기능 가족은 다세대 전수과정(multigenerational transmission process)을 통해 모든 세대에서 가족의 융합이 드러난다. 이를 통해 대부분의 자녀는 자아분화가 더 낮은 수준으로 나아가게 되고, 심리적 문제를 가질 수도 있다.

(4) 치료 목표와 치료 과정

① 치료 목표

보웬의 가족상담에서 가족 내 문제의 핵심은 불안과 정서적 융합이다. 그러므로 상담 목표는 불안을 감소시키고 자아분화 수준을 높이는 것이다. 가족상담에서는 가족체계가 폐쇄체계에서 개방체계로 구조를 변화시키고 내담자에게 자기 발견을 향해 평생 노력하도록 격려한다.

부부상담에서는 삼각관계를 맺는 제삼자가 부부와 안정된 삼각관계 접촉을 유지하고 정서적으로 융합되지 않고 중립적이고 객관적인 태도를 유지한다면 부부 사이의 긴장이 사라질 것이라고 본다. 개인에 대한 가족상담은 가족구성원 중 한 사람이 높은 수준의 자아분화에 도달하게 되면 다른 구성원들도 똑같이 될 수 있다는 전제에 기반을 둔다.

② 치료 과정

보웬은 불안이 적을 때 변화가 일어나며, 불안이 정서적 융합을 가져오므로 상담에서는 먼저 불안을 낮춤으로써 정서적 문제를 감소시킬 필요가 있다고 본다. 몇 가지 상담 기법은 다음과 같다(Kerr & Bowen, 1988).

■ 치료 삼각관계

상담가가 부부의 관계에 합류하여 치료적 삼각관계를 형성하는 것이다. 과정은 두 사람 간에 정서적 긴장을 쟁점으로 제삼자인 상담가를 끌어들여 삼각관계에 상담가를 포함하려고 한다. 이때 상담가는 가족이 형성하는 삼각관계에 말려들지 않고 부부와 의미 있는 관계를 맺어야 한다.

■ 코칭

코칭(coaching)은 상담가가 내담자에게 개방적이고 직접적으로 접근하여 가족 문제에 대처하도록 돕는 것이다.

■ 나-입장(the I-position)

나-입장은 다른 사람이 무엇을 "하는가" 대신에 자신이 무엇을 "느끼는가"를 말함으로써 정서적 반응의 악순환을 부수는 직접적인 방법이다. 예컨대, "당신은 게으르다"라고 말하는 것이 아니라 "나는 당신이 나를 더 많이 돕기를 원한다"라고 표현하는 것이다. 또는 "당신은 아이를 망친다"라는 말이 아니라 "나는 당신이 아이에 대해 더 엄격해야 한다고 생각한다"라고 표현하는 것이다.

CHAPTER 13

정신질환의 치료와 대책

1 정신병리

1) 정상과 비정상

정신병리는 정신질환과 관련된 증상을 다룬다. 즉, 정신병리(psychopathology)란 인격기능이 비정상적일 때 나타나는 사고, 감정, 행동 등의 증상을 일컫는다. 비정상을 알기 위해서는 정상의 기준이 있어야 하기 때문에 정신병리에서는 인간의 일반적인 정신현상, 즉 정상에 대한 개념을 다룬다. 정상인을 다음의 네 가지 관점으로 정의하기도 한다(Offer & Sabshin, 1996).

첫째, 건강해야 정상이다. 이는 의학적 정상의 개념이다. 둘째, 성격의 여러 요소가 최상의 조화를 이루어서 갈등 없이 욕구를 충족하며 사는 사람이 정상이다. 이는 정신분석학적 정상의 개념이지만 프로이트는 정상이란 도달할 수 없는 의미이며 하나의 이상이고 허구일 뿐이라고 하였다. 셋째, 사회적으로 특별하지 않고 일반적 사람의 범주에 포함되어야 정상이다. 이는 통계학적 입장에서 보는 정상이다. 넷째, 변화하고 성장하는 사람이 정상이다. 이는 발달심리학적 맥락에서의 정상이다.

신체적 질환과 다르게 정신적 문제는 정상과 비정상 간의 뚜렷하고 고정된 경계가 없다. 다만, 어느 시점에서 한 개인이 얼마나 미숙하고, 비합리적이며, 비효과적이고 바람직하지 못한 행동을 보이는지에 대한 '정도의 차이'로 평가한다.

정신의학적 차원에서 건강한 사람이란 다음의 특성을 지닌다(대한신경정신의학회, 1997; 민성길, 2006). 첫째, 선명한 정체감을 가지고 인생의 목표를 자발적으로 추구하는 사람이다. 둘째, 현실이 괴로운 것일지라도 그것을 수용하고 환경의 변화에 잘 적응하는 능력을 지닌 사람이다. 셋째, 대인관계에서 보면 상대방의 입장에서 생각할 줄 알고 상대방의 요구를 이해할 수 있어서 대인관계를 유지할 수 있는 사람이다. 넷째, 만족스러운 이성관계를 유지할 수 있는 사람이다. 다섯째, 자신의 능력 한계를 현실적으로 받아들일 수 있는 사람이다. 여섯째, 직업이나 일에서 적응을 유지하고 자신의 능력을 실현하여 성취감을 가지고 있는 사람이다.

정신의학적 측면에서 본다면 개인이 성인이 되었음에도 불구하고 건강한 사람의 특징에서 많이 벗어난다면 비정상 혹은 정신질환의 범주에 포함된 사람으로 추정한다. 이러한 특징은 여러 가지 양상으로 나타나는데, 예를 들면 자기실현을 가로막는 성격 장애, 정신병리적 증상들, 예전의 심리적, 사회적 기능의 상실, 퇴행, 정서적 고갈 및 현실 왜곡 등으로 드러나게 된다. 그중에서 가장 직접적인 비정상적이고 정신병리적인 특징을 정신증상으로 확인할 수 있다.

2) 정신증상

정신증상은 단순한 원인도 있지만 대개는 복잡하여 그 원인을 제대로 이해하기 어렵다. 일반적으로 정신증상은 방어적, 도피적, 보호적, 그리고 회복적 목적을 가지고 있다. 또한 정신증상은 개인의 생존을 위한 나름대로의 가장 효과적인 적응방법의 선택이며, 질병과 싸우는 노력의 과정으로 이해되기도 한다.

정신증상은 쉽게 눈에 띄기도 하지만 겉으로 잘 드러나지 않아 분간하기 힘든 측면도 있다. 어떤 개인은 그 증상들에 대해 고통을 호소하지만, 또 다른 사람의 경우에 자신은 제대로 인식하지 못하고 가족이나 주위 사람들이 인지하거나 고통을 겪게 된다. 전문가는 정신증상을 지닌 개인에 대해 무조건 문제적 행동으로 제거해야 할 대상으로만 취급할 것이 아니라 자기보호와 자기치유의 과정으로도 보아야 한다. 또한 전문가는 정신증상의 상호 관계를 이해하고 통합할 수도 있어야 하며, 하나하나의 증상들이 전체 정신증상에 어떤 의미를 내포하고 있는지도 이해해야 한다. 정신증상은 다양한 영역에서 발생하지만 크게 의식, 사고, 기분, 행동, 지각, 기억 부분으로 구분할 수 있다.

(1) 의식의 장애

의식(consciousness)이 명료하다는 것은 외부 자극을 받아들이는 감각기관에서부터 이를 중추신경까지 전달하고 이해하는 과정에 이상이 없음을 의미한다. 이를 위해서는 일차적으로 주의집중하는 능력을 유지할 수 있어야 한다. 주의력(attention)은 의미 있는 자극에 반응해 관심을 지속적으로 기울이는 능력을 말하는 것으로 외부 세계를 검증하는 적극적이고 선택적인 특성이 있으며, 또한 각성과 집중, 연상과정을 통해 이루어진다. 즉, 외부 자극에 대한 기민한 태세인 각성을 통해 외부 자극을 적극적 · 능동적으로 수용하며, 받아들인 자극 중에서 중요한 것을 선택해 집중하고, 과거 경험과 연관시켜 해석하고 판단하는 능력이다.

주의력 장애(disorders of attention)는 각종 정신질환의 초기 증상, 치매나 섬망, 주의산만, 선택적 부주의가 특징인 중증 불안상태 등에서 나타난다. 주의산만(distractability)은 주의를 충분한 기간 동안 유지하지 못하고 계속 다른 자극에 주의를 돌리는 것이다.

이렇게 주의력의 장애로부터 시작되는 의식의 장애(disorders of consciousness)는 심각성의 정도에 따라 의식의 착란, 의식의 혼탁, 섬망, 그리고 혼수와 혼미로 구별할 수 있으나 실제로 그 경계가 뚜렷하지는 않다(대한신경정신의학회, 1997). 그중에서 심각한 의식의 장애라고 할 수 있는 섬망을 살펴보면 다음과 같다.

섬망(delirium)은 단기간에 발생하는 의식장애와 인지 변화가 특징이다. 섬망은 의식의 혼탁이 심해지면서 지남력 장애, 외부 자극에 대한 주의력 감소 같은 다양한 인지장애의 징후, 심한 정서적 불안정, 초조, 당황, 자율신경의 부조화 증상, 착각과 환각 등의 특징을 보인다. 대부분 시간, 장소, 사람에 대한 지남력이 상실되어 있고 공포를 유발하는 심한 환각이나 착각을 경험하여 공포감에 휩싸이는 경우가 많다.

환청보다 환촉이나 환시가 더 흔하며, 벌레가 자기 피부나 바닥을 기어다닌다든지, 뱀 같은 동물이 자신을 공격하려고 한다는 내용이 가장 많이 보고된다. 또한 심한 발한이나 호흡곤란, 빈맥, 심계항진 등의 자율신경계 증상을 보인다. 섬망은 알코올중독이나 약물중독 상황에서 나타날 수 있다. 섬망의 대표적인 예는 알코올중독자의 금단 상황에서 나타나는 진전섬망(delirium tremens)이라고 할 수 있다.

진전섬망의 구체적 사례를 보면 다음과 같다(이경순 외, 2007 : 48). A 씨는 알코올중독으로 진단받아 입원한 지 이틀이 지났다. A 씨는 집과 나무가 사라졌다가 다시 나타난다고 하고, 마룻바닥의 얼룩을 돈으로 착각해 계속 집으려 하거나, 벽에는 거미가, 자신의 몸에는 벌레가 기어 다닌다고 호소하면서 허공에 손을 휘젓기도 하고 사방을 두리번거리고 뭔가를 떼어내려는 듯한 행동을 했다. 또한 얼굴의 홍조, 약하고 빠른 맥박 등 자율신경 기능이 항진되고 불안하고 초조해 보였으며, 누군가 자신을 해치려 하고 결국 전기로 사형이 집행될 것이라는 피해망상을 보였는데 밤이 되면 증상이 더 심해졌다.

(2) 사고의 장애

사고(thought)는 인간이 다른 동물과 구별되는 최고의 정신기능이다. 사고는 일차적으로 의식의 기능에 영향을 받지만 무의식이나 정서적 요인도 크게 작용한다. 정상적인 사고란 합리적이고 현실적인 사고를 말하는데, 이는 외부 자극에 대한 정확한 지각 및 인지 능력과 동시에 실제적 사실과 상상 혹은 환상을 구별할 수 있는 능력도 필요로 한다.

사고의 장애(disorders of thought)란 이러한 정상적인 사고과정의 이상으로 나타나는 현상이라고 할 수 있다. 사고장애의 정도는 그 사람이 사용하는 말이나 글 그리고 행동을 보고 추론하는데, 주로 언어로 표현하는 사실들을 바탕으로 판단하게 된다. 사고장애는 상당히 복잡한 형태와 과정, 그리고 내용들이 혼합되어 나타난다. 사고의 장애는 크게 형태, 과정, 내용으로 구분된다(대한신경정신의학회, 1997; 민성길, 1990; 이정균, 1988).

① 사고형태

사고형태의 장애(disorders of thought form)는 비논리적 사고 및 연상의 이완으로 인해 현실과의 관계성, 질서나 논리성, 조직성이 결여된 상태들이 나타나는 것을 말한다. 대표적으로 자폐적 사고, 마술적 사고를 예로 들 수 있다. 이런 사고들은 현실적이고 이성적인 사고와는 반대로 무의식적인 콤플렉스, 욕구, 정서 그리고 능동적인 동기가 아무런 제약 없이 현실에서 그대로 행해져 버리며 현실과 동떨어진 형태의 생각들이다.

② 사고과정

사고과정(thought stream)이란 연상의 속도와 그 방식을 의미한다. 즉, 사고과정이란 어떤 생각과 생각들 사이에는 정상적인 과정이 고리와 같이 연결되어 있는데, 이 연결된 고리의 흐름을 말한다. 이러한 흐름이 매끄럽게 진행되지 않으면 사고의 양과 속도가 모두 변화하면서 사고과정의 장애를 보이게 된다.

■ 사고의 비약

사고의 비약(flight of idea)이란 한 생각에서 다른 생각으로 연상이 너무 빨리 진행되어 원래의 주제에서 벗어나는 상태를 말한다. 사고의 비약은 전반적인 논리성은 결여되어 있지만 단편적인 연결성을 가지고 있어 면담 중에 내담자가 아주 빠르게 말한다면 더욱 판단하기가 어렵다. 사고의 비약은 주로 양극성장애의 조증 상태에서 많이 나타나는 특징이다.

■ 사고의 지연

사고의 지연(retardation of thought)은 사고과정에서 연상의 속도가 느린 경우를 말한다. 연상의 시작도, 말의 속도도 느린 것을 말하며 목소리도 아주 작아서 상대방이 알아듣기가 어렵다. 우울증이나 조현병 환자에게 자주 나타나는 증상 중 하나이다.

■ 사고의 차단과 박탈

사고의 차단(blocking of thought)은 사고의 진행이 갑자기 멈추어 버리는 것을 말한다. 예컨대, 아무런 외부의 영향이 없이 말하던 사람이 갑자기 도중에 마치 생각이 떠오르지 않는 것 같이 말을 중단해 버리는 경우이다. 사고의 박탈(deprivation of thought)은 사고의 차단이 너무 심하여 전혀 생각이 처음부터 나지 않는 것을 일컫는다. 사고의 박탈은 조현병의 특징적인 증상 중 하나이다.

■ 사고의 이완

사고의 이완(loosening of association)이란 전혀 관련이 없거나 관련이 적은 대상으로 연상이 진행되는 엉성한 사고를 말한다. 따라서 듣는 사람이 말하는 내용을 이해하거나 파악하기 어렵다. 사고의 이완에 대한 예는 다음과 같다(이경순 외, 2007 : 29-30).

34세의 조현병 환자가 자신의 살아온 이야기를 하던 중 갑자기 "해바라기 꽃이 피었는데 김밥을 싸서 그네를 탔다. 비파와 수금으로 이 세상을 아름답게 하는데 스위스에 가야 한다. 하나님 용서해 주세요. 산토끼는 산에 가서 누워야지, 변비가 생겼는데 라면이 끓을 때까지 기다려야 한다"고 말했다.

③ 사고내용

사고내용은 개인이 의사소통할 때 표현하는 특정한 의미로 개인의 사고에서 '무엇'에 해당한다. 사고내용의 장애(disorders of thought contents)에서 가장 대표적인 것이 망상이다. 망상(delusion)이란 사실과 다른 신념으로 그 사람의 교육 정도나 환경과 맞지 않고 현실과 동떨어진 생각이며 비합리적이어서 이성적 · 논리적 방법으로 교정이 어려운 생각을 말한다. 망상은 정신역동적 관점에서 충족되지 못한 무의식적 욕구나 불안 등에 대한 투사 혹은 방어적 표현으로 설명된다.

망상의 내용은 대상자가 처한 시대적 상황이나 사회 · 문화의 영향을 받는다. 예를 들면, 독재시절에는 주로 중앙정보부나 비밀경찰에게 미행당했고, 그들이 다양하고 교묘한 방법을 동원해 자신을 죽이려고 한다는 피해망상이 많았다. 그 이후로는 이웃이나 직장 동료가 자신을 못살게 굴고 음해하려고 한다거나 자신의 일을 방해한다는 식의 내용이 많았다. 흔히 볼 수 있는 망상으로는 피해망상, 과대망상 그리고 관계망상 등이 있다(민성길, 2006).

■ 피해망상

피해망상(persecutory delusion)은 조현병에서 가장 흔히 볼 수 있는 망상으로 타인이 자신이나 가족을 해치려고 한다거나, 죽이려고 계속 미행하고 감시한다는 등의 잘못된 생각을 말한다. 이러한 피해망상은 자신의 적개심이나 결함 등을 남에게 투사시켜서 남이 자신을 해칠 것이라고 믿는 것이다.

어떤 사람이 피해망상을 가지게 되면 처음에는 이를 무시하려고 노력하지만 계속 이런 생각과 느낌이 지속되므로 점차 현실감을 상실해 실제 시비를 걸거나 싸우게 되고, 폭력을 행사하거나 고발하는 등의 법적 문제를 일으키기도 한다. 피해망상의 내용은 아주 다양하며 비교적 그럴듯한 내용부터 현실성이 없거나 아주 기괴한 내용까지 폭넓다.

피해망상의 몇몇 구체적 사례들을 살펴보면 다음과 같다(이경순 외, 200 7: 31-32).

- 친구들이 나를 못살게 굴고, 남자친구를 사귀려고 해도 방해해요.
- 일부 임원과 각 부서의 직원들이 서로 연락해서 나를 감시하고 있어요. 여기에는 검찰의 압력도 있어요. 사람들이 나를 진급하지 못하도록 하고, 결국 나를 직장에서 쫓아내기 위해 음모를 짜고 있어요.
- 국정원 직원이 나를 미행해요. 우리 집과 사무실은 모두 도청당하고 있어요.
- 외계인이 나를 말려 죽이기 위해 계속 전파를 발사하고 있어요.
- 아내가 자신을 죽이기 위해 음식물에 독을 탔다. 어떤 날은 방 안에 유독가스를 넣었다. 이에 대한 증거로 아내가 끓인 국 맛이 이상했고, 그 국을 먹은 이후로 잠을 못 자고 불안하고 집중이 되지 않으며, 방 안에 있으면 자꾸 눈이 따가워지고 자고 나면 항상 머리가 아프고 눈이 충혈되어 있다.
- TV를 보고 있으면 TV가 내 몸 안의 기를 빼앗아 가버리기 때문에 항상 피곤하고 아무것도 할 수 없다. 그래서 자주 TV를 부수거나 방송국에 전화를 걸어 항의했다.

■ 과대망상

과대망상(grandiose delusion)은 자신의 힘이나 능력 또는 중요성을 현실과는 동떨어지게 실제보다도 과대하다고 생각하는 망상이다. 예를 들면, 자신은 하느님의 계시로 모든 것을 알 수 있다고 생각하고 그렇게 행동한다든지, 부도 직전의 사장이 모든 직원에게 세계 일주를 시켜주고 파산한다든지 하는 것이다. 주로 자신이 '위대하다', '전능하다', '부자다'라고 믿는 망상이다. 또한 '천리안을 갖고 있다', '텔레파시가 있다' 등의 마술적 사고를 동반하기도 한다. 과대망상은 양극성장애의 조증 상태에서 많이 나타나며, 조현병이나 기질성 정신장애에서도 나타난다.

■ 관계망상

관계망상(delusion of reference)이란 객관적으로나 실제적으로 자신과는 아무런 관계가 없는 일상생활에서의 어떤 사건들이 자신과 아주 특수한 관련성이 있다고 생각하는 잘못된 믿음을 말한다. 여러 망상과 관계가 있으며 내용도 다양하고 광범위해서 피해적 내용, 우울증적 내용, 과대적인 내용들이 포함될 수 있다.

예를 들면, 신문 보도나 방송 내용이 자신을 빗대서 비난하는 것이라고 믿는다든지, 뉴스 앵커가 자신에게 직접 말을 하는 것 같다고 하는 경우, 지나가는 사람들이 자기 얘기를 수군거린다고 하는 경우, 직장 동료들이 자신에 관한 일을 화제로 삼고 자기를 욕한다고 하는 경우, 가게 점원이 미소를 보이자 며칠 전 자신이 가게를 지나치면서 가게를 걱정해 준 것에 대한 답례라고 하는 경우 등이다.

(3) 기분의 장애

정동, 기분, 감정이란 사람의 생각으로 동반되는 어떤 정서적 상태를 표현하는 개념이며, 일상적으로는 거의 같은 뜻으로 구별 없이 사용되고 있다. 기분 장애의 내용을 살펴보면 다음과 같다(이정균, 1988).

■ 정동의 부적합성

그 사람이 처해 있는 상황이나 생각 또는 말과 조화로운 감정을 정동의 적합성이라고 말하며, 반대로 어떤 상황이나 생각의 내용 그리고 말과는 전혀 엉뚱한 조화롭지 못한 감정상태를 정동의 부적합성(inappropriateness)이라고 한다. 이는 조현병을 지닌 사람에게서 흔히 볼 수 있다.

■ 정동의 둔마와 무감동

정동의 둔마(blunted affect)는 자신의 마음속에 있는 느낌을 외부로 적절하게 나타내지 못해서 겉으로 감정이 거의 없는 것 같은 상태를 말한다. 그리고 무감동(apathy)은 외부자극에 대해서 주관적인 느낌이 없는 것 같으며 객관적인 반응조차도 없는 그런 정동상태를 말한다. 무관심과 무감동은 다른데, 무감동은 느낌이 없는 데 반해서 무관심은 객관적인 반응이 없음을 의미한다.

■ 유쾌한 기분

유쾌한 기분은 그 정도에 따라서 다행감, 의기양양, 고양감, 황홀감으로 나누어 구별한다. 다행감(euphoria)이란 언뜻 보기에는 정상적인 것 같지만 자세히 관찰하면 약간 들떠서 기분이 적당하게 좋은 상태를 말하며, 경조증 상태에서 전형적인 다행감을 볼 수 있다.

의기양양(elation)이란 다행감에 자신감과 정신운동성의 초조가 추가된 상태를 말한다. 이러한 상태의 개인은 도취된 기분과 즐거움 그리고 자신감에 차 있으며, 행동도 과감하게 한다. 너무 자신감에 찬 나머지 집을 팔고 사는 계약 등에서 불이익을 당하는 경우가 허다하다.

고양감(exaltation)이란 의기양양 상태에 자신감이 너무 넘쳐흘러 과대적인 생각이나 행동을 동반한 경우를 말한다. 이때는 과대적인 생각이 주류를 이루어 타인과의 타협이 잘 되지 않으며, 자신의 생각대로 되지 않을 때엔 충동적이 되며 화를 잘 낸다.

황홀감(ecstasy)이란 유쾌한 기분의 극치를 말하는데, 기분 좋음이 최고 상태이고 모든 것이 평화롭고 못할 것이 없는 무한한 힘을 느끼는 상태이며, 어떤 종교적인 체험과 같은 무아지경의 상태를 말한다. 이렇게 기분의 비정상적 고조는 양극성장애의 조증 상태나 조현병 그리고 마약 등으로 인한 중독상태 등에서 나타난다. 이후에는 정서적 또는 행동적으로 고통스러운 결과를 초래하게 된다.

■ 우울한 기분

우울(depression)은 불쾌한 기분 중에서 슬픔의 정도가 비정상적으로 심하고 기간도 오래 끌어서 병적인 상태일 경우를 말한다. 이러한 상황에 있는 개인은 무겁고 처진 느낌, 절망감, 자기 비하, 의욕감퇴, 무력감, 흥미와 재미의 상실 등을 가지며 말수가 적어지고 행동이 위축된다. 또한 두통, 피곤, 식욕상실, 변비, 불면, 월경불순, 성욕감퇴, 체중감소 등이 나타난다. 심하면 식욕을 완전히 잃고 거의 움직이지 않고 집안에서 주로 생활하며, 사람을 만나기도 싫어해 방에서 나오지 않으려고 한다.

가면우울(masked depression)이란 우울에 대항하는 하나의 방어로 볼 수 있는데 나이에 따라 그 양상이 달라진다. 청소년기에는 반항적인 행동, 청소년 비행, 알코올남용, 약물남용 등으로 나타나며, 노년기에는 정신·신체 장애 등의 신체증상 호소로 우울이 표현된다.

(4) 행동의 장애

행동(behavior)이란 인간의 정신활동의 총체적인 결과가 표면적으로 드러나는 형태로, 인간의 사고·감정 등을 포함한 모든 행위를 의미한다. 행동의 장애(disorders of behavior)는 인간의 행동과 관련된 복합적인 장애를 보이는 현상이라고 할 수 있다. 그러나 여기서는 인간의 운동기관의 활동을 통해 관찰할 수 있는 언어적, 비언어적 행동을 중심으로 살펴볼 것이다(대한신경정신의학회, 1997).

■ 지나친 활동

지나친 활동(increased activities)은 개인의 활동이 필요 이상으로 지나치게 많은 상태로 잠시도 쉬지 않고 활동하는 경우부터 약간 증가된 정도까지 매우 다양하다. 증가된 내적 욕구로 지나친 활동을 한다면 정신운동성 항진(increased psychomotor activity)이나 흥분(psychomotor excitement) 상태라고 한다. 이러한 개인은 활동이 지나치게 많지만 결과물은 거의 없어 비생산적이다. 대개 양극성장애의 조증 상태나 아동·청소년의 경우에는 주의력결핍 과잉행동장애 등에서 볼 수 있다.

■ 저하된 활동

저하된 활동(decreased activities)은 행동의 빈도나 강도가 모두 저하된 정신운동성 감퇴(decreased psychomotor activity)나 지체(psychomotor retardation)를 말한다. 이러한 개인은 모든 동작이 느리고 어떤 일을 시작하기 힘든 것에서부터 거의 움직임이 없는 혼미(stupor)에 이르기까지 다양하다. 대개 우울증을 지닌 사람에게서 많이 나타나며 가끔 조현병에서도 발견된다.

■ 반복 행동

반복 행동(repetition activities)은 남이 보기에는 이유가 없는 것 같은데도 같은 행동을 반복하는 것이다. 이러한 반복행동에는 상동증, 기행증, 음송증, 강직증, 납굴증 등이 있다.

상동증(stereotypy)은 같은 행동을 반복적으로 행하는 것으로, 객관적으로 특별한 의미가 없으나 무의식적인 긴장이나 갈등을 해소하기 위하여 반복 행동을 하는 것이다. 예를 들면, 운동이 목적이 아니라 가만히 있지 못하고 복도를 계속 왔다 갔다 하거나, 마당에서 몇 시간씩 같은 패턴으로 움직이는 것 등이다.

기행증(mannerism)은 상동증과 유사하며 정신내적 갈등이나 긴장을 유발하는 요인이 없어졌는데도 습관적으로 상동증적 행동을 하는 경우를 말한다. 기행증은 개인 특유의 습관적이고 불수의적인 반복행동을 의미한다. 예를 들면, 대화를 하면서 어떤 특유의 제스처를 반복한다거나, 뒤틀린 자세, 찌푸린 얼굴이나 입술, 혀나 눈 등의 독특한 반복행동을 보이는 것이다. 상동증보다는 덜 지속적이고 덜 단조롭다고 할 수 있다.

■ 자동증

자동증(automatic obedience)은 자신의 의지나 생각이 전혀 없는 로봇처럼 타인의 요구에 자동적으로 복종하여 그대로 따라 하는 것을 말한다. 여기에는 다른 사람의 말을 메아리처럼 그대로 따라 하는 반향언어(echolalia)와 다른 사람의 동작을 그대로 흉내 내는 반향동작(echopraxia)이 있다. 이는 조현병에서 흔하게 나타난다.

■ 거부증

거부증(negativism)은 상대방의 요구를 묵살하거나 적극적으로 정반대의 행동을 하는 것을 말한다. 정신역동적으로 설명하면 거부증은 개인의 내재된 적개심과 복수심의 표현이거나, 다른 사람에게 불안을 유발시키려는 목적이 행동으로 나타난 것이라고 본다. 함구증(mutism)은 말을 할 수 있는데도 말을 하지 않는 것으로, 거부증의 대표적인 현상이다. 조현병 환자의 경우에 지시하는 것에 따르지 않고 부탁받은 일은 어떤 것이라도 거절하는 사례에서 거부증을 확인할 수 있다.

(5) 지각의 장애

지각(perception)이란 외부로부터 들어온 감각자극을 과거의 경험과 결부시켜서 조직화하고 해석해서 그 외부 자극의 성질을 사실 그대로 파악하고 그 자극과 자기 자신의 관계를 이해하는 능력이라고 할 수 있다. 지각상의 변화는 정신장애의 대표적인 특성으로 인식될 정도로 정신장애인이 흔히 경험하는 증상 중 하나이며 그 양상도 다양하다. 지각의 장애를 겪는 사람은 지각의 강도가 건강한 사람보다 더 강하거나 약할 수 있으며, 감각의 질적인 변화를 경험하기도 한다(민성길, 2006). 지각 장애는 착각과 환각으로 대표된다(대한신경정신의학회, 1997; 이정균, 1988).

① 착각

착각(illusion)은 외부에서 감각기관으로의 자극과 그 전달 과정은 정상이지만 뇌에서 이를 통합하고 해석하는 과정에서 문제가 발생해 실제의 외부 대상을 잘못 인식하는 현상을 말한다. 착각이 일어나는 경우는 심리적인 것과 대뇌의 기질적 기능변화에 기인하는 것으로 나눌 수 있다. 심리적인 것은 대개 자신의 강한 심리적인 욕구나 감정 또는 충동이 대상에 투사되어 나타나는 현상으로 설명하고 있다. 기질적인 원인은 다양한데, 독성물질에 의한 뇌 기능장애, 뇌의 감염, 알코올성 정신병, 뇌의 퇴행성 질환 등 뇌의 기능에 장애를 일으킬 수 있는 모든 신체적인 질환이 원인이 될 수 있다.

착각의 예는 주위 사람의 얼굴이 이상하고 색깔 있는 가면처럼 보이거나 전혀 다른 사람의 얼굴로 보이는 경우, 죄책감이 심한 우울증 환자가 바람 소리에 대해 자신을 채찍질하는 소리로 듣는다든지, 판자가 삐걱거리는 소리나 열차의 기적을 호출, 권고, 명령, 위협하는 소리로 듣는 경우 등이다.

② 환각

환각(hallucination)은 실제 외부에서 감각기관으로 투입된 자극이 없는데도 있는 것으로 실제처럼 지각하는 현상을 말한다. 환각은 외부의 자극이 있을 때 이 자극을 왜곡되게 인식하는 착각과는 다르다. 정신역동적 관점에서는 환각은 투사의 기제를 이용하여 자신의 욕구, 자존심, 죄의식, 억눌리고 배척당한 충동 등이 환각으로 나타난 것이라고 본다. 환각은 대개 심인성이지만 때로는 기질적인 원인으로 발생하기도 한다. 환각은 청각, 시각, 촉각, 후각, 미각의 모든 감각기관을 통해 나타날 수 있다(대한신경정신의학회, 1997).

■ 환청

환청(auditory hallucination)은 외부에서 자극이 없는데도 실제처럼 어떤 소리를 듣는 경우를 말하며, 환각 중에서 가장 흔하게 나타나는 현상이다. 환청의 내용이나 강도는 매우 다양해 내용이 명확하지 않고 모호하며 단순한 소음 형태인 경우, 목소리가 속삭이는 듯 작은 경우부터 공포를 느낄 정도로 분명하고 큰 경우, 일일이 비판하거나 지시하고 명령하는 경우도 있다. 내용은 즐겁고 행복한 경우도 있지만 불쾌하고 위협적인 내용이 훨씬 더 많은 것으로 알려져 있다.

환청은 무의식적 욕구, 심리적인 상태나 기분을 투사해 이를 잘 반영해 주기도 하며, 망상이 있는 환자는 환청 내용이 망상과 일치하는 경우도 많다. 환청을 경험하는 사람들은 처음에는 두려워하고 이를 무시하려 하지만 그 강도가 점점 심해지면서 이를 무시할 수 없으므로 충동적이고 공격적인 행동을 초래하거나 주변 사람과 갈등도 일어난다.

심각한 사례는 "너는 죽어야 한다. 지금 당장 뛰어내려라"라는 환청을 듣고 실제로 건물에서 뛰어내리는 상황이다. 환청이 있는 사람은 주변 사람이 믿지 않으면 숨기려 하거나, 귀를 기울여 듣는 자세를 취하거나, 허공을 보고 실없이 혼자 웃거나, 혼자 중얼거리는 등의 모습을 보이기도 한다. 대부분 조현병에서 많이 나타나며, 기분장애나 물질 관련 장애에서도 나타난다.

■ 환시

환시(visual hallucination)는 실제 존재하지 않는 대상을 보는 경우를 말하며, 환청 다음으로 흔한 현상이다. 환시도 그 양상이나 내용이 다양해 단순한 불빛, 불꽃 형태에서 검은 사람의 그림자와 변형된 사람들의 모습, 천재성이 넘치고 기쁨에 찬 베토벤의 영상, 가면을 쓴 노인과 이상적인 여성의 형체, 창문을 통해 비치는 특별한 의미가 있는 빛의 신호, 죽은 아버지의 영혼이 금처럼 빛나는 모습, 자신의 침상만을 제외하고 주변이 활활 타는 모습 등의 어떤 장면이 보이는 복잡한 형태도 있다. 환시는 조현병과 같은 정신병에서도 나타나지만 대개는 뇌의 기능 장애를 보이는 기질성 정신장애에서 흔하다.

■ 환촉

환촉(tactile hallucination)은 실제 자극이 없는데도 몸에 닿거나 찌르거나 누르는 등의 감각을 갖게 되는 현상으로 작은 벌레, 곤충 등이 피부 밑에서 움직이는 것처럼 느끼기도 하고, 내장이 당긴다든지 팽창된 느낌 혹은 성적 자극이나 전기적 쇼크의 감각을 경험하기도 한다. 흔히 알코올중독, 진전섬망, 코카인중독에서 나타난다.

■ 환후

환후(olfactory hallucination)는 외부 자극이 없는데도 특정 냄새를 지각하는 현상을 말한다. 대개 송장이나 고기 썩는 냄새, 이상한 체취, 분변, 정액, 암내 등 불쾌한 형태가 많다.

■ 환미

환미(gustatory hallucination)는 실제로 없는 맛을 지각하는 현상으로 매우 드문 환각이며, 대개는 환후와 동시에 나타난다. 순수한 환각으로 인해 나타나기보다는 착각인 경우가 더 많으며, 피해망상이 있을 때 음식에서 독약 맛이 난다고 주장하기도 한다.

(6) 기억의 장애

기억(memory)은 인간의 정신활동에 필요한 기본적 요소로 정신활동에 필요한 정보를 받아들여서 기록하고, 이를 저장하고 보유했다가 필요할 때 꺼내어 재생함으로써 적절하게 사용할 수 있는 능력을 말한다. 따라서 기억은 한 개체가 변화하는 환경에 적응하고, 경험을 이용해 미래를 예측할 수 있는 기능이라 할 수 있다. 기억의 장애(disorders of memory)는 형태에 따라 기억과다증, 기억상실, 기억착오 등으로 나눌 수 있다(민성길, 2006).

① 기억과다증

기억과다증(hypermnesia)은 기억력이 정상 이상으로 항진이 되어 있어서 쓸데없는 자세한 것까지 모두 기억하는 경우를 말한다. 기억과다증은 잠깐 본 지엽적이고 지나치게 자세한 것까지 기억을 많이 하는 천재에게도 볼 수 있으며, 정신장애에서는 조증 상태나 망상성 장애에서 나타난다.

② 기억상실

기억상실(amnesia)의 원인에는 심인성과 기질적인 것으로 구분할 수 있다. 심인성의 경우에는 대개 기억의 재생(recall)에 장애가 있으며, 불안에 대한 방어를 목적으로 하는데, 심리적인 충격 후 갑자기 발생하며 회복도 갑자기 완전하게 되는 경우가 많다. 기질적인 경우에는 기억의 과정 중에서 기록(registration)이나 저장(retention)에 장애가 있는 경우가 많으며, 서서히 시작되고 진행되어 회복도 서서히 그리고 불완전하게 되거나 전반적인 기억상실의 형태를 취하는 경우가 많다.

③ 기억착오

기억착오(paramnesia)는 과거에 없었던 일을 마치 있었던 것 같이 기억하거나 사실과 다르게 왜곡하여 기억하는 것을 말한다. 이는 자신의 기억 능력에 문제가 있을 때 자신을 방어하고 보호하려는 무의식적 기전의 작용으로 나타나는 것으로 알려져 있다. 이와 같이 기억손상이 있는 부분에 대해서 그럴듯한 이야기를 꾸며서 메우는 현상을 작화증(confabulation)이라고 하는데, 이는 노인성 정신병이나 알코올성 정신병인 코르사코프 증후군(Korsakoff's syndrome)에서 특징적으로 나타난다.

또한 기시감(deja vu)이란 처음 경험하는 일을 마치 과거에 경험한 것처럼 느끼는 현상이며, 미시감(jamais vu)이란 과거 경험을 했던 일들을 마치 처음 경험하는 것 같이 느끼는 현상을 말한다. 이러한 현상은 비정신장애인도 술에 취하였거나 극도로 피곤할 때 나타날 수 있지만 대개 조현병 등의 정신장애인에게서 심각하게 나타난다.

2 약물치료

정신질환을 치료하는 약물을 포괄적으로 향정신성 약물이라고 명명한다. 향정신성 약물(psychotropic drugs)은 중추신경계에 작용하여 앞서 살펴본 정신증상을 완화하거나 감소시키는 다양한 효과가 있다. 그러나 이 과정에서 약물의 작용 중 원하지 않거나 예상되지 않았던 이상 반응들도 여러 가지 나타난다. 정신질환에 대한 약물치료는 1950년대 우연히 발견된 약물인 클로르프로마진

(chlorpromazine)의 효과에 기인하여 급속하게 발전하고 있다.

약물치료는 뇌에 작용함으로써 정신기능 또는 행동에 영향을 미치는 약물들에 대한 연구를 하는 정신약물학(psychopharmacology)에 근거한다. 정신약물학에서는 정신질환에 효과가 발견된 약물들의 기전을 밝혀내고 약물들의 작용기전과 적응증 등을 다룬다. 약물치료가 정신질환을 완치하는 수준에 이르지는 못하고 있지만 정신증상을 감소하거나 제거하는 중요한 도구로 알려져 있다(박원명 · 김찬형, 2014). 향정신성 약물은 크게 항정신병약물, 항우울제, 기분조절제, 항불안제 등으로 구분된다.

1) 향정신성 약물

(1) 항정신병약물

① 특징

항정신병약물(antipsychotics)은 조현병을 비롯한 정신병적 장애를 치료하는 약물로서 인지작용의 변화를 초래하지 않은 채 환각, 망상, 와해된 사고, 괴이한 행동 등의 정신증상에 효과가 있다. 모든 항정신병약물은 뇌에 있는 도파민 수용체를 차단하며, 이러한 차단은 약물 투여 즉시 일어나지만 항정신병 효과는 서서히 나타나므로 다른 기전의 가능성도 있다.

또한 도파민 수용체를 차단함으로써 추체외로 증상과 기타 자율신경계 장애를 일으킨다. 각 약물의 효과는 용량에 대체로 비례하지만 대량 투여하면 부작용이 많고 효율이 떨어진다. 그리고 약물의 투여로 도파민 수용체는 보상적으로 과민해져서 갑자기 투여를 중단하면 정신병적 증상이 악화될 수도 있다.

비정형 항정신병약물들은 기존의 약물에 비해 도파민 수용체 차단 효과가 약하면서 세로토닌 수용체에 대한 강한 작용을 가지고 있으며, 동시에 원인과 관련된 뇌 부위에 선택적으로 작용하는 특성이 있다. 또한 조현병의 양성증상뿐만 아니라 음성증상에도 효과가 있다고 알려져 있다.

항정신병약물은 조현병, 조현형장애, 단기 정신병적 장애, 양극성장애, 망상장애, 급만성 뇌증후군, 노인성 정신병에 주로 사용된다. 또한 정신병적 우울증, 불안상태, 급성 알코올중독이나 금단, 경계성 성격장애 등에서도 사용된다. 일반적으로 병명에 관계없이 환각, 망상, 편집증, 긴장, 정신운동 증가, 흥분, 충동성, 공격적이거나 파괴적 행동, 과도한 불안, 사회적 위축, 괴이한 생각, 강직증, 정서의 둔화 등에 사용할 수 있다. 급성인 경우 효과가 더 좋으며, 약물을 투여하면 우선 진정작용이 먼저 나타나고 항정신병 효과는 느리게 나타난다.

② 부작용

항정신병약물은 치료 효과보다 부작용이 먼저 나타나기 쉬우므로 정확한 평가가 뒤따라야 한다. 정형 항정신병약물은 비정형 약물보다 더 많은 부작용을 보일 수 있다. 부작용은 약물이 다양한 신경전달물질계에 미치는 영향에 따라 다르게 나타난다. 항정신병약물의 흔한 부작용은 다음과 같다(대한신경정신의학회, 1997 : 643-645; APA, 2022 : 891-899).

▪ 진정작용

가장 흔하고 먼저 나타나는 부작용이며, 진정 효과와 더불어 정신운동지연이 나타난다. 아침에 일찍 일어나는 것이 어렵고 낮 동안에도 졸음을 일으킨다. 이는 부작용이기도 하지만 환자를 안심시키거나 수면을 돕는 이점도 있다.

▪ 자율신경 부작용

대부분의 환자는 항콜린성 작용으로 입이 마르고, 시야가 흐릿하며, 소변장애, 변비 그리고 드물게는 마비성 장폐쇄증, 녹내장 악화 등이 나타난다. 심하면 혼돈 상태, 환각, 고열 및 혼수가 오기도 한다.

▪ 추체외로 부작용

추체외로 부작용(EPS : extrapyramidal side effects)은 도파민 차단 작용 때문에 나타나는 것이다. 이와 관련된 부작용으로는 파킨슨 증후군, 정좌불능, 근긴장이상증 등이 있다. 정형 항정신병약물에 주로 나타나는 심각한 부작용이며, 이로 인하여 환자들이 고통을 호소하며 약물을 중단하는 원인이 되기도 한다.

파킨슨 증후군(pseudo Parkinsonism)은 약물 투여를 시작한 지 보통 3~6주에 발생하는데, 진전(tremor), 근육강직(rigidity), 무운동증(akinesia), 무표정한 얼굴, 침흘림, 특유의 촉박보행장애가 특징적으로 나타난다. 치료는 약물을 중단 혹은 줄이거나 다른 약물로 대체하여 해결한다.

정좌불능(akathisia)은 약물 투여 초기에 잘 나타나며 불수의적인 좌불안석 상태를 말한다. 정좌불능 상태의 환자는 불안해 보이며 가만히 앉아 있지 못하고 지속적으로 왔다갔다 하거나 안절부절못하며 조바심을 보인다.

근긴장이상증(dystonia)은 약물 투여 후 수 시간에서 수일 이내에 머리, 목, 입술, 혀, 몸통, 팔다리 등에 갑자기 간헐적 또는 지속적으로 근육의 긴장도가 증가하는 증상이다. 구체적 증상으로는 갑자기 목이 뻣뻣해지면서 돌아가거나 팔다리가 뒤틀리게 되거나, 몸통을 뒤로 젖히거나 혀가 굳어져 입 밖으로 내미는 경우 등이다.

■ 지연성 운동장애

지연성 운동장애(TD : tardive dyskinesia)는 항정신병약물을 1년 이상 장기투여 시 10~20%의 환자에서 나타나는 상동성 운동장애 증후군이다. 특징적인 증상으로는 주로 혀를 내밀거나 핥는 것처럼 하거나, 입술을 오므리거나 턱을 좌우로 움직이는 행동을 보인다. 또한 눈을 깜박이거나 얼굴을 찡그리거나, 손발에 무도성 운동장애가 나타나거나, 몸을 흔들거나 뒤트는 증상도 나타난다. 현재까지 지연성 운동장애에 대한 치료 방법은 없는 것으로 알려져 있으며, 부작용 중 가장 두려운 합병증이다. 따라서 항정신병약물을 복용하는 정신질환자는 정기적으로 신경학적 증상의 발현에 대한 검사를 받아야 한다.

■ 기타 부작용

피부에 반점, 두드러기가 나타나거나, 피부가 햇빛에 예민해지고 발진과 피부변색이나 색소 침착 등이 나타날 수 있다. 약물에 따라 경련이 일어날 수 있으므로 주의해야 한다. 또한 도파민 차단에 의한 프로락틴 증가로 월경장애, 성욕감퇴, 남성의 유방 비대 등이 나타날 수 있다. 항정신병약물 복용 환자의 약 40%에서 체중증가가 나타날 수 있다.

그리고 예후가 나쁜 심각한 부작용으로 신경이완제 악성증후군(neuroleptic malignant syndrome)이 있다. 이는 항정신병약물에 대한 특이한 반응으로 매우 드물지만 사망률이 5~20%로 매우 높다. 원인은 알려져 있지 않으며, 증상은 고열, 근육강직, 발한 등 자율 신경계 과민성 그리고 무언증, 격정, 섬망, 혼수상태에 이르는 특징을 보인다.

(2) 항우울제

항우울제(antidepressants)는 크게 삼환계 항우울제(TCA : tricyclic antidepressants), MAO 억제제(MAOI : monoamine oxidase inhibitors), 선택적 세로토닌 재흡수 차단제(SSRI : selective serotonin reuptake inhibitors) 및 비정형 항우울제(2세대 항우울제)로 분류된다(박원명 · 김찬명, 2014 : 280-289). 항우울제의 시작은 결핵치료제의 기분 항진 효과에서 비롯되었으며, 삼환계 항우울제가 30년 이상 동안 가장 많이 사용되었다. 이후 삼환계 항우울제의 부작용을 개선하면서 높은 치료 효과를 얻기 위한 2세대 항우울제들이 개발되고 있다.

항우울제는 일차적으로 주요우울장애에 사용되지만, 양극성장애, 불안장애, 공황장애, 강박장애, 섭식장애, 적응장애, 주의력 결핍장애 혹은 심한 스트레스에 대한 부적절한 반응 등에도 효과가 있는 것으로 알려져 있다. 또한 조현병이나 기타 정신병적 장애에 동반된 우울 증상에도 항우울제가 사용된다.

항우울제의 복용으로 나타나는 부작용은 개인에 따라 차이가 크고, 부작용이 약물 선택의 기준이 되기도 한다. 가장 대표적인 부작용은 항콜린 작용이며, 이는 삼환계 항우울제를 사용할 때 가장 빈번하게 나타난다. 주요 증상으로는 구갈, 변비, 배뇨곤란, 시력장애, 발기부전 등이다. 항콜린 작용 이외의 부작용으로는 심 · 혈관계에 대한 부작용, 진정작용 또는 각성작용, 성기능장애, 체중 증가와 감소, 신경학적 부작용 등이 있다.

심 · 혈관계 부작용 중 가장 문제가 되는 것은 기립성 저혈압이며, 진정작용과 달리 긴장, 신경과민, 안절부절못함, 불면 등의 각성 상태를 보이기도 한다. 또한 대부분의 항우울제는 성욕감퇴, 발기부전, 사정장애, 쾌감결여 등이 나타날 수 있고, 체중 증가로 인하여 약물치료에 거부감을 보일 수 있으며, 신경학적 부작용으로 경련이 나타날 수 있다.

(3) 기분조절제

기분조절제(mood stabilizers)는 조증에 치료적 효과가 있는 약물이며, 양극성장애, 주요우울장애, 지속성 우울장애에서도 유용한 약물이다. 기분조절제는 리튬(lithium), 항경련제, 칼슘통로차단제 및 기타 약물로 분류되며, 가장 대표적인 약물이 리튬이다. 항경련제로는 카르바마제핀(carbamazepine), 발프로익산(valproic acid)이 있으며, 칼슘통로차단제로는 베라파밀(verapamil), 항불안제인 클로나제팜(clonazepam)과 클로니딘(clonidine) 등의 2차 선택 약물이 있다.

양극성장애의 약물치료는 리튬과 항정신병약물을 병용하여 사용하게 된다. 리튬은 세포 내의 일시적인 나트륨의 증가로 노르에피네프린, 세로토닌, 도파민의 신경전달물질을 정상화시키는 데 2~6주 정도의 시간이 걸린다. 따라서 일반적으로 리튬을 사용하면서 항정신병약물로 조증을 억제하는 방법을 선택한다. 체내의 리튬은 신장을 통해 95% 배설되므로 치료를 시작하기 전에 반드시 신장 기능 검사를 받아야 하며, 심전도, 전해질 및 갑상선 검사를 시행하여 리튬 치료가 적합하고 안전한지를 확인해야 한다.

리튬 투여 시 가장 빈번한 부작용은 진전과 위장장애이며, 체중증가, 구갈, 피로감, 기억력 장애 등이 나타나며, 신장, 갑상선, 부갑상선 및 조혈기관 등에도 영향을 미친다. 리튬 중독은 영구적인 신경 손상을 일으킬 수 있고 사망을 초래할 수도 있기 때문에 응급상황으로 대처해야 한다. 항경련제의 경우에도 현기증, 오심, 식욕감소, 구토, 설사, 졸음, 시력 장애, 발진, 발열 등이 나타날 수 있으며, 치명적 간독성 작용이 발생할 수 있으므로 간기능 검사를 주기적으로 시행해야 한다.

(4) 항불안제

항불안제(anxiolytic)는 가장 많이 사용하는 약물 중의 하나이며, 광범위한 불안에 효과적인 것으로 알려져 있다. 최초의 항불안 약물은 20세기 초에 소개된 바비튜레이트(barbiturate) 제제이었지만 습관성이 있고 과량 복용 시 치명적인 문제가 있었다. 1960년대에 등장한 벤조디아제핀(benzodiazepine)계 약물은 우수한 항불안 효과로 불안증을 치료하는 표준 약물이지만 약물의존과 남용의 위험성 때문에 장기적인 치료에서 어려움이 있다. 따라서 현재에는 약물의존 위험성을 대체할 수 있는 약물들을 개발하려는 노력이 진행되고 있다.

항불안제는 범불안장애, 공황장애, 불면증 등 스트레스와 관련된 증상을 치료하는 데 주로 사용되는 약물이다. 약물의 부작용으로는 진정작용, 현기증, 운동실조증, 기억장애 등이 나타날 수 있다. 항불안제의 지속적인 복용은 신체적, 심리적 의존을 일으킨다. 약물의존이 항불안제의 장기적 치료에서의 가장 큰 단점이며, 장기간 투여 후에 갑자기 복용을 중단하면 불안, 초조, 안절부절, 심계항진, 식은땀, 오심 그리고 현실감 상실, 환각, 정신병적 증상, 사망 등의 금단증상이 나타난다. 장기적인 치료가 필요한 불안장애를 지닌 개인은 금단증상이나 의존의 위험이 낮은 약물을 선택해야 한다.

2) 약물치료의 의의와 한계

향정신성 약물은 심각하고 만성적인 조현병, 양극성장애 및 주요우울장애를 지닌 사람뿐만 아니라 다양한 심리적이고 정신적인 어려움을 겪는 개인들을 위한 치료 도구이다. 특히 1950년대에 발견된 항정신병약물은 그 이전까지 반영구적으로 시설에 수용되어 있어야만 했던 조현병과 같은 만성 정신장애를 지닌 사람들이 지역사회로 돌아올 수 있는 계기를 마련하였다. 이와 같은 사실로 인하여 만성 정신장애인의 치료에서 약물치료 이외의 방법들은 거의 언급되지 않거나 지나치게 강조되는 경향도 있다.

정신적 문제를 지닌 사람이 향정신성 약물을 규칙적으로 복용하기만 하면 모든 정신증상이 사라지거나 해결되는 것은 아니다. 또한 항정신병약물이나 항우울제, 기분조절제, 항불안제와 같은 향정신성 약물은 개인에 따라 여러 가지 부작용을 나타내어 치료받는 사람을 힘들게 하기도 한다. 특히 항정신병약물의 부작용은 조현병과 같은 만성 정신장애인으로 하여금 약물치료에 거부감을 가지도록 만든다.

전문가는 향정신성 약물을 복용하는 개인의 약물 부작용을 이해하고 공감할 수 있어야 한다. 전문가는 향정신성 약물의 부작용으로 흔하게 나타나는 진정작용, 입마름, 시력저하, 변비, 소화불량 등이나 심하면 사지의 떨림, 근육의 심한 강직 등의 어려움을 이해해야 한다. 또한 체중이 증가하거나 성기능이 저하되기도 한다. 이러한 부작용은 일시적으로 나타날 수도 있지만 장기간 지속될 수도 있으며, 개인의 정신활동과 일상생활 그리고 대인관계를 심하게 위축시킬 수도 있다. 이때 전문가는 그들의 이러한 고통과 어려움을 이해하면서 해결할 수 있는 방법들을 함께 찾아나가야 한다.

전문가는 만성 정신장애인의 경우 자신이 복용하는 약물의 효과, 종류, 용량 그리고 부작용을 정확하게 아는 것이 권리임을 확인시켜 주어야 한다. 항정신병약물은 정신증상, 즉 환각, 불안이나 긴장, 망상, 부적절한 행동이나 말을 감소시켜 주거나 잠을 잘 자게 해준다. 자신의 경우에는 어떤 정신증상에 효과적으로 작용하는지를 아는 것이 치료의 과정임을 알려주어야 한다. 전문가는 만성 정신장애인 자신이 복용하는 약물의 종류와 용량을 알아야 하며, 이것도 치료 과정이자 권리임을 확인시켜야 한다.

전문가는 향정신성 약물을 복용하고 호소하는 약물치료의 부작용을 무시하지 않아야 한다. 예컨대, 진정작용으로 인하여 머리가 나빠지는 것 같다거나 바보가 되는 것 같다는 이야기도 진지하게 들어 주어야 한다. 특히 젊은 사람에게 체중 증가의 부작용은 심각한 고통이며, 성인의 경우에 성기능 장애도 중요한 개인적 문제이다.

현재 새로운 약물을 개발하면서 이러한 부작용이 줄어들고 있기는 하지만 개인에 따라 여전히 큰 고통을 겪고 있는 사람들이 많이 있다. 전문가는 정신적 문제를 지닌 사람을 위한 약물치료의 효과를 충분히 이해하면서 동시에 내담자가 가지는 부작용의 고통 그리고 근원적으로 완치하는 정신증상의 치료방법이 아니라는 한계도 숙지해야 한다.

3 정신건강 정책 및 서비스

1) 정신건강복지계획

한국은 정신적 문제에 대처하고 해결하기 위한 정신건강정책을 수립하여 관련된 서비스를 시행하고 있다. 정신건강정책은 1995년 「정신보건법」 제정 이후 공식화되었다. 국가 차원의 정신건강정책은 보건정책인 국민건강증진종합계획의 하위 정책에 포함되어 있다가 2016년에 최초로 정신건강종합대책을 발표하면서 기본 틀이 마련되었다. 이는 2021년 제2차 정신건강복지 기본계획(2021~2025년)으로 이어졌다.

제2차 정신건강복지 기본계획에서는 6대 정책목표 아래 여섯 가지 추진전략, 즉 전 국민 정신건강 증진, 정신의료서비스 및 인프라 선진화, 지역사회 기반 정신질환자의 사회통합 추진, 중독 및 디지털 기기 이용장애 대응 강화, 자살로부터 안전한 사회 구현, 정신건강정책 발전을 위한 기반 구축을 제시하였다. 또한 보건복지부는 매년 정신건강사업안내 책자를 통해 국가정신건강사업의 방향성, 전달체계, 정신건강서비스 내용, 기관 및 시설 현황, 정신질환자 권익보호와 인식개선에 관한 개선된 내용을 발표한다.

비전	마음이 건강한 사회, 함께 사는 나라
정책 목표	1. 재난 심리방역을 통한 대국민 회복탄력성 증진 2. 전 국민이 언제든 필요한 정신건강 서비스를 이용할 수 있는 환경 조성 3. 정신질환자의 중증도와 경과에 따른 맞춤형 치료환경 제공 4. 정신질환자가 차별 경험 없이 지역사회 내 자립할 수 있도록 지원 5. 약물 중독, 이용 장애 등에 대한 선제적 관리체계 마련 6. 자살 충동, 자살 수단, 재시도 등 자살로부터 안전한 사회 구현

추진전략	핵심과제
Ⅰ. 전 국민 정신건강 증진	1. 적극적 정신건강 증진 분위기 조성 2. 대상자별 예방 접근성 제고 3. 트라우마 극복을 위한 대응역량 강화
Ⅱ. 정신의료 서비스/인프라 선진화	1. 정신질환 조기인지 및 개입 강화 2. 지역 기반 정신 응급 대응체계 구축 3. 치료 친화적 환경 조성 4. 집중 치료 및 지속 지원 등 치료 효과성 제고
Ⅲ. 지역사회기반 정신질환자의 사회통합 추진	1. 지역사회 기반 재활 프로그램 및 인프라 개선 2. 지역사회 내 자립 지원 3. 정신질환자 권익 신장 및 인권 강화
Ⅳ. 중독 및 디지털 기기 이용 장애 대응 강화	1. 알코올 중독자 치료 및 재활서비스 강화 2. 마약 등 약물중독 관리체계 구축 3. 디지털기기 등 이용장애 대응 강화
Ⅴ. 자살로부터 안전한 사회 구현	1. 자살 고위험군 발굴과 위험요인 관리 2. 고위험군 지원 및 사후관리 3. 서비스 지원체계 개선
Ⅵ. 정신건강정책 발전을 위한 기반 구축	1. 정책 추진 거버넌스 강화 2. 정신건강관리 전문인력 양성 3. 공공자원 역량 강화 4. 통계 생산체계 정비 및 고도화 5. 정신건강분야 전략적 R&D 투자 강화

|그림 13-1| 제2차 정신건강복지 기본계획 비전과 추진전략

출처 : 보건복지부(2025), p. 3.

2) 법적 대책

한국은 1995년 「정신보건법」을 제정하여 정신적 문제와 관련된 법적 근거를 마련하였다. 이후 2016년 전면개정된 「정신건강증진 및 정신질환자 복지서비스 지원에 관한 법률(이하 정신건강복지법)」을 근거로 다양한 서비스들이 실시되고 있다. 「정신건강복지법」에서는 「정신보건법」의 한계를 보완하여 정신장애인의 인권 향상과 전 국민의 정신건강을 증진하기 위한 내용들이 포함되어 있다. 「정신건강복지법」은 총 8장 89조로, 시행령은 총 7장 41조로, 시행규칙은 53조로 구성되어 있다(https://www.law.go.kr, 2024). 여기서는 「정신건강복지법」의 목적, 기본이념, 대상을 살펴보기로 한다.

(1) 목적

이 법은 정신질환의 예방 · 치료, 정신질환자의 재활 · 복지 · 권리보장과 정신건강 친화적인 환경 조성에 필요한 사항을 규정함으로써 국민의 정신건강증진 및 정신질환자의 인간다운 삶을 영위하는 데 이바지함을 목적으로 한다(정신건강복지법 제1조). 이는 모든 사회구성원의 정신질환을 예방하고 정신건강을 증진함과 동시에 정신질환자를 치료하고 권리를 보장하는 것을 목적으로 한다는 의미이다.

(2) 기본이념

「정신건강복지법」의 기본 이념은 아홉 가지로 구성되어 있다(정신건강복지법 제2조). 첫째, 모든 국민은 정신질환으로부터 보호받을 권리를 가진다. 둘째, 모든 정신질환자는 인간으로서의 존엄과 가치를 보장받고, 최적의 치료를 받을 권리를 가진다. 여기서 정신질환자란 망상, 환각, 사고(思考)나 기분의 장애 등으로 인하여 독립적으로 일상생활을 영위하는 데 중대한 제약이 있는 사람을 말한다(정신건강복지법 제3조 제1항). 셋째, 모든 정신질환자는 정신질환이 있다는 이유로 부당한 차별대우를 받지 아니한다. 넷째, 미성년자인 정신질환자는 특별히 치료,

보호 및 교육을 받을 권리를 가진다. 다섯째, 정신질환자에 대해서는 입원 또는 입소가 최소화되도록 지역사회 중심의 치료가 우선적으로 고려되어야 하며, 정신건강증진시설에 자신의 의지에 따른 입원 또는 입소가 권장되어야 한다.

여섯째, 정신건강증진시설에 입원등을 하고 있는 모든 사람은 가능한 한 자유로운 환경을 누릴 권리와 다른 사람들과 자유로이 의견교환을 할 수 있는 권리를 가진다. 일곱째, 정신질환자는 원칙적으로 자신의 신체와 재산에 관한 사항에 대하여 스스로 판단하고 결정할 권리를 가진다. 특히 주거지, 의료행위에 대한 동의나 거부, 타인과의 교류, 복지서비스 이용 여부와 복지서비스 종류의 선택 등을 스스로 결정할 수 있도록 자기결정권을 존중받는다. 여덟째, 정신질환자는 자신에게 법률적 · 사실적 영향을 미치는 사안에 대하여 스스로 이해하여 자신의 자유로운 의사를 표현할 수 있도록 필요한 도움을 받을 권리를 가진다. 아홉째, 정신질환자는 자신과 관련된 정책의 결정과정에 참여할 권리를 가진다.

기본이념은 헌법과 UN의 장애인권리협약(Convention on the Rights of Persons with Disabilities)의 기준을 포함하고 있다. 이는 정신질환을 지닌 사람의 인권을 강조하고 자기결정권 등의 권리를 보장하며 지역사회 중심의 복지지원체계를 구축하는 것을 포함한다. 그러나 「정신건강복지법」의 기본이념을 세부적으로 구체화하는 데에는 부족함이 많이 있다.

(3) 대상 및 책임주체

「정신건강복지법」의 목적을 살펴보면 모든 국민의 정신건강증진 및 정신질환자의 인간다운 삶을 영위하는 데 두고 있다. 하지만 대부분 본문의 내용은 정신질환자의 치료 및 보호와 관련되어 있다.

이 법 제4조에서는 국가와 지방자치단체는 국민의 정신건강을 증진시키고, 정신질환을 예방 · 치료하며, 정신질환자의 재활 및 장애극복과 사회적응 촉진을 위한 연구 · 조사와 지도 · 상담 등 필요한 조치를 하여야 한다고 밝히고 있다. 따라서 이 법에 근거한 책임의 주체는 국가와 지방자치단체라고 할 수 있다.

3) 정신건강증진 기관 및 시설

정신적 어려움을 겪고 있는 사람들이 이용할 수 있는 「정신건강복지법」상의 기관 또는 시설로는 정신건강복지센터, 자살예방센터, 중독관리통합지원센터, 정신재활시설, 트라우마센터, 정신요양시설, 정신의료기관 등이 있다.

〈표 13-1〉 시 · 도별 정신건강증진 기관 · 시설 설치 현황

(단위 : 개소)

지역	정신건강복지센터		자살예방센터		중독관리통합지원센터		정신 재활 시설	정신 요양 시설	정신 의료 기관
	광역	기초	독립	부설	광역형	기초형			
계	17	246	6	49	6	54	358	59	2,202
서울	1	25	2	–	–	3	102	3	652
부산	1	16	–	2	–	3	18	3	185
대구	1	8	–	1	–	2	18	3	109
인천	1	11	1	3	–	5	14	2	96
광주	1	5	–	1	–	5	11	4	63
대전	1	5	–	1	–	5	31	4	89
울산	1	5	–	1	–	2	3	1	33
세종	1	1	–	–	–	–	3	1	15
경기	1	37	3	29	1	9	66	6	474
강원	1	18	–	5	1	3	3	–	44
충북	1	14	–	–	1	1	10	4	56
충남	1	17	–	3	–	2	22	10	63
전북	1	14	–	–	1	3	24	4	69
전남	1	23	–	–	–	2	3	4	57
경북	1	25	–	1	–	2	18	5	70
경남	1	20	–	1	1	5	6	4	96
제주	1	2	–	1	1	2	6	1	31

출처 : 보건복지부(2025), p. 17.

(1) 정신건강복지센터

정신건강복지센터는 정신건강증진시설, 사회복지시설, 학교 및 사업장과 연계 체계를 구축하여 지역사회에서의 정신건강증진사업 및 정신장애인 복지서비스 지원사업을 하는 기관이다. 여기서 정신건강증진사업이란 정신건강 관련 교육·상담, 정신질환의 예방·치료, 정신질환자의 재활, 정신건강에 영향을 미치는 사회복지·교육·주거·근로 환경의 개선 등을 통하여 국민의 정신건강을 증진시키는 사업을 말한다(정신건강복지법 제3조 제2항).

정신건강복지센터는 크게 광역정신건강복지센터와 기초정신건강복지센터로 구분된다. 2024년 기준으로 서울, 부산, 대구, 인천, 광주, 대전, 울산, 세종, 경기, 강원, 충북, 충남, 전북, 전남, 경북, 경남, 제주 등에 광역정신건강복지센터가 각 1개소씩 운영되고 있으며, 시·군·구 기초지방자치단체에 기초정신건강복지센터 246개소가 운영되고 있다(보건복지부, 2025).

(2) 자살예방센터

자살예방센터는 2024년 기준으로 전국에 55개소가 있지만 독립적 기관은 서울 2개소, 인천 1개소, 그리고 경기 3개소를 제외하면 대부분 정신건강복지센터의 부설기관으로 설립되어 있다.

(3) 중독관리통합지원센터

중독관리통합지원센터는 광역형과 기초형으로 구분되며, 2024년 기준으로 광역형은 6개소, 기초형은 54개소이다. 중독관리통합지원센터에서는 알코올, 마약, 도박, 인터넷 등의 중독 문제와 관련한 종합적인 지원사업을 수행한다. 기초형 센터의 경우 3~5인의 소수 전문가로 운영되고 있다.

(4) 정신재활시설

정신재활시설은 정신장애인을 정신의료기관에 입원시키거나 정신요양원에 입소시키지 않고 지역사회에서 직업 활동과 사회생활을 할 수 있도록 상담 · 교육 · 취업 · 여가 · 문화 · 거주 · 사회참여 등 각종 재활활동 및 복지서비스를 제공하는 곳이다. 2024년 기준으로 정신재활시설은 358개소이며(보건복지부, 2025), 생활시설, 재활훈련시설, 중독자재활시설, 생산품판매시설로 구분할 수 있다(정신건강복지법 시행규칙 제19조). 정신재활시설은 주로 조현병을 지닌 사람들이 이용한다.

(5) 트라우마센터

「정신건강복지법」 제15조의2에 의해 보건복지부장관은 국가트라우마센터 및 권역별 트라우마센터를 설치 · 운영할 수 있다. 트라우마센터는 재난이나 그 밖의 사고로 정신적 피해를 입은 사람과 그 가족, 그리고 구조, 복구, 치료 등 현장 대응업무에 참여한 사람으로서 정신적 피해를 입은 사람을 대상으로 한다.

(6) 정신요양시설

정신요양시설은 가족의 보호가 어려운 만성 정신장애인을 입소시켜 요양 및 보호를 통해 이들의 삶의 질 향상과 사회복귀를 도모하는 시설이다. 정신요양시설은 59개소이며, 입소 인원은 총 8,537명(남성 4,710명, 여성 3,827명)이고, 연령은 대부분 50대 이상이다(국립정신건강센터, 2022 : 87).

정신요양시설은 정신의료기관과 달리 만성 정신장애인에 대한 장기 요양서비스를 제공하는 곳이다. 하지만 한국의 경우에는 정신의료기관에서 적극적인 약물치료 등을 받아야 하거나, 지역사회의 정신재활시설을 활용해야 하는 정신장애인들도 다수 포함되어 있다.

(7) 정신의료기관

정신의료기관이란 「의료법」에 따른 의료기관 중 주로 정신질환자를 치료할 목적으로 「정신건강복지법」상 시설 기준 등에 적합하게 설치된 정신병원, 정신과의원 및 병원급 이상의 의료기관에 설치된 정신건강의학과를 일컫는다.

4) 사회적 대책의 방향과 한계

(1) 만성 정신장애인 대책

한국은 1995년 「정신보건법」 제정 이후 만성 정신장애인(주로 조현병, 양극성장애, 주요우울장애와 같은 정신병적 장애를 지닌 사람)과 관련된 다양한 정책적 변화가 있었다. 전통적으로 만성 정신장애인은 가족 차원에서 돌봄을 받다가 더 이상 보호가 어려우면 정신병원, 정신요양원 혹은 기도원에 맡겨지는 구도가 형성되어 왔다. 「정신보건법」의 제정으로 국공립과 민간 정신의료기관, 그리고 정신요양원뿐만 아니라 지역사회 내의 정신건강복지센터, 정신재활시설, 중독관리통합지원센터 등을 활용할 수 있게 되었다.

만성 정신장애인은 '정신적 문제가 완전히 치유되지 않는 상태에서는 사회적 기능이 어느 정도 상실된' 특성을 지닌 사람들이다. 그들은 정신의료기관에 입원하여 치료한 후 퇴원하더라도 지속적으로 사후관리와 재활서비스를 받아야 하는 사회적 기능이 저하된 사람들이다. 현대의 만성 정신장애인에 대한 개입은 단기 입원과 지역사회에서 재활 및 일상생활 서비스를 실시하는 방향으로 바뀌고 있다.

서구에서 정신장애인에 대한 입원 기간이 2~3주의 단기 중심인 반면에 한국의 경우에는 수개월에서 몇 년이며, 심지어 수십 년 동안 장기 입원이 이루어지는 경우도 있다. 「정신보건법」 제정을 계기로 과거 수십 년 동안의 입원 중심 정책에서 지역사회 중심 정책으로의 전환을 명시적으로 선언하였지만 지역사회 인프라의 부족과 지역주민들의 편견 등의 문제로 획기적으로 변화했다고 보기는 어렵다(하경희, 2019). 그러나 그중에서도 정신재활시설(2024년 기준 358개소)은 지역사회 중심의 정책적 성과라 할 수 있다.

「정신보건법」의 제정을 계기로 만성 정신장애인에 대한 서비스 개념이 확연히 달라졌다. 이전에는 정신장애인이 기관이나 시설에 입원 혹은 입소하면 사망할 때까지 그 시설을 떠날 수 없었으며, 삶의 질이나 의식주에 대한 관심보다는 정신증상의 완화 그리고 다른 사회구성원의 안전에 일차적 관심을 가져왔다. 그러나 이후 정신장애인들이 정신병원에서 지역사회로 돌아와야 한다는 당위성이 증가하였고 이에 따라 정신장애인의 삶의 질에도 관심을 가지게 되었다. 그러나 현재까지는 미흡함이 많다.

예컨대, 지역사회에서 정신장애인들이 생활하기 위해 가장 필요한 주거 관련 서비스가 절대적으로 부족하다. 대표적 주거 관련 시설로 정신재활시설이 있지만 전체적으로 질과 양에서 부족하며, 지역적 편중도 심하다. 이는 한국의 만성 정신장애인 관련 정책이 재활과 사회복귀가 아니라 시설수용을 위주로 함을 알 수 있는 부분이다. 정신장애인이 장기간 혹은 평생 사회와 격리되어 생활하도록 하는 분리정책이 아니라 지역사회에서 다른 모든 사람과 함께 생활할 수 있는 통합정책이 더욱 필요한 시점이다.

(2) 모든 사회구성원 정책

한국은 정신건강 관련 조직을 통해 만성 정신장애인뿐만 아니라 전 국민을 대상으로 제공하는 서비스를 확대하고 있다. 모든 사회구성원은 아동·청소년, 성인, 노인 등의 생애주기에 따른 정신건강서비스를 받을 수 있어야 하고, 사회적 스트레스에 의한 정신건강의 악화에도 국가의 도움을 받아야 한다. 특히 아동·청소년들의 학업 스트레스, 소외와 고립 그리고 약물남용의 문제에 관한 적극적 대처가 필요하다. 중장년층과 노인의 경우에는 경제적 스트레스와 만성 질환에 따른 정신적 문제, 그리고 치매와 관련된 당사자와 가족에 대한 적극적 개입이 국가적 차원에서 확대되어야 한다.

정신건강의 문제는 사후 치료보다도 예방이 더욱 중요한 영역이다. 개인에게 심각한 정신질환이 유발되어 치료된다고 하더라도 예전의 개인적·사회적 기능을 회복하지 못하는 경우가 매우 높기 때문이다. 이와 같이 정신건강의 문제는 예방이 중요하지만 예방 서비스의 결과를 정확하게 예측하지 못하는 제한점 때문에 항상 후순위의 정책으로 밀리고 있다.

적극적인 정신건강 예방정책은 전체 사회구성원의 복지향상을 위한 서비스와 대책으로부터 시작된다. 사회복지정책과 전달체계가 촘촘하다면 모든 사회구성원의 정신건강은 증진될 수 있다. 정신질환은 개인의 기질적이고 생화학적 측면에서만 발생하는 것이 아니고 가족적, 사회경제적 그리고 문화적 차원까지 다양한 영향에 의해 발생한다(엄태완, 2025). 즉, 사회구성원의 복지 향상이 정신건강의 증진을 가져온다는 의미이다.

한국의 정신보건정책과 전달체계에서 서비스 대상은 심각한 정신적 문제를 지닌 사람뿐만 아니라 모든 사회구성원을 포함한다. 그러나 대부분의 서비스는 만성 정신장애를 지닌 사람들에 집중되어 있다. 일반 대중에 대한 서비스로는 정신건강복지센터에서 실시하는 예방교육, 상담, 홍보, 그리고 정신질환 인식개선 사업 등이다. 만성 정신장애인 이외에 정신적 어려움을 겪는 사람들은 민간 정신의료기관을 이용할 수 있지만 사회적 편견이나 개인적 인식의 왜곡, 그리고 비용 문제로 쉽게 접근하기가 어렵다. 많은 경우 사람들은 정신적 문제를 겪게 되면 민간 상담기관, 종교기관 혹은 무속 등에서 해결책을 찾는 개인적 차원에서 접근한다. 향후에는 정신적으로 어려움을 겪는 사람들이 이용할 수 있는 공공서비스들이 접근성과 다양성을 갖추어 마련될 필요가 있다.

참고문헌

강지숙 · 신미경(2011). 질병의 수, 특성분노 및 분노표현양식이 노인의 신체화 증상에 미치는 영향. **스트레스연구**, 19(4), 343-350.

국가법령정보센터(2024). 정신건강증진 및 정신질환자 복지서비스 지원에 관한 법률. https://www.law.go.kr/. 2025년 3월 4일 인출.

국립정신건강센터(2022). **국가정신건강현황보고서**. 서울 : 국립정신건강센터.

권석만(2013). **현대이상심리학**. 서울 : 학지사.

______(2014). **이상심리학의 기초–이상행동과 정신장애의 이해**. 서울 : 학지사.

______(2016). **우울증**. 서울 : 학지사.

권 승 · 김영미 · 조영훈(2008). **사회문제론**. 경기 : 공동체.

권준수 외(2023). **정신질환의 진단 및 통계 편람(DSM-5-TR)**. 서울 : 학지사.

권진숙 · 김정진 · 전석균 · 성준모(2009). **정신보건사회복지론**. 경기 : 공동체.

권진숙 · 박지영(2008). **사례관리의 이론과 실제**. 서울 : 학지사.

김기태 · 김 건(2023). **위기이론과 위기개입**. 경기 : 공동체.

김대경 · 유재성 · 김위근(2023). **SNS와 스마트폰 중독 어떻게 해결할까?**. 서울 : 동아엠앤비.

김대호 외(2004). **재난과 정신건강**. 서울 : 지식공작소.

김도훈(2022). 사회적 재난 이후 조성된 기억장소의 의미해석 : 세월호 참사를 중심으로. 서울대학교 대학원 박사학위논문.

김동하 · 석보경 · 맹학영(2010). **보완 대체의학개론**. 경기 : 한울출판사.

김선숙 역(2015). **트라우마 마주보기**. 경기 : 성안당.

김성민 외(2015). **역사가 우리에게 남긴 9가지 트라우마**. 서울 : 건국대학교 통일인문학연구단.

김영애(2020). **사티어 경험주의 가족치료 : 이론과 실제**. 서울 : 김영애가족치료연구소.

김유숙(2002). **가족치료 : 이론과 실제**. 서울 : 학지사.

김정규(2015). **게슈탈트 심리치료 : 창조적 삶과 성장**. 서울 : 학지사.

김정호(2014). **스무살의 명상책**. 서울 : 불광출판사.

김지연(2014). 인터넷게임 중독논쟁의 기술사회적 함의. **한국게임학회 논문지**, 14(1), 81-92.

김진호 · 이병래 · 김덕희(2009). **유아정신건강**. 서울 : 동문사.

김청송(2016). 사례중심의 이상심리학. 경기 : 싸이북스.

김춘길 · 김정아 · 왕명자 · 천우정(2012). 보완대체요법의 적용. 서울 : 소화.

김태형(2013). 트라우마 한국사회 : 왜 우리 모두는 아플 수밖에 없을까?. 경기 : 서해문집.

______(2017). 자살공화국 : 한국인은 왜 자살하는가. 서울 : 세창출판사.

김해원(2018). 인권민주주의를 위한 헌법 강의-인권이란 무엇인가. 대구 : 한티재.

노안영 · 강영신(2002). 성격심리학. 서울 : 학지사.

대한신경정신의학회 편(1997). 신경정신과학. 서울 : 하나의학사.

민성길(2006). 최신정신의학. 서울 : 일조각.

박선환 · 박숙희 · 이주희 · 정미경 · 김혜숙(2001). 정신건강론. 경기 : 양서원.

박원명 · 김문두(2023). 우울증. 경기 : 군자출판사.

박원명 · 김찬형(2014). 임상신경정신약물학. 서울 : 시그마프레스.

박정호(2017). 플라시보 효과 : 의사-환자 관계에서 증여 행위와 그 도덕적 가치. 사회와 이론, 30, 7-41.

배귀숙 · 임해영(2022). 세월호 참사 희생 자녀를 둔 부모 경험에 관한 연구 : 트라우마적 경험을 중심으로. 한국사회복지질적연구, 16(1), 153-187.

백은희(2020). 지적장애 : 이해와 교육. 경기 : 교육과학사.

보건복지부(2025). 2025년 정신건강사업안내.

서민효 · 최병무 · 김성환 · 박재홍(2018). 만성 신체질환이 자살사고에 미치는 영향. 생물치료정신의학, 24(1), 40-45.

송정아 · 최규련(1997). 가족치료 이론과 기법. 서울 : 하우.

송준만(2022). 지적장애 학생 교육. 서울 : 학지사.

신동준(2012). 자살의 사회적 원인에 대한 국가 간 비교 분석-사회통합과 경제적 불평등, 그리고 경제지상주의의 효과. 범죄와 비행, 12, 85-102.

신태용(2014). 약물중독 : 약물남용과 인체. 서울 : 신일서적.

양문봉 · 신석호(2016). 자폐스펙트럼장애 A to Z. 서울 : 시그마프레스.

엄태완(2020a). 정신건강, 사회정의와 인권으로 답하다 : 삶이 고통스러운 사람들과 함께. 경기 : 지식공동체.

______(2020b). 인간행동과 사회환경. 경기 : 공동체.

______(2025). 정신건강사회복지론. 서울 : 학지사.

오윤선(2023). 상담의 이론과 실제. 경기 : 양서원.

원호택 · 이훈진(2000). 정신분열증. 서울 : 학지사.

유혜자 역(2002). 자살의 문화사. 서울 : 시공사.

이강준(2015). **치매와 노인 우울증**. 서울 : 좋은땅.

이경순 · 하양숙 · 김명자 · 양 수 · 이정섭 · 임영숙 외(2007). **정신건강간호학-상권**. 서울 : 현문사.

이규태(2015). **정신건강을 위한 심리치료**. 서울 : 하나의학사.

이동연(2010). 한국인의 일상과 문화 아비투스. **문화과학**, 61, 169-195.

이부영(2012). **한국의 샤머니즘과 분석심리학 : 고통과 치유의 상징을 찾아서**. 서울 : 한길사.

이상훈(2021). ADHD 아동 · 청소년의 약물치료에 대한 고찰. **정서 · 행동장애연구**, 37(4), 1-27.

이시형(2000). **대인공포증 치료**. 서울 : 풀잎.

이영호(2005). **정신건강론**. 경기 : 학현사.

이우경(2016). **DSM-5에 의한 최신 이상심리학**. 서울 : 학지사.

이정균(1988). **정신의학**. 서울 : 일조각.

이현아(2004). 대학생의 인터넷중독유형에 따른 특성과 인터넷중독의 영향. **대한가정학회**, 42(3), 27-49.

이홍식 외(2012). **자살의 이해와 예방**. 서울 : 학지사.

장선철(2007). **21세기 현대사회와 정신건강**. 서울 : 동문사.

정문자 · 이영분 · 김유순 · 김은영(2017). **해결중심 가족상담**. 서울 : 학지사.

정소영 · 김종남(2014). 대학생용 SNS중독경향성 척도개발 및 타당화 연구. **한국심리학회지 : 건강**, 19(1), 147-166.

정현갑(1996). **스트레스와 정신건강**. 서울 : 학지사.

제이콥 정(2020a). **공황장애 I : 극복의 시작**. 경기 : 북앤로드.

________(2020b). **공황장애 II : 극복의 길 위에서**. 경기 : 북앤로드.

조효제(2016). **인권의 새로운 지평-새로운 인권 이론을 위한 밑그림**. 서울 : 후마니타스.

중앙치매센터(2024). 대한민국 치매현황 2023. 중앙치매센터 연구보고서.

채윤병 · Ench, P.(2018). 침구의학에서 플라시보 대조군과 플라시보 효과. *Korean Journal of Acupuncture, 35*(2), 47-55.

천근아(2024). **자폐스펙트럼장애**. 서울 : 학지사.

천정환(2013). **자살론 : 고통과 해석 사이에서**. 경기 : 문학동네.

최낙원(2018). **치매의 모든 것**. 서울 : 범문에듀케이션.

최은영(2008). **약물중독**. 서울 : 학지사.

최정윤 · 박 경 · 서혜희(2006). **이상심리학**. 서울 : 학지사.

통계청(2024). 통계청 홈페이지. https://www.kostat.go.kr/ansk/. 2024년 12월 4일 인출.

하경희(2019). 정신보건제도의 도입과 토착화에 관한 연구 : 정신질환자의 탈원화와 지역사회 정신보건을 중심으로. **한국사회와 행정연구**, 30(1), 197-226.

하정은 · 김경미(2023). 대학생의 완벽주의적 자기제시가 SNS중독경향성에 미치는 영향 : 외로움을 통한 사회적 지지의 조절된 매개효과. **상담학연구, 24**(5), 1-26.

한국단기가족치료연구소(2017). **해결중심상담 슈퍼비전 사례집.** 서울 : 학지사.

한규만(2022). 노년기 우울증의 약물치료. **대한의사협회지, 65**(3), 176-184.

한재희 · 남지연(2020). **의미치료.** 서울 : 학지사.

현대건강연구회(2003). **스트레스 정신피로 치료법.** 서울 : 태을 출판사.

홍세화(2009). **나는 빠리의 택시운전사.** 경기 : 창작과비평사.

Acier, D., & Kern, L.(2011). Problematic internet use : Perceptions of addiction counsellors. *Computers & Education, 56*(4), 983-989.

Alcock, M.(2003). Refugee trauma : The assault on meaning. *Psychodynamic Practice, 9*(3), 291-306.

Alexander, F., & French, T. M.(1980). *Psychoanalytic theory : Principles and application.* 홍성화 · 홍미기 공역(2016). **정신분석적 치료 : 원리와 적용.** 서울 : 하나의학사.

American Psychiatric Association(2013). *Diagnostic and statistical manual of mental disorders*(5th ed.). Arlington, Virginia : American Psychiatric Association.

____________________(2015). *Understanding mental disorders : Your guide to DSM-5.* 박용천 · 오대영 공역(2017). **DSM-5 정신장애 쉽게 이해하기.** 서울 : 학지사.

____________________(2016). *Depressive disorder, DSM-5 selections.* 강진령 역(2017). **DSM-5 우울장애.** 서울 : 학지사.

____________________(2022). *Desk reference to the diagnostic criteria from DSM-5-TR.* Arlington, Virginia : American Psychiatric Association.

Baker, D. J., & Blumberg, E. R.(2011). Positive psychology for persons with intellectual or developmental disabilities. In R. J. Fletcher(Ed.), *Psychotherapy for individuals with intellectual disability*(pp. 67-90). NADD Press.

Bandler, R., & Grinder, J.(1979). *Frogs into princes : Neuro linguistic programming.* UT : Real People Press.

Beck, A. T., Emery, G., & Greenberg, R. L.(1985). *Anxiety disorder and phobias : A cognitive perspective.* 이성직 · 조난숙 공역(2022). **인지적 관점에서 보는 불안장애와 공포증.** 서울 : 학지사.

Bellsouth, J. W.(2002). An empirical test of crisis, social selection, and role explanations of the relationship between marital disruption and psychological distress : A pooled time-series analysis of four-wave panel data. *Journal of Marriage and Family, 64*, 211-224.

Benjamin, L. S.(2003). *Interpersonal diagnosis and treatment of personality disorder*(2nd ed.), 서영석 · 김동민 · 이동훈 · 조민아 공역(2014). **성격장애 진단 및 치료 : 대인관계 접근**. 서울 : 학지사.

Berg, I. K.(1994). *Family based services : A soultion-focused approach*. New York : W. W. Norton.

Berg, I. K., & De Jong, P.(1996). Solution-building conversation : Co-constructing a sense of competence with clients. *Families and Society, 77*(6), 376-391.

Berg, I. K., & Dolan, Y.(2001). *A collection of hope-inspiring stories*. New York : W. W. Norton.

Bernadt, M. W., Taylor, C., Mumford, J., Smith, B., & Murray, R. M.(1982). Comparison of questionnaire and laboratory tests in the detection of excessive drinking and alcoholism. *The Lancet, 319*(8267), 325-328.

Boutot, E. A., & Myles, B. S.(2011). *Autism spectrum disorders : Foundations, characteristics, and effective strategies*. 서경희 · 이효신 · 김건희 공역(2012). **자폐스펙트럼장애 : 특징과 효과적인 전략**. 서울 : 시그마프레스.

Brammer, L. M.(1985). *The helping relationship : Process and skills*(3rd ed.). Englewood Cliffs, NJ : Prentice-Hall.

Brenner, C.(1973). *An elementary textbook of psychoanalysis*. 이근후 · 박영숙 공역(1987). **정신분석학**. 서울 : 하나의학사.

Brewer, J. A.(2021). *Unwinding anxiety*. 김태훈 역(2021). **불안이라는 중독**. 경기 : 김영사.

Brown, G. W.(1959) Experiences of discharged chronic schizophrenic mental hospital patients in various types of living group. *Milbank Quarterly, 37*, 105-131.

Brown, S.(1994). *Treating the alcoholic : A developmental model of recovery*. New York : John Wiley & Sons.

Cameron, N.(1963). *Personality development and psychopathology*. Boston : Houghton Mifflin Company.

Caplan, G.(1964). *Principle of preventive psychiatry*. New York : Basic Books.

Carr, E. G.(1999). *Positive behavior support for people with developmental disabilities : A research synthesis*. Washington, DC : American Association on Mental Retardation.

Charles, S., Carver, C. S., & Scheier, M. F.(2004). *Perspectives on personality*(5th ed.). 김교헌 · 심미영 · 원두리 공역(2005). **성격심리학**. 서울 : 학지사.

Clarkin, J. F., Fonagy, P., & Gabbard, G. O.(2010). *Psychodynamic psychotherapy for personality disorders : A clinical handbook*. 유성경 · 이문희 · 이은진 공역(2020). **성격장애의 정신역동치료**. 서울 : 학지사.

Colby, K. M.(1951). *A primer for psychotherapists*. 이근후 역(1922). **정신치료 어떻게 하는 것인가.** 서울 : 하나의학사.

Comer, R. J.(2014). *Fundamentals of abnormal psychology*(7th ed.). 오경자 · 정경미 · 송현주 · 양윤란 · 송원영 · 김현수 공역(2014). **이상심리학.** 서울 : 시그마프레스.

Cooney, N. L. Zweben, A., & Fleming, M. F.(1995). Screening for alcohol problems and at-risk drinking on health-care settings. In R. K. Hester & W. R. Miller(Eds.), *Handbook of alcoholism treatment approaches*(2nd ed.). Boston : Allyn and Bacon.

Corey, G.(2001). *Theory and practice of counseling and psychotherapy*(6th ed.). 조현춘 · 조현재 공역(2003). **심리상담과 치료의 이론과 실제.** 서울 : 시그마프레스.

D'Zurilla, T. J., & Nezu, A. M.(1999). *Problem Solving Therapy : A Social Competence Approach to Clinical Intervention*(2nd ed.). New York : Springer.

Dalsgaard, S., Mortensen, P. B., Frydenberg, M., & Thomsen, P. H.(2002). Conduct problems, gender and adult psychiatric outcome of children with attention-deficit hyperactivity disorder. *British Journal of Psychiatry, 181*, 416-421.

Dattilio, F. M., & Freeman, A. M.(1994). *Cognitive-behavioral strategies in crisis intervention*. New York : Guilford Press.

Davidson, J. R. T., & Foa, E. B.(1991). Refining criteria for posttraumatic stress disorder. *Hospital and Community Psychiatry, 42*, 259-261.

Davison, G. C., & Neale, J. M.(2001). *Abnormal psychology*(8th ed.). New York : John Wiley and Sons.

De Jong, P., & Berg, I. K.(2012). *Interviewing for solutions*. Pacific Grove, CA : Brooks/Cole Publishers.

de Shazer, S.(1985). *Keys to solution in brief therapy*. New York : W. W. Norton.

Degener, T.(2016). Disability in a Human Rights Context. *Laws, 5*(3), 1-24.

DeLisi, L. E.(2009). *100 Questions & answers about schizophrenia : Painful minds*. 최영민 · 이지연 공역(2010). **100문 100답 : 정신분열병.** 서울 : 하나의학사.

Dispenza, J.(2015). *You are the placebo : Making your mind matter*. 추미란 역(2016). **당신이 플라시보다.** 서울 : 산티.

Durkheim, E.(1951). *Suicide : A study in sociology*. Illinois : The Free Press.

Elbogen, E. B., & Johnson, S. C.(2009). The intricate link between violence and mental disorder. *Archives of General Psychiatry, 66*(2), 152-161.

Elia, J., Ambrosini, P., & Berrettini, W.(2008). ADHD characteristics : I. concurrent co-morbidity patterns in children & adolescents. *Child and Adolescent Psychiatry and Mental Health, 2*(1), 15.

Emerson, E.(2004). Deinstitutionalization in England. *Journal of Intellectual and Developmental Disability, 29*(1), 79-84.

Engel, G. L.(1977). The need for a new medical model : A challenge for biomedicine. *Science, 196*(4286), 129-136.

Farberow, N. L., Heilig, S. M., & Litman, R. E.(1972). Techniques in crisis intervention : A training manual. In U. Delworth & E. H. Rudow(Eds.), *Crisis center hotline : A guidebook to beginning and operating*(pp. 104-121). Springfield, Illinois : Charlers C. Thomas.

Fazel, S., Grann, M., Carlström, E., Lichtenstein, P., & Långström, N.(2009). Risk factors for violent crime in schizophrenia : a national cohort study of 13,806 patients. *The Journal of clinical psychiatry, 70*(3), 362-369.

Fedoroff, I., & Taylor, S.(2001). Psychological and Pharmacological Treatments of Social Phobia : A Meta-Analysis. *Journal of Clinical Psychopharmacology, 21*(3), 311-324.

Fink, C., & Kraynak, J.(2016). *Bipolar disorder for dummies*. 한소영 역(2018). **더미를 위한 양극성 장애**. 서울 : 시그마북스.

Fisher, P., & Wells, A.(2009). *Metacognitive therapy*. 정지현 역(2016). **메타인지치료**. 서울 : 학지사.

Fletcher, R. J.(2011). *Psychotherapy for individuals with intellectual disability*. 김동일 역(2020). **지적장애 및 발달장애 심리치료**. 서울 : 학지사.

Ford, J. D.(2009). *Posttraumatic stress disorder : Scientific and professional dimensions*. 김정휘 · 허주연 · 김태욱 공역(2012). **진단명 : 외상후 스트레스장애(PTSD)–원인, 증상, 진단, 치료와 예방**. 서울 : 시그마프레스.

Foucault, M.(1965). *Madness and civilization : A history of insanity in the age of reason*. 이규현 역(2010). **광기의 역사**. 경기 : 나남.

France, K.(2014). *Crisis intervention : A handbook of immediate person help*(6th ed.). Springfield, Illinois : Charlers C. Thomas.

Freud, S.(1900). *The Interpretation of Dreams*. 이 환 역(2014). **꿈의 해석 : 무의식의 세계를 열어젖힌 정신분석의 보고**. 경기 : 돋을새김.

________(1920). Beyond the pleasure principle. In P. Gay(Ed.), *The Freud Reader*. London : Vintage.

Gillberg, C.(1991). Outcome in autism and autistic-like conditions. *Journal of the American Academy of Child & Adolescent Psychiatry, 30*(3), 375-82.

Goldberg, I.(1996). Internet addiction : Electronic message posted to research discussion list. *Retrieved January 6, 2005 : http ://www.rider.edu/users/suler/psycyber/supportgp.htm.*

Goodwin D. W., & Guze, S. B.(1989). *Psychiatric Diagnosis*(4th ed.). Oxford : Oxford University Press.

Grant, J. E., Brewer, J. A., & Potenza, M. N.(2006). The neurobiology of substance and behavioral addictions. *CNS Spectr, 11*(12), 924-930.

Greenberg, E.(2016). *Borderline, narcissistic, and schizoid adaptations : The pursuit of love, admiration, and safety*. 윤 인 · 류경숙 · 원용희 공역(2023). **대인관계 게슈탈트 사례와 심리치료 : 경계선 자기애성 그리고 분열성 성격 적응을 중심으로**. 서울 : 학지사.

Hepworth, D. H., & Larsen, J. A.(1993). *Direct social work practice : Theory and skills*(4th ed.). CA : Brooks/Cole.

Herman, J.(1997). *Trauma and recovery : The aftermath of violence from domestic abuse to political terror*. 김현정 역(2007). **트라우마 : 가정폭력에서 정치적 테러까지**. 서울 : 플래닛.

Hoff, L. A.(1995). *People in crisis : Understanding and helping*(4th ed.). CA : Jossey-Bass.

Horwitz, A. V., & Scheid, T. L.(1999). *A handbook for the study of mental health : Social contexts, theories, and systems*. New York : Cambridge University Press.

Ife, J.(2010). *Human rights from below-Achieving rights through community development*. New York : Cambridge University Press.

Jahoda, M.(1958). *Current concept of mental health*. New York : Basic Books.

James, R. K., & Gilliland, B. E.(2001). *Crisis intervention strategies*(4th ed.). Pacific Grove, California : Thomson Brooks/Cole Publishing Company.

Janoff-Bulman, R.(1992). *Shattered assumptions : Toward a new psychology of trauma*. New York : Free Press.

Joyce, P., & Sills, C.(2018). *Skills in gestalt counselling & psychotherapy*(4th ed.). 공부하는 모임 GeCon · 박 정 공역(2024). **게슈탈트 상담과 심리치료 기법**. 서울 : 시그마프레스.

Kakei, Y.(2021). 認知症世界の歩き方. 김동희 역(2022). **비로소 이해되는 치매의 세계**. 서울 : 에디터유한회사.

Kauffman, C.(2006). Positive psychology : The science at the heart of coaching. In D. R. Stober & A. M. Grant(Eds), *Evidence based coaching handbook : Putting best practices to work for your clients*(pp. 219-253). Hoboken, NJ : John Wiley.

Kerr, M. E., & Bowen, M.(1988). *Family evaluation : An approach based on Bowen theory*. New York : W W Norton & Co.

Kolb, L. C., & Brodie, H.(1982). *Modern clinical psychiatry*(10th ed.). Philadelphia : W. B.

Saunders Co.

Kral, M. S.(1988). *Strategies that work : Techniques for solution in the schools*. Wisconsin : Brief Family Therapy Center.

Leahy, R. L.(2017). *Cognitive therapy techniques : A practitioner's guide*(2nd ed.). 박경애 · 조현주 · 김종남 · 김희수 · 최승미 · 백지은 공역(2019). **인지치료기법 : 상담실제를 위한 안내서**. 서울 : 시그마프레스.

Lieberman, J. A.(1996). Antipsychotic drugs : The current limitations and future promises. *European Psychiatry, 11*(4), 225-226.

Liebert, R. M., & Liebert, L. L.(1998). *Personality : Strategies & issues*(8th ed.). 조현춘 · 조현재 · 문지혜 공역(2002). **성격심리학**. 서울 : 시그마프레스.

Lindstrom, L.(1992). *Managing alcoholism : Matching clients to treatments*. Oxford : Oxford University Press.

Mace, C.(2007). *Mindfulness and mental health : Therapy, theory and science*. 안희영 역(2010). **마음챙김과 정신건강 : 치료, 이론과 과학**. 서울 : 학지사.

Maier, S. F. & Seligman, M. E. P.(1976). Learned helplessness : Theory and evidence. *Journal ol Experimental Psychology, 105*(1), 3-46.

McCann, I. L., & Pearlman, L. A.(1990). Vicarious traumatization : A framework for understanding the psychological effects of working with victims. *Journal of Traumatic Stress, 3*(1), 131-149.

McGonigal, K.(2015). *The upside of stress*. 신예경 역(2015). **스트레스의 힘**. 경기 : 21세기북스.

McWilliams, N.(2004). *Psychoanalytic psychotherapy : A practitioner's guide psychoanalytic psychotherapy*. New York : Guilford Press.

Mearns, D., & Thorne, B.(2007). *Person-centred counselling in action*(3rd ed.). 주은선 역(2012). **인간중심 상담의 임상적 적용**. 서울 : 학지사.

Mental Health America(2025). https ://mhanational.org/our-history, 2025년 2월 14일 인출.

Millon, T., & Grossman, S.(2007). *Moderating severe personality disorders : A personalized psychotherapy approach*. 최영안 · 김광현 공역(2013). **중증 성격장애 : 치료의 이론과 실제**. 서울 : 시그마프레스.

Mischel, W., Shoda, Y., & Smith, R.(2003). *Introduction to personality : Toward an integration*. 손정락 역(2006). **성격심리학**. 서울 : 시그마프레스.

Misselbrook, D.(2014). W is for Wellbeing and the WHO definition of health. *British Journal of General Practice, 64*(628), 582.

Morasky, R.(2007). Making counseling/therapy intellectually attainable. *The NADD Bulletin, 10*(3), 58-62.

Morrison, J.(2014). *Diagnosis made easier : Principles and techniques for mental health clinicians*(2nd ed.). 신민섭 외 공역(2015). **한결 쉬워진 정신장애 진단 : 정신건강 전문가를 위한 진단 원칙과 기법**. 서울 : 시그마프레스.

Morton, P.(1986). Managing. *American Journal of Nursing, 25*, 1114-1116.

Moxley, D. P.(1989). *The practice of case management*. Thousand Oaks, CA : Sage Publication.

Nakai, H.(1982). 分裂病と人類. 한승동 역(2015). **분열병과 인류 : 정신병은 어떻게 만들어졌나**. 서울 : 마음산책.

Offer, D., & Sabshin, M.(1966). *Normality : Theoretical and clinical concepts of mental health*. New York : Basic Books.

Papalia, D. E., Olds, S. W., & Feldman, R. D.(2004). *Human development*. New York : McGraw-Hill.

Pervin, L. A., & John, O. P.(2001). *Personality theory and research*(8th ed.). New York : John Wiley & Sons.

Pickren, W. E.(2014). *The psychology book*. 박선령 역(2016). **한권의 심리학 : 샤머니즘부터 최신 뇌신경과학까지 심리학 역사의 250가지 이정표**. 경기 : 프리렉.

Pilkonis, P. A., & Zimbardo, P. G.(1979). The person and social dynamics of shyness. In C. E. Izard(Ed.), *Emotions in personality and psychopathology*. New York : Plenum.

Pliszka, S. R.(1998). Comorbidity of attention-deficit/hyperactivity disorder with psychiatric disorder : An overview. *Journal of Clinical Psychiatry, 59*(Suppl 7), 50-58.

Reiter, M. D.(2018). *Systems theories for psychotherapists : From theory to practice*. 김성은 · 민주홍 · 이규호 · 천연미 · 최연실 공역(2024). **부부 · 가족치료를 위한 체계이론**. 서울 : 학지사.

Romas, J. A., & Sharma, M.(1995). *Practical stress management*. Boston : Allyn & Bacon.

Rutter, M.(2005). Environmentally mediated risks for psychopathology : Research strategies and findings. *Journal of Child Psychology and Psychiatry, 44*(1), 3-18.

Schalock, R. L., Luckasson, R., & Tassé, M. J.(2021). *Intellectual disability : definition, diagnosis, classification, and systems of supports*(12th ed.). 박승희 · 박윤희 · 한선영 공역(2022). **AAIDD 12판 지적장애 정의, 진단, 분류 및 지원체계**. 서울 : 교육과학사.

Seaward, B. L.(1994). *Management stress*. Boston : Jone & Barlett.

Segal, Z. V., Williams, M. G., & Teasdale, J. D.(2001). *Mindfulness-based cognitive therapy for depression : A new approach to preventing relapse*. 이우경 · 이미옥 공역(2018). **우울증 재발 방지를**

위한 마음챙김 기반 인지치료. 서울 : 학지사.

Seligman, M. E. P., Steen, T. A., Park, N., & Peterson, C.(2005). Positive Psychology Progress : Empirical Validation of Interventions. *American Psychologist, 60*(5), 410-421.

Selye, H.(1956). *The stress of life*. New York : McGraw-Hill.

Shneidman, E. S.(1984). Aphorisms of suicide and some implications for psychotherapy. *American Journal of Psychotherapy, 38*(3), 319-328.

Shorter, E.(1997). *A history of psychiatry : From the era of the asylum to the age of prozac*. 최보문 역(2009). 정신의학의 역사 : 광인의 수용소에서 프로작의 시대까지. 서울 : 바다출판사.

Simons, A. D., Murphy, G. E., Levine, J. L., & Wetzel, R. D.(1986). Sustained improvement one year after cognitive and/or pharmacotherapy of depression. *Archives of General Psychiatry, 43*, 43-48.

Slaikeu, K. A.(1990). *Crisis intervention : A handbook for practice and research*(2nd ed.). Boston : Allyn and Bacon.

Solanto, M. V., Marks, D. J., Wasserstein, J., Mitchell, K., Abikoff, H., Alvir, J. M. J., & Kofman, M. D.(2010). Efficacy of meta-cognitive therapy for adult ADHD. *American Journal of Psychiatry, 167*(8), 958-968.

Wang, F.(2020). *Harvard study for relieving stress*. 송은진 역(2021). 하버드 스트레스 수업. 서울 : 학지사.

Wenar, C., & Kerig, P.(2005). *Development psychopathology from infancy through adolescence*(5th ed.). 이춘재 · 성현란 · 송길연 공역(2011). 발달정신병리학 : 영아기부터 청소년기까지. 서울 : 박학사.

Whitley, R., & Wang, J. W.(2017). Good news? A longitudinal analysis of newspaper portrayals of mental illness in Canada 2005 to 2015. *The Canadian Journal of Psychiatry, 62*(4), 278-285.

WHO(2025). https ://www.who.int/about/governance/constitution. 2025년 2월 14일 인출.

Williams T. A., Friedman R. J., & Secunda, S. K.(1970). *The depressive illnesses (Special Report : National Institute of Mental Health)*. Washington, DC : U. S. Government Printing Office.

Wronka, J.(2017). *Human rights and social justice : Social action and service for the helping and health professions*. Thousand Oaks, CA : Sage Publications.

Young, K. S.(1998). *Caught in the net : How to recognize the signs of internet addiction and a winning strategy for recovery*. 김현수 역(2000). 인터넷 중독증. 서울 : 나눔의집.

Young, S.(2005). Coping strategies used by adults with ADHD. *Personality and Individual*

Differences, 38(4), 809-816.

Young, S., & Bramham, J.(2012). *Cognitive-behavioural therapy for ADHD in adolescents and adults : A psychological guide to practice*(2nd ed.). 최병휘 외 공역(2019). **청소년 및 성인을 위한 ADHD의 인지행동치료**. 서울 : 시그마프레스.

Zastrow, C., & Kirst-Ashman, K. K.(2009). *Understanding Human Behavior and the Social Environment*. CA : Thomson Brooks/Cole.

Zinker, J.(1977). *Creative process in gestalt therapy*. New York : Vintage Books.

Zucker, R. A.(1987). The four alcoholisms : a developmental account of the etiologic process. In P. C. Rivers(Ed.), *Alcohol and addictive behavior*(pp. 27-83). Lincoln, Nebraska : University of Nebraska Press.

찾아보기

인명

내용

저/자/약/력

■ **엄태완(Eom, Taewan)**

부산대학교 대학원 사회복지학 박사
백석대학교 사회복지학과 교수 역임
University of Washington School of Social Work Visiting Scholar
정신건강사회복지사 1급(수련슈퍼바이저)
(재)경남사회서비스원 이사장
진해노인종합복지관(경남대 운영) 관장
경남대학교 인문사회대학 학장
현 경남대학교 사회복지학과 교수

〈주요 저서〉
정신건강사회복지론(제2판, 2025, 학지사)
오늘을 통과 중인 당신에게(2023, 미다스북스)
의료사회복지론(2023, 공동체)
완벽한 친절함으로부터의 고립(2022, 바른북스, 세종도서 교양부문 선정)
정신건강, 사회정의와 인권으로 답하다(2020, 지식공동체, 한국연구재단 우수성과 50선 선정 교육부장관상 수상)
인간행동과 사회환경(제2판, 2020, 공동체)
사회복지실천론(공저, 2020, 학지사)
사회문제론(제2판, 공저, 2020, 정민사)
디아스포라와 노마드를 넘어(2016, 경남대학교출판부)
사회복지의 이해(제2판, 공저, 2014, 학지사)
탈북난민의 위기적 경험과 외상(2010, 경남대학교출판부) 등

사례로 풀어 쓴

정신건강의 이해

|저자| 엄태완

|1판 1쇄| 발행 2025년 5월 30일

|발행인| 김동훈

|발행처| 공 동 체

|주소| 경기도 고양시 일산동구 호수로 358-39, 동문타워 I 905호(백석동)
|전화| 031) 814-3000(대표)
|팩스| 031) 814-3100
|홈페이지| www.compub.co.kr
|전자우편| compub@naver.com
|출판등록| 2005년 10월 6일
|등록번호| 제396-2005-36호

|ISBN| 979-11-6725-939-4
정가 23,000원